高等职业学校"十四五"规划药学类及中医药类专业新形态一体化特色教材

供中药学、中药制药、中药材生产与加工等专业使用

中药药理学

主　编　冯彬彬　贾彦敏　陈文
副主编　郑　浩　汪盈盈　崔亚迪　姚淑琼
编　者　(以姓氏笔画为序)
　　　　冯彬彬(重庆三峡医药高等专科学校)
　　　　向晓雪(四川中医药高等专科学校)
　　　　李　进(重庆三峡医药高等专科学校)
　　　　杨　策(重庆三峡医药高等专科学校)
　　　　邹　利(四川卫生康复职业学院)
　　　　汪盈盈(亳州职业技术学院)
　　　　陈　文(江西中医药高等专科学校)
　　　　郑　浩(铁岭卫生职业学院)
　　　　姚淑琼(湖南中医药高等专科学校)
　　　　贾彦敏(山东中医药高等专科学校)
　　　　崔亚迪(邢台医学高等专科学校)
　　　　薛利君(重庆化工职业学院)

华中科技大学出版社
中国·武汉

内 容 简 介

本教材是高等职业学校"十四五"规划药学类及中医药类专业新形态一体化特色教材。

本教材共有二十三章,内容包括绪论、中药药性理论的现代研究、影响中药药理作用的因素、中药药理作用的特点及研究思路、解表药、清热药、泻下药、祛风湿药、芳香化湿药、利水渗湿药、温里药、理气药、消食药、止血药、活血化瘀药、化痰止咳平喘药、安神药、平肝息风药、开窍药、补虚药、收涩药、驱虫药、外用药。

本教材可供中药学、中药制药、中药材生产与加工等专业使用。

图书在版编目(CIP)数据

中药药理学/冯彬彬,贾彦敏,陈文主编.—武汉:华中科技大学出版社,2022.12(2024.8重印)
ISBN 978-7-5680-8994-4

Ⅰ.①中… Ⅱ.①冯… ②贾… ③陈… Ⅲ.①中药学-药理学 Ⅳ.①R285

中国版本图书馆 CIP 数据核字(2022)第 239373 号

中药药理学
Zhongyao Yaolixue

冯彬彬　贾彦敏　陈文　主编

策划编辑:史燕丽
责任编辑:郭逸贤
封面设计:原色设计
责任校对:刘小雨
责任监印:周治超
出版发行:华中科技大学出版社(中国·武汉)　　电话:(027)81321913
　　　　　武汉市东湖新技术开发区华工科技园　　邮编:430223
录　　排:华中科技大学惠友文印中心
印　　刷:武汉开心印印刷有限公司
开　　本:889mm×1194mm　1/16
印　　张:14.5
字　　数:454千字
版　　次:2024年8月第1版第2次印刷
定　　价:49.90元

高等职业学校"十四五"规划药学类及中医药类专业新形态一体化特色教材编委会

网络增值服务

使用说明

欢迎使用华中科技大学出版社医学资源网 yixue.hustp.com

1 教师使用流程

（1）登录网址：http://yixue.hustp.com （注册时请选择教师用户）

注册 〉 登录 〉 完善个人信息 〉 等待审核

（2）审核通过后，您可以在网站使用以下功能：

下载教学资源　　建立课程　　　管理学生　　　布置作业　查询学生学习记录等

教师

2 学员使用流程

（建议学员在PC端完成注册、登录、完善个人信息的操作）

（1）PC 端操作步骤

① **登录网址：http://yixue.hustp.com** （注册时请选择普通用户）

注册 〉 登录 〉 完善个人信息

② **查看课程资源：** （如有学习码，请在个人中心－学习码验证中先验证，再进行操作）

选择课程

首页课程 〉 课程详情页 〉 查看课程资源

（2）手机端扫码操作步骤

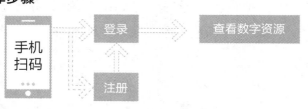

　　《中药药理学》是一本介绍中药的现代药理作用及其现代临床应用的教材。中药药理学是在中医药理论指导下,运用现代科学技术和方法,研究中药与机体相互作用及其作用规律的一门学科,是介于传统中药学与现代药理学之间的一门交叉学科。本课程在中医药类专业中是一门理论与临床实验结合紧密的专业课程。

　　为深入贯彻《国家职业教育改革实施方案》《国务院关于加快发展现代职业教育的决定》《关于加强高职高专教育教材建设的若干意见》等文件精神,落实国务院关于教材建设的决策部署,落实高职药学专业教学标准在各院校的落地实施,深化职业教育"三教"(教师、教材、教法)改革,更好地培养适应行业企业需求的复合型、创新型高素质技术技能人才,完成"双高计划"建设中"打造技术技能人才培养高地"的首要任务,切实做到专业设置与行业需求对接、课程内容与职业标准对接、教学过程与生产过程对接、毕业证书与职业资格证书对接、职业教育与终身学习对接,按照高等职业学校"十四五"规划药学类及中医药类专业培养目标,在行指委专家的指导下,确立了本课程的教学内容并编写了本教材。

　　本教材在中医药理论指导下,融入国家药师(士)考试内容,接轨"课证融通",注重毕业证书和职业资格证书相对接,提升学生就业竞争力;借用多媒体手段,融合创新,结合近年来学科的新进展和教学实践编写。本教材为中药现代药理与临床的高层次教科书,着重介绍迄今为止中药现代药理及现代临床研究所取得的成熟内容,淡化研究性内容及机制,临床实用性更强,术语更加科学规范。本教材在学术思想上和服务对象上与临床密切结合,编写的指导思想尽量贴近使用对象,以培养现代临床中药学以及中医、中西医结合实用型人才为目标。按照"基础理论够用、适度,技术应用能力强"的高职高专培养要求,以介绍药物的实用价值为重点,注重训练学生运用现代药理学知识指导传统中药临床应用的能力,以及中成药现代应用的基础知识和基本技能。

　　本教材可供药学类及中医药类专业高职高专学生使用,也可供药学类及中医药类专业学生自学考试、执业中药师考试和职称考试参考使用。本教材可作为介绍中医药研究成果的资料,也可供基层医院药剂科、社区医疗保健体系、药品生产企业、药品销售行业的中药学专业技术人员使用。本教材第一章绪论、第二章中药药性理论的现代研究、第三章影响中药药理作用的因素、第四章中药药理作用的特点及研究思路由冯彬彬老师编写;第五章解表药由陈文老师编写;第六章清热药由贾彦敏老师编写;第七章泻下药、第八章祛风湿药由邹利老师编写;第九章芳香化湿药、第十章利水渗湿药由汪盈盈老师编写;第十一章温里药、第十二章理气药由崔亚迪老师编写;第十三章消食药、第十四章止血药由薛利君老师编写;第十五章活血化瘀药由李进老师编写;第十六章化痰止咳平喘药、第十七章安神药由向晓雪老师编写;第十八章平肝息风药、第十九章开窍药由姚淑琼老师编写;第二十章补虚药由郑浩老师编写;第二十一章收涩药、第二十二章驱虫药、第二十三章外用药由杨策老师编写。

　　本教材的编写得到了参编单位领导的大力支持,在此深表感谢;教材编写参考了历版《中药药理学》

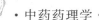

《中药药理基础》《中药药理与应用》等教材,在此对所参考教材的全体编者深表敬意和谢意;本教材引用和借鉴了许多专家、学者的研究成果及论著,在此一并表示衷心感谢。

限于编者水平,教材中可能有不妥之处,在此殷切期望使用本教材的读者提出宝贵意见,以便修订,不胜感激。

编　者

目 录

MULU

上篇　总论

第一章　绪论　／2

　　第一节　中药药理学的学科性质　／2

　　第二节　中药药理学的学科任务　／3

　　第三节　中药药理学的发展简史　／4

第二章　中药药性理论的现代研究　／6

　　第一节　中药药性的现代研究　／6

　　第二节　中药五味的现代研究　／8

　　第三节　中药升降浮沉理论研究现状　／11

　　第四节　中药归经理论研究现状　／12

　　第五节　中药毒性　／14

第三章　影响中药药理作用的因素　／21

　　第一节　药物因素　／21

　　第二节　机体因素　／25

　　第三节　环境因素　／26

第四章　中药药理作用的特点及研究思路　／27

　　第一节　中药药理作用的特点　／27

　　第二节　中药药理学研究思路　／31

下篇　各论

第五章　解表药　　　　　　　　　　　　　　　　　　　/ 36

第一节　概述　　　　　　　　　　　　　　　　　　　　/ 36
第二节　常用药物　　　　　　　　　　　　　　　　　　/ 38
　　麻黄 Mahuang　　　　　　　　　　　　　　　　　　/ 38
　　桂枝 Guizhi　　　　　　　　　　　　　　　　　　　/ 40
　　柴胡 Chaihu　　　　　　　　　　　　　　　　　　　/ 41
　　葛根 Gegen　　　　　　　　　　　　　　　　　　　/ 42
　　细辛 Xixin　　　　　　　　　　　　　　　　　　　/ 44
　　防风 Fangfeng　　　　　　　　　　　　　　　　　　/ 45
　　麻黄汤 Mahuang Tang　　　　　　　　　　　　　　/ 46
　　九味羌活汤 Jiuwei Qianghuo Tang　　　　　　　　　/ 47
　　银翘散 Yinqiao San　　　　　　　　　　　　　　　/ 47

第六章　清热药　　　　　　　　　　　　　　　　　　　/ 49

第一节　概述　　　　　　　　　　　　　　　　　　　　/ 49
第二节　常用药物　　　　　　　　　　　　　　　　　　/ 52
　　黄芩 Huangqin　　　　　　　　　　　　　　　　　/ 52
　　黄连 Huanglian　　　　　　　　　　　　　　　　　/ 53
　　金银花 Jinyinhua　　　　　　　　　　　　　　　　/ 55
　　大青叶和板蓝根 Daqingye he Banlangen　　　　　　/ 56
　　青蒿 Qinghao　　　　　　　　　　　　　　　　　　/ 57
　　栀子 Zhizi　　　　　　　　　　　　　　　　　　　/ 59
　　鱼腥草 Yuxingcao　　　　　　　　　　　　　　　　/ 60
　　苦参 Kushen　　　　　　　　　　　　　　　　　　/ 61
　　知母 Zhimu　　　　　　　　　　　　　　　　　　　/ 62
　　牛黄 Niuhuang　　　　　　　　　　　　　　　　　/ 63
　　牡丹皮 Mudanpi　　　　　　　　　　　　　　　　　/ 64
　　穿心莲 Chuanxinlian　　　　　　　　　　　　　　　/ 65
　　地骨皮 Digupi　　　　　　　　　　　　　　　　　/ 66
　　黄连解毒汤 Huanglian Jiedu Tang　　　　　　　　　/ 67
　　白虎汤 Baihu Tang　　　　　　　　　　　　　　　　/ 67

第七章　泻下药　　　　　　　　　　　　　　　/ 69

第一节　概述　　　　　　　　　　　　　　　/ 69
第二节　常用药物　　　　　　　　　　　　　/ 71
大黄 Dahuang　　　　　　　　　　　　　/ 71
芒硝 Mangxiao　　　　　　　　　　　　/ 73
番泻叶 Fanxieye　　　　　　　　　　　　/ 74
芫花 Yuanhua　　　　　　　　　　　　　/ 75
火麻仁 Huomaren　　　　　　　　　　　/ 75
芦荟 Luhui　　　　　　　　　　　　　　/ 76
甘遂 Gansui　　　　　　　　　　　　　　/ 77
大承气汤 Dachengqi Tang　　　　　　　/ 78

第八章　祛风湿药　　　　　　　　　　　　　/ 79

第一节　概述　　　　　　　　　　　　　　　/ 79
第二节　常用药物　　　　　　　　　　　　　/ 80
秦艽 Qinjiao　　　　　　　　　　　　　/ 80
独活 Duhuo　　　　　　　　　　　　　　/ 81
防己 Fangji　　　　　　　　　　　　　　/ 82
五加皮 Wujiapi　　　　　　　　　　　　/ 83
独活寄生汤 Duhuo Jisheng Tang　　　　/ 84

第九章　芳香化湿药　　　　　　　　　　　　/ 86

第一节　概述　　　　　　　　　　　　　　　/ 86
第二节　常用药物　　　　　　　　　　　　　/ 87
厚朴 Houpo　　　　　　　　　　　　　　/ 87
苍术 Cangzhu　　　　　　　　　　　　　/ 89
广藿香 Guanghuoxiang　　　　　　　　/ 91
藿香正气散 Huoxiang Zhengqi San　　　/ 91

第十章　利水渗湿药　　　　　　　　　　　　/ 93

第一节　概述　　　　　　　　　　　　　　　/ 93
第二节　常用药物　　　　　　　　　　　　　/ 94
茯苓 Fuling　　　　　　　　　　　　　　/ 94

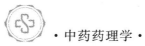

泽泻 Zexie / 96

茵陈 Yinchen / 97

猪苓 Zhuling / 99

五苓散 Wuling San / 99

第十一章 温里药 / 102

第一节 概述 / 102

第二节 常用药物 / 104

附子 Fuzi / 104

干姜 Ganjiang / 105

肉桂 Rougui / 106

吴茱萸 Wuzhuyu / 107

丁香 Dingxiang / 108

四逆汤 Sini Tang / 108

第十二章 理气药 / 110

第一节 概述 / 110

第二节 常用药物 / 112

枳实（枳壳）Zhishi(Zhiqiao) / 112

陈皮 Chenpi / 113

青皮 Qingpi / 114

木香 Muxiang / 115

香附 Xiangfu / 116

枳术丸 Zhizhu Wan / 117

第十三章 消食药 / 118

第一节 概述 / 118

第二节 常用药物 / 119

山楂 Shanzha / 119

莱菔子 Laifuzi / 120

神曲 Shenqu / 121

保和丸 Baohe Wan / 121

第十四章 止血药 / 122

第一节 概述 / 122
第二节 常用药物 / 123
三七 Sanqi / 123
蒲黄 Puhuang / 124
白及 Baiji / 125
槐花 Huaihua / 126
艾叶 Aiye / 126
云南白药 Yunnan Baiyao / 127

第十五章 活血化瘀药 / 129

第一节 概述 / 129
第二节 常用药物 / 132
丹参 Danshen / 132
川芎 Chuanxiong / 134
延胡索 Yanhusuo / 136
益母草 Yimucao / 137
红花 Honghua / 139
水蛭 Shuizhi / 140
桃仁 Taoren / 141
银杏叶 Yinxingye / 142
莪术 Ezhu / 143
姜黄 Jianghuang / 144
桃红四物汤 Taohong Siwu Tang / 145
补阳还五汤 Buyang Huanwu Tang / 145

第十六章 化痰止咳平喘药 / 147

第一节 概述 / 147
第二节 常用药物 / 148
桔梗 Jiegeng / 148
半夏 Banxia / 149
苦杏仁 Kuxingren / 150
川贝母 Chuanbeimu / 151
天南星 Tiannanxing / 152

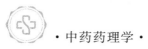

山豆根 Shandougen　　　　　　　　　　　　 / 153

止嗽散 Zhisou San　　　　　　　　　　　　　 / 154

第十七章　安神药　　　　　　　　　　　　　　／ 156

第一节　概述　　　　　　　　　　　　　　　 / 156

第二节　常用药物　　　　　　　　　　　　　 / 157

酸枣仁 Suanzaoren　　　　　　　　　　　　 / 157

远志 Yuanzhi　　　　　　　　　　　　　　 / 158

灵芝 Lingzhi　　　　　　　　　　　　　　 / 159

酸枣仁汤 Suanzaoren Tang　　　　　　　　　 / 161

第十八章　平肝息风药　　　　　　　　　　　　／ 163

第一节　概述　　　　　　　　　　　　　　　 / 163

第二节　常用药物　　　　　　　　　　　　　 / 164

天麻 Tianma　　　　　　　　　　　　　　 / 164

钩藤 Gouteng　　　　　　　　　　　　　 / 165

地龙 Dilong　　　　　　　　　　　　　　 / 166

羚羊角 Lingyangjiao　　　　　　　　　　　 / 167

天麻钩藤饮 Tianma Gouteng Yin　　　　　　 / 168

第十九章　开窍药　　　　　　　　　　　　　　／ 170

第一节　概述　　　　　　　　　　　　　　　 / 170

第二节　常用药物　　　　　　　　　　　　　 / 172

麝香 Shexiang　　　　　　　　　　　　　 / 172

石菖蒲 Shichangpu　　　　　　　　　　　 / 173

天然冰片 Tianranbingpian　　　　　　　　 / 173

蟾酥 Chansu　　　　　　　　　　　　　　 / 174

刺五加 Ciwujia　　　　　　　　　　　　　 / 175

安宫牛黄丸 Angong Niuhuang Wan　　　　　 / 176

第二十章　补虚药　　　　　　　　　　　　　　／ 177

第一节　概述　　　　　　　　　　　　　　　 / 177

第二节　常用药物　　　　　　　　　　　　　 / 180

人参 Renshen / 180

党参 Dangshen / 182

黄芪 Huangqi / 183

甘草 Gancao / 183

当归 Danggui / 185

熟地黄 Shudihuang / 186

何首乌 Heshouwu / 186

枸杞子 Gouqizi / 187

淫羊藿 Yinyanghuo / 188

冬虫夏草 Dongchongxiacao / 189

麦冬 Maidong / 190

白芍 Baishao / 191

白术 Baizhu / 192

鹿茸 Lurong / 193

生地黄 Shengdihuang / 194

四君子汤 Sijunzi Tang / 195

六味地黄丸 Liuwei Dihuang Wan / 196

第二十一章 收涩药 / 197

第一节 概述 / 197

第二节 常用药物 / 199

五味子 Wuweizi / 199

山茱萸 Shanzhuyu / 200

第二十二章 驱虫药 / 202

第一节 概述 / 202

第二节 常用药物 / 203

使君子 Shijunzi / 203

苦楝皮 Kulianpi / 204

川楝子 Chuanlianzi / 204

槟榔 Binglang / 205

南瓜子 Nanguazi / 206

化虫丸 Huachong Wan / 206

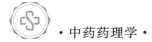

第 ⓶ 章　外用药　　　　　　　　　　　　　　　　　　　　　／ 207

　　　　　　第一节　概述　　　　　　　　　　　　　　　　　／ 207
　　　　　　第二节　常用药物　　　　　　　　　　　　　　　／ 209
　　　　　　　　马钱子 Maqianzi　　　　　　　　　　　　　／ 209
　　　　　　　　马钱子散 Maqianzi San　　　　　　　　　　／ 210

附录／ 212
主要参考文献／ 216

上篇　总　　论

第一章 绪 论

绪论PPT

第一节 中药药理学的学科性质

中药药理学(pharmacology of traditional Chinese materia medica)是在中医药理论指导下,运用现代科学技术和方法研究中药与机体相互作用及其作用规律的一门学科。中药药理学是介于传统中药学与西医药理学之间的一门交叉学科。其主要内容是阐明传统中药治病的现代科学依据,阐明传统中药功能与现代药理之间的相互关系,并揭示中药新的临床作用及其作用机制。

中药药理学与传统中药学不同之处,在于中药药理学采用现代自然科学技术和方法对中药治病疗效进行研究和解释。如运用西医药理学、生物化学、免疫学、细胞生物学、分子生物学、天然药物化学、数理统计学等技术和方法,研究和揭示中药临床治病的效果及其机制,并将现代研究的结果与传统中药功能及应用相联系。

中药药理学不同于现代药理学的特点,是用中医药基本理论进行指导,研究对象和药效物质形式多样,且中药的药理作用具有多靶点、多环节、多途径、整合调节的特点。具体体现在以下几个方面:第一,不脱离传统中医对于中药的认识和理论阐释;第二,重视中药对机体的整体调节作用,重视动物整体实验的结果以及模拟体内条件的体外实验结果等;第三,不违反辨证施治的原则研究和利用中药的现代药理作用;第四,将现代药理学理论与传统中医药理论相结合论述中药的作用机制。例如,人参传统功能与现代药理作用的相互对应关系大致如下:大补元气、挽救虚脱的功能与强心、抗心肌缺血、调节血压、抗休克等作用有关;补脾气、益肺气的功能与增强免疫功能、促进蛋白质及核酸合成、调节内分泌、增强抗应激能力、延缓衰老等作用有关;益气而活血的功能与抗凝血、扩张血管、降血脂、抗肿瘤作用有关;益气而养血的功能与促进骨髓造血作用有关;益气而扶正祛邪的功能与抗肿瘤作用有关;生津止渴的功能与降低血糖、抗糖尿病有关;安神益智功能的药理作用基础为增强记忆力、调节中枢神经系统功能、延缓

Note

衰老等。

中药药理学研究的范围与现代药理学相同,有两个方面:其一,中药对机体的作用、作用机制、产生作用的物质基础,即研究中药药效学;其二,机体对中药的作用,即机体对中药的吸收、分布、代谢、排泄过程,即研究中药药动学。中药药效学是用现代科学的理论和方法,研究和揭示中药药理作用产生的机制和物质基础。中药药动学是研究中药及其化学成分在体内的吸收、分布、代谢和排泄过程及其特点。

 知识链接

本草学为古代中药学的称谓。中药是指在中医药理论指导下使用的天然药物及其加工品,包括植物药、动物药、矿物药及其部分化学、生物制品类药物。由于中药以植物药居多,故有"诸药以草为本"的传统概念。由于古人的语言习惯以及中药习称为本草,故记载中药的典籍被称为本草或本草学。天然药物是指动物、植物和矿物等自然界中存在的有药理活性的天然产物。

第二节 中药药理学的学科任务

中药药理学的建立和发展已有几十年历史,其学科任务逐渐明确,主要是探讨中药防病治病的现代科学原理,具体有以下几个方面。第一,阐明中药疗效。对于传统的中药功能,中药药理学采用与之相对应的现代药理学指标进行验证。例如,清热药是否能降低发热动物体温;补益药是否能增强机体免疫力;活血化瘀药能否改善血液浓、黏、凝、滞状态,纠正心、脑血管病理及微循环障碍等。研究中药既要重视单味药的研究,也要注意总结提炼某一类药的共性。第二,探索中药疗效产生的机制,在证实其药理作用的基础上,中药药理学结合现代科学技术进一步研究其发挥作用的途径、环节或靶点,揭示其作用机制。例如,研究显示某些具有健脾补肾扶正祛邪功能的中药或复方对肿瘤形成的启动阶段有阻断作用。例如太子参、白术、四君子汤等具有反启动作用,能够抑制起始因子对大鼠肝、胃细胞介导的细胞突变。第三,阐明中药药效物质基础,结合中药化学知识进行中药药效物质基础的研究,是中药药理学的另一个重要任务。对单味药成分研究发现,活血行气止痛的延胡索,其止痛有效成分为延胡索乙素;麻黄平喘的有效成分为麻黄碱、伪麻黄碱和麻黄挥发油;麻黄的多种成分可以利尿,但以 D-伪麻黄碱作用最显著;滋补肝肾的五味子,具有保肝作用,其保肝有效成分为五味子素。复方研究发现,当归芦荟丸主治湿热证,通过拆方分析发现青黛抗急性粒细胞白血病的主要成分为靛玉红。第四,促进中医药理论的进步。几十年中药药理学研究成果的积累对现代中医药理论的进步起到了推动作用。目前对中药药性理论、归经理论,以及中药清热解毒、攻里通下、活血化瘀、扶正固本等作用,已初步建立了与之相关的现代科学概念。第五,参与开发中药新药、发展新药源。中药药理学承担药效学和毒理学研究任务,在开发新药中具有重要的地位。此外新的药材资源需要通过药理学和毒理学的研究才能说明其药效和毒性,野生药材的人工栽培品或紧缺中药材的代用品都必须通过化学和药理的研究才能说明其质量优劣。另外,寻找贵重药材的代用品,变野生药材为家种,变非中药为中药,扩大中药原有用药范围等工作,都必须在药效学实验验证条件下进行。第六,研究中药的毒性和副作用。随着中药使用越来越广泛,成分纯度越来越高,中药制剂越来越多样化,中药的毒副作用越来越明显。研究中药毒性和副作用,阐明其物质基础和作用环节,确定药物安全范围,亦是中药药理学的重要任务。

中药药理学植根于传统中药广泛的临床应用基础,并为中医治疗疗效提供了客观依据。由于中药药理作用是进行中药质量评价、制剂工艺条件筛选、中成药研究开发、中药现代应用及合理应用的关键依据,因此,中药药理学实际上还承担着以下任务:①通过中药的现代研究,阐明中医理论的现代科学本质。例如阐明中医治法、治则、脏腑功能、中药配伍等重要理论核心问题的科学内涵与实质。②利用中药现代研究结果,更加合理地指导临床用药,提高临床疗效,减少中药毒性和副作用。③结合中药现代药理研究,提高中药饮片质量标准化水平,研制新的中成药或改良中药剂型。中药药理学在这些工作中承担着主要药效学、药动学、急性毒性、长期毒性等研究的任务。④结合中药现代药理研究,开发新药源、寻找新药材和新中药、发掘中药新用途。⑤通过中药现代药理研究,为中西医结合提供依据。由于药理作用是药效物质与人体生化物质相结合的环节,因此,中医与西医两套医学理论的相通之处,以及中药与西药两类药物作用的相通之处,均可以通过药理作用及其作用机制得到揭示。

中药药理学是一门实践性很强并与多种学科密切联系的新兴的桥梁性学科。实践性包括中药药性、中药配伍、中药药效、中药药动、中药毒性和代表药、常用配伍、代表方所构建的理论知识体系,又包括中药药理基础实验、专业实验、创新性实验、实训、实践所构成的实践技术体系。目前,中药药理学既是中药学的专业学科,也是中西医结合基础学科。学习中药药理学必须有中医学、中药学、西医基础学科以及临床学科知识基础,才能在学习中融会贯通,推陈出新。

第三节　中药药理学的发展简史

尽管中药的使用在我国有几千年的历史,但是中药现代药理研究开始于20世纪20年代,距今尚不足100年。

20世纪20年代初期,陈克恢等开始系统研究麻黄、当归的化学成分与药理作用。研究成果报道以后,在国内外引起了强烈的反响和广泛的关注,并由此而开启了传统中药的现代科学研究。

20世纪30年代,主要进行单味药研究,涉及药物50多种。研究较为深入的药材有防己、黄连、贝母、半夏、三七、川芎、地龙、何首乌、人参等。

20世纪40年代,主要研究内容为抗病原微生物的中药发掘和效果验证。其成果主要有抗疟药青蒿、常山;抗阿米巴原虫药鸦胆子、白头翁;驱蛔虫药使君子等,以及丹参、苦杏仁、防风、冬虫夏草、远志、五加皮等单味药的研究。

中华人民共和国的成立给民族医学带来了生机,国家的重视使古老的中医药焕发了生机。此期的研究主要是围绕西医疾病或症状进行有目的的中药疗效验证和药物筛选,在强心、降压、镇痛、驱虫、抗菌、解热、利尿、治血吸虫、抗高血压、抗肿瘤等方面取得较为丰硕的成果。

20世纪60年代,中药药理学在两个方面具有显著进展:其一,中药药理学的研究开始结合中医理论、中医"证"的动物模型研究;其二,中药药理学的研究开始结合西医临床,在对西医常见病进行中医辨证分型的基础上,研究中药的治疗作用。例如,高血压分为肝火亢盛、肝肾阴虚、阴阳两虚等证候类型,观察清肝泻火药、滋阴补肾药、滋阴壮阳药的降压作用。

20世纪70年代开始了中药复方的药理研究,包括全方的药理作用,临床效价的评定,拆方分析某些著名经典方剂中主药、各单味药在复方中的作用及其相互关系。

20世纪80年代在三个方面具有突出进展:①开始研究中药药性理论,对于四性、五味、归经、配伍等传统中药术语的内涵,进行现代科学的解释;②开始研究中药方剂所体现的治法的实质,在揭示活血、扶正、攻下、解毒等治法的实质方面,取得较大成就;③出版了专著、教科书,标志着中药药理学从药理学和中药学中脱颖而出,成为一个独立的分支学科,并且显示出由药→方→法→理(中医药理论核心)的研究发展态势。

20世纪90年代,在学科发展方面进展显著,中药药理学专业创建。成都中医药大学于1991年首次面向全国招收中药药理学本科学生,标志着中药药理学学科体系已经基本形成。在研究水平方面,中药药理学研究深入到分子水平。由于结合了分子生物学,中药作用的机制研究得以深入到蛋白质、核酸等生物大分子结构。

    21世纪初期,人类基因组揭秘,中药药理学的研究也开始进入基因水平。一是利用基因芯片技术对中药原生动、植物进行特定基因或DNA序列鉴别,控制中药质量。二是基因芯片高通量筛选的技术优势,为中草药多成分、多靶点的作用特点提供了研究的技术平台。21世纪人类生命科学飞速发展,基因组学、蛋白质组学被应用于中药研究,催生了中药功能组学、中药代谢组学等新兴的研究手段与领域,中药药理学更加蓬勃发展。

目标检测

一、名词解释

1. 中药

2. 中药药理学

二、简答题

1. 中药药理学不同于现代药理学的特点主要体现在哪些方面?

2. 中药药理学的任务是什么?

(冯彬彬)

在线答题

目标检测
答案解析

Note

第二章　中药药性理论的现代研究

学习目标

知识目标

掌握　四性(四气)、五味理论的现代科学内涵及与药理作用间的关系。

熟悉　中药中毒的常见因素,避免中药中毒的环节及中药中毒的不良反应类型。

了解　现代科学对中药升降浮沉及归经理论的认识,以及中药十八反、十九畏、有毒无毒的现代研究。

技能目标

在实际工作中能正确全面地认识中药药性理论的现代应用。

课程思政目标

提高学生辩证分析问题的能力,培养学生唯物主义科学观念。

中药药性理论是关于中药临床特性和功能的基础理论,是对中药临床效果的规律性概括,是几千年来临床用药经验的结晶。中药药性理论是中药理论的核心和中医药理论体系的重要组成部分。中药药性理论主要包括四性(四气)、五味、归经、升降浮沉和有毒无毒。

第一节　中药药性的现代研究

中药药性是指中药的寒、热、温、凉属性,传统称为"四性"或"四气"。它反映药物在影响人体阴阳盛衰、寒热变化方面的作用趋向,是说明中药作用性质的概念之一。四性中温热与寒凉属于两类不同的性质。温次于热,凉次于寒,即在共同性质中又有程度上的差异。

中药药性确定的依据:药性寒热温凉是根据药物作用于机体所发生的反应概括出来的,是与所治疾病的寒热性质相对应的。每味药物的寒热属性,是依据其所治疾病的寒热性质而认定的。能治疗寒性病证的为温热性,能治疗热性病证的为寒凉性。

关于中药药性,通常将中药分为寒凉及温热两大类进行现代研究。研究发现中医临床寒热病证的表现与机体各系统功能活动变化的关系,对中枢神经系统、自主神经系统、内分泌系统、能量代谢等方面的影响具有一定规律性。

一、寒凉药的药理作用

寒凉药的药理作用是对抗热证患者的病理变化。中医诊断为热证的患者,常表现出精神振奋、语声高亢、高热惊厥、情绪激动、身热(体温升高或不升高)、口渴喜冷饮、面红目赤、口苦、尿黄少、舌红、苔黄、脉数等症状。中医热证临床症状常见于西医感染性疾病、变态反应与结缔组织疾病、高血压、甲状腺功能亢进症、血液病、恶性肿瘤、自主神经功能紊乱等。

寒凉药的药理作用以抑制性为主,有以下几方面。

1. 抑制作用 寒凉药对于病理性功能亢进的系统有多方面的抑制作用,从而起到改善临床症状的效果。①抑制中枢神经系统:热证患者常有精神振奋、语言声粗,小儿高热时甚至可致惊厥,属阴虚证范畴的甲状腺功能亢进症患者常有情绪激动等症状。这些都是热证患者常见的中枢兴奋症状。热证患者经寒凉药治疗后,中枢神经系统症状可获得显著改善。通过实验发现,热证动物模型中可见类似热证患者的中枢神经系统功能的异常变化,如热证大鼠痛阈值和惊厥阈值降低,说明动物中枢神经系统处于兴奋状态。同时模型动物脑内神经递质含量也发生相应变化,如热证动物脑内参与合成儿茶酚胺的多巴胺 β-羟化酶活性增加,去甲肾上腺素(NE)和多巴胺(DA)含量逐渐增加,同时脑内酪氨酸羟化酶活性显著增高,兴奋性神经递质 NE 含量增加;多数寒凉药对中枢神经系统呈现抑制作用,如寒凉药知母、石膏、黄柏、金银花、板蓝根、钩藤、黄芩等可使动物脑内多巴胺、β-羟化酶活性降低,而 NE 合成受到抑制,含量降低。②抑制自主神经系统:热证患者在自主神经功能紊乱方面的症状主要表现为面红目赤,口渴喜饮,小便短赤,大便秘结等。根据热证患者的唾液分泌量、心率、体温、呼吸频率、收缩压和舒张压六项定量指标制订自主神经平衡指数。临床观察发现热证患者自主神经平衡指数偏高,即交感神经-肾上腺系统功能偏高。寒凉药可以减慢心率,扩张血管,降压,降低体内多巴胺、β-羟化酶(DβH)的活性,减少体内儿茶酚胺(CA)的合成,提高细胞内的环鸟苷酸(cGMP)水平,并减少尿中 CA 和环磷酸腺苷(cAMP)的排出,使异常的 cAMP/cGMP 值恢复正常。如石膏、黄芩、黄连、黄柏、牛黄、柴胡、葛根等。③抑制内分泌系统和基础代谢:热证或阴虚证患者基础代谢偏高。长期给予动物寒凉药可使其甲状腺、肾上腺皮质、卵巢等内分泌系统功能受到抑制,使体内促甲状腺激素(TSH)减少,抑制甲状腺激素的分泌,减少耗氧量,降低血糖,并使血清三碘甲腺原氨酸(T_3)、四碘甲腺原氨酸(T_4)含量明显下降;抑制细胞膜钠泵(Na^+-K^+-ATP 酶)的活性,减少产热。如知母、石膏、黄连、黄柏、黄芩、栀子、大黄等。

2. 抗感染及增强免疫功能 细菌、病毒等病原微生物引起的急性感染,常有发热、疼痛等临床症状,一般属于热证,需用寒凉药为主的方药进行治疗。清热药、辛凉解表药的药性多属寒凉,是中医广泛用于治疗热证的药物,其中许多药物具有一定的抗感染作用。如清热解毒药金银花、连翘、大青叶、板蓝根、野菊花、白头翁、贯众等,以及辛凉解表药菊花、柴胡、葛根、薄荷、桑叶等,具有抗菌、抗病毒、抗炎、解热等多种与抗感染相关的药理作用。许多寒凉药还具有增强机体免疫功能的作用,如穿心莲、鱼腥草、野菊花、金银花、黄连、牡丹皮等能增强巨噬细胞的吞噬能力,加速病原微生物和毒素的清除。有些寒凉药如白花蛇舌草、穿心莲的制剂在体外无显著的抗菌、抗病毒作用,但临床用于治疗感染性疾病有效,主要是通过增强机体免疫功能而发挥抗感染的疗效的。

3. 抗肿瘤作用 许多寒凉性的清热解毒药对动物实验性肿瘤有抑制作用。在临床治疗恶性肿瘤的中草药中,以寒凉性的清热解毒药所占的比例最大。主要的抗肿瘤中药如下:喜树(喜树碱、羟喜树碱)、野百合(野百合碱)、鸦胆子(鸦胆子油乳剂)、三尖杉(三尖杉酯碱)、长春花(长春新碱)、青黛(靛玉红)、冬凌草(冬凌草甲素、冬凌草乙素)、山豆根(苦参碱)、肿节风(挥发油、总黄酮)、藤黄(藤黄酸)、斑蝥(斑蝥酸钠)、山慈菇(秋水仙酰胺)、龙葵(龙葵碱)、穿心莲、七叶一枝花、白花蛇舌草、白英(白毛藤)、半枝莲等。寒凉药能够通过抑制肿瘤细胞增殖,诱导肿瘤细胞分化成熟,或促进免疫功能等多种途径,达到抗肿瘤细胞生长的效果,如山慈菇、山豆根、青黛、苦参、大黄、白花蛇舌草等。

二、温热药的药理作用

温热药的药理作用是能对抗寒证患者的病理变化。中医寒证患者的临床表现有畏寒肢冷、口淡不渴、喜温、面色青白、小便清长、大便清稀、咳痰、流涕清稀色白、身体局部冷痛且得热则减、舌淡、苔白、脉迟。中医寒证临床症状常见于现代医学各种原因所致的低血压、某些心血管系统疾病、慢性消耗性疾病后期、内分泌功能减退性疾病、营养不良、体质衰弱。

温热药的药理作用大多表现为兴奋性。温热药的药理作用能纠正多个系统的功能低下状况,使之趋于或恢复正常,有以下几方面。

1.兴奋作用 ①兴奋中枢神经系统:寒证患者常有精神倦怠、安静、声不高亢,表现为中枢神经系统受抑状态。经温热药治疗或热证患者经寒凉药治疗后,可明显改善包括中枢神经系统症状在内的多种临床症状。温热药能使动物脑内兴奋性递质 NE 含量增高,而使 5-羟色胺(5-HT)含量显著降低,表现为中枢神经系统兴奋状态。如五味子、麻黄、麝香等具有中枢兴奋作用。②兴奋自主神经系统:寒证患者主要表现为形寒肢冷,口淡不渴,小便清长,大便稀溏,咯痰稀薄等。根据寒证患者的唾液分泌量、心率、体温、呼吸频率、收缩压和舒张压六项定量指标制订自主神经平衡指数。临床观察发现寒证患者的自主神经平衡指数偏低,即交感神经-肾上腺系统功能偏低,表现为唾液分泌量多、心率减慢、基础体温偏低、血压偏低、呼吸频率减慢。温热药可兴奋交感-肾上腺系统,增强 DβH 活性,促进体内 CA 的合成,提高细胞内的 cAMP 水平,使异常的 cAMP/cGMP 值恢复正常,并使脑内多种兴奋性递质肾上腺素(AD)、多巴胺(DA)、DβH 的含量增高。如附子、干姜、肉桂、鹿茸、熟附子、肉苁蓉、菟丝子、淫羊藿、巴戟天、黄芪、山药、熟地黄、何首乌、当归等药。③兴奋心血管系统:温热药可增强心肌收缩力、正性肌力、正性频率,收缩外周血管,升压。如附子、乌头、干姜、麻黄、细辛、丁香、吴茱萸、花椒、高良姜等。

2.促进内分泌系统功能 大多数温热药对内分泌系统功能具有一定的促进作用。温热药可增强下丘脑-垂体-性腺轴、肾上腺皮质轴、胸腺轴等内分泌系统功能,激活肾上腺释放皮质激素,兴奋性腺。用温热药复方(附子、干姜、肉桂方;或党参、黄芪方;或附子、干姜、肉桂、党参、黄芪、白术方)饲喂寒证(虚寒证)大鼠,可使动物血清促甲状腺激素(TSH)含量升高、基础体温升高,促进肾上腺皮质激素合成和释放,缩短动情周期,促黄体生成素释放增多。如淫羊藿、鹿茸、肉苁蓉、何首乌、补骨脂、人参、刺五加、黄芪、白术、熟地黄、当归、附子、肉桂、补骨脂、冬虫夏草等。

3.促进能量代谢 温热药可通过影响垂体-甲状腺轴功能和 Na^+-K^+-ATP 酶的活性,纠正寒证(阳虚证)患者异常的能量代谢;促进甲状腺激素的分泌,使 Na^+-K^+-ATP 酶的活性回升,使产热增多;促进糖原分解,升高血糖。如人参、鹿茸、何首乌、肉桂、麻黄等。此外,补益温热药均能显著升高小鼠红细胞膜钠泵的活性。如仙茅、肉苁蓉、菟丝子及平性药黄精、枸杞子。温热药菟丝子和淫羊藿等可使慢性支气管炎肾虚型患者红细胞中 ATP 含量接近正常人水平。

第二节　中药五味的现代研究

中药具有辛、酸、甘、苦、咸、淡、涩等药味,其中前五种为主要药味,所以传统称为"五味"。药味的含义包括两个方面:第一,指药物的真实滋味,即通过味觉器官能感受到的真实味道。第二,代表药物作用的标志。中药"药味"是用以总结、归纳中药功能,并推演出临床应用的一种标志,并不一定确有其真实滋味。后者在中医药理论中具有更加重要的意义。例如,有解表功效的中药被认为有辛味,有补益功效的中药则被认为具有甘味。因此部分药物的味与实际口尝味道不相符合,如酸味药包括了酸碱性完全对立的两类药,呈酸性的物质为有机酸等,而呈碱性的物质主要是鞣质。将酸碱性完全对立的两类药同归于"酸味药",其根本原因是酸味药和涩味药的功能一致,即"酸敛收涩"。可见中药的五味不一定是用以表示药物的真实滋味,更主要的是用以反映药物作用在补、泄、散、敛等方面的特征,是中药味道与功效的概括和总结。

一、辛味药

辛味药主入肝、脾、肺经。主要分布于芳香化湿药、开窍药、温里药、解表药、祛风湿药及理气药中。

【药效相关物质】 辛味药主要含挥发油,其次为苷类、生物碱等,所含挥发油是其作用的主要物质基础,如常用的芳香化湿药均为辛味药,其共同的特点是都含有芳香性挥发油。如厚朴、广藿香、苍术、佩兰、砂仁分别含挥发油 1%、1.5%、1%～9%、1.5%～2% 和 1.7%～3%;白豆蔻、草豆蔻和草果也含挥发油。常用的开窍药均为辛味药,除蟾蜍外也主要含有挥发油。从各元素的均值来看,辛味药的锌含量显著低于咸味药,钙含量显著低于苦味药。因此,低锌、低钙可能是辛味药潜在的元素谱征。

【功能应用】 辛味药能散、能行,主要用于解表、化湿、祛风湿、理气、活血、开窍等。主治风寒表证、风热表证或风湿表证等表证和气滞证、气滞痰阻证、气滞水停证或气机闭阻心窍不开而神志昏迷等。

【药理作用】 现代研究表明以上功效与扩张血管、改善微循环、发汗、解热、抗炎、抗病原微生物、调整胃肠道平滑肌运动等药理作用相关。如理气药大多味辛,主要通过挥发油对胃肠运动的兴奋或抑制作用而产生理气和胃的功效,如青皮、厚朴、木香、砂仁等抑制胃肠道平滑肌,降低肠管紧张性,缓解痉挛而止痛;枳实、大腹皮、乌药、佛手等则兴奋胃肠道平滑肌,提高肠管紧张性,使胃肠蠕动增强而排出胃肠积气;有的能促进胃液分泌,增强消化吸收功能,制止肠内异常发酵,具有芳香健胃祛风作用,如藿香、白豆蔻、陈皮等。解表药中辛味药占 88.9%,大多含芳香刺激性的挥发性成分,兴奋中枢神经系统,扩张皮肤血管,促进微循环以及兴奋汗腺使汗液分泌增加,从而起到发汗、解热作用。麻黄、藁本、柴胡的挥发油成分还具有抗病毒作用。

二、甘味药

甘味药主入肝、脾、肺经。主要分布在补虚药、消食药、安神药和利水渗湿药中。

【药效相关物质】 甘味药的化学成分以糖类、蛋白质、氨基酸、苷类等机体代谢所需的营养成分为主,无机元素总平均值列五味中的第二位,镁含量较高。

【功能应用】 甘味药能补、能和、能缓,具有补虚、缓急止痛、缓和药性或调和药味等功效。甘味补益药能补五脏气、血、阴、阳之不足,具有强壮机体、调节机体免疫功能、提高抗病能力的作用。凡是含有多糖类成分的中药(包括甘味药)均可影响机体的免疫功能。甘味药还能缓和拘急疼痛,调和药性,如甘草所含甘草酸和多种黄酮类成分都具有缓解平滑肌痉挛、"缓急止痛"的作用,具有缓解胃肠平滑肌痉挛、解毒等作用。

【药理作用】 现代研究表明,甘味药具有增强或调节机体免疫功能、影响神经系统、增强造血功能、影响物质代谢、改善性功能、解毒、解痉、镇痛、镇静等作用。如补气药人参、黄芪、刺五加、白术、甘草,补血药当归、何首乌、熟地黄,补阴药生地黄、玄参、知母,补阳药鹿茸、杜仲、淫羊藿、仙茅均有增强下丘脑-垂体-肾上腺皮质功能的作用,是甘味药补气、补血、补阴、补阳功能的共同药理作用基础。黄芪、当归、党参、人参、灵芝、茯苓、银耳、淫羊藿、女贞子、刺五加、冬虫夏草等甘味药,对机体的免疫功能有良好的促进或调节作用,能不同程度地增强非特异性免疫或特异性免疫,提高人体的抗病能力。这些作用是上述甘味药补益功能,尤其是补气功能的药理作用基础。甘味药人参、黄芪、当归、党参、淫羊藿、冬虫夏草、何首乌等能显著刺激骨髓造血功能,促进骨髓红系祖细胞和粒系祖细胞的增殖,增加外周血细胞数量,是甘味药补血或补气而发挥生血功能的现代药理作用依据。甘味药本身含有丰富的营养物质,有直接的补充营养,纠正缺失的作用。黄芪、枸杞子、人参、灵芝等锌(Zn)含量较高,能纠正虚证患者锌/铜(Zn/Cu)比值的降低。人参、黄芪、淫羊藿等中药能显著促进核酸代谢和蛋白质合成。黄芪、党参、甘草可以提高组织中的 cAMP 的含量,从而影响细胞代谢和功能,增强细胞活力。这些药理作用与上述甘味药所具有的补益功能,尤其是补阴或补阳功能有密切关系。鹿茸、淫羊藿、黄狗肾、冬虫夏草、脐带等甘味药具有雄性激素或雌性激素样作用,能兴奋性腺轴功能,提高生殖能力。这种作用与上述甘味药补益功能尤其是补阳功能的临床效果相吻合。甘味药的代表药物甘草有多种途径的解毒作用,能在炮制加工或者制剂过程中,通过与毒性生物碱发生反应沉淀,吸附含有羧基、羟基的毒物而减少毒物的吸收。甘草的有效成分具有肾上腺皮质激素样作用,能提高机体对毒物的耐受力,提高肝细胞色素 P 450 的含量,增强肝脏解毒功能,进而发挥缓解毒性的作用。这是甘味药缓和药性的基础。代表药物有甘草、白芍。甘草甲醇提取物黄酮类和异甘草素等异黄酮类化合物对于乙酰胆碱、氯化钡、组胺等引起的肠管痉挛性收缩有解痉作用。白芍所含的芍药苷也有解痉作用,并与甘草所含的黄酮类化合物有协同效果。白芍还具有明显的镇痛、镇静作用,与甘味药解痉止痛功能的临床效果吻合。

三、酸(涩)味药

酸(涩)味药数量较少,在常用的 42 种酸(涩)味药中,单酸味药 16 种,单涩味药 14 种,酸涩味药有

12 种。酸(涩)味药主要分布于收涩药和止血药中。

【药效相关物质】　单酸味药主要含有机酸类成分,常见中药中的有机酸有脂肪族的二元羧酸,芳香族有机酸、萜类有机酸等;单涩味药主要含鞣质。酸(涩)味药也含有大量的鞣质,如五倍子含鞣质 60%～70%,诃子含鞣质 20%～40%,石榴皮含鞣质 10.4%～21.3%。酸味药的无机元素的总平均值最低,其中 Na、Fe、P、Cu、Mn、Mg 含量均低于咸、甘、辛、苦味药,尤以 Fe 含量最低。

【功能应用】　酸味药能收敛固涩、安蛔止痛,具有敛肺、涩肠、固精等功效。用于治疗久泻、久痢、自汗、盗汗、出血、白带过多、遗精滑精、疮疡溃烂、久咳、虚喘、敛黄水、止咳嗽、敛心神、失眠、蛔厥证、腹痛难耐、四肢厥冷等。

【药理作用】　现代研究证明,有机酸和鞣质具有凝固组织蛋白、收敛、抗菌、镇咳、镇静安神、减少肠蠕动、抑制蛔虫等药理作用。如诃子、石榴皮、五倍子等含鞣质较高,通过与组织蛋白结合,使后者凝固于黏膜表面形成保护层,从而减少有害物质对肠黏膜的刺激,起到收敛止泻的作用;若鞣质与出血创面接触,由于蛋白质和血液凝固,堵塞创面小血管,或使局部血管收缩,起止血、减少渗出的作用。这是酸味药收敛固涩之功的主要药理学基础。五倍子、诃子、石榴皮、乌梅、五味子等酸味药所含的鞣质或有机酸具有抗菌活性,对于金黄色葡萄球菌、链球菌、伤寒杆菌、痢疾杆菌以及一些致病性真菌具有抑制作用,利于控制感染,减轻消化道、呼吸道、阴道、皮肤慢性炎症反应及组织间液渗出,表现出酸味药收敛固涩的临床功能。五味子、乌梅、诃子、罂粟壳等酸味药有显著的镇咳作用,用于久咳不止而显示出收敛肺气止咳的功能。五味子、酸枣仁、诃子、罂粟壳等酸味药对于中枢神经系统有明显的镇静、催眠作用,能减少动物自主活动,抗惊厥,促进动物睡眠并延长睡眠时间,这是其收敛心神功能的药理学基础。诃子、罂粟壳、乌梅等酸味药能减轻肠内容物对于神经丛的刺激作用,减慢小肠、结肠蠕动,缓解腹泻、腹痛等临床症状,是其收敛止泻、安蛔止痛功能的药理学基础。酸味药所造成的酸性肠道环境,可使蛔虫麻痹,活动受到抑制而被排出。

四、苦味药

苦味药主入肝经。主要分布在涌吐药、泻下药、理气药、清热药、活血药和祛风湿药中。

【药效相关物质】　苦味药主要含生物碱和苷类成分,其次为挥发油、黄酮、鞣质等。常用中药中苦味药有 188 种。苦味药中的苦寒药以生物碱和苷类成分为多,是苦寒药"苦""寒"的来源。常用的清热燥湿药和攻下药多是苦味药。清热药中的苦寒药黄连、黄芩、黄柏、北豆根、苦参等均主要含生物碱;栀子、知母等主要含苷类成分。苦味药无机元素总平均值居五味中第四位,钙含量高于辛味药,锂含量高于咸味药,因此,高锂、高钙可能是苦味药功效的物质基础。另外,值得注意的是,对 50 种有毒中药进行研究,其中苦味药 23 种,占有毒中药总数的 46%,在中药的五味中占有较高的比例。

【功能应用】　苦味药能泄、能燥,能清热、祛湿、降逆、泻火、通便、泻肺、燥湿等,具有泻下等功效。用于实热便秘证,症见大便秘结不通,干燥难下,或腹痛拒按,或热结旁流。也用于清洁肠道和肺气壅盛,咳嗽、气喘。

【药理作用】　现代研究证明,苦味药具有广谱抗菌、抗病毒、抗炎、通便、止咳平喘等药理作用。如黄连、黄芩、黄柏、连翘、板蓝根、贯众、穿心莲、蒲公英、紫花地丁等为数众多的苦味药,具有广泛的抗致病性细菌、真菌、病毒和减轻炎症反应的作用,能抑制病原微生物的增殖,抑制炎症的病理反应,体现了苦味药清泄火热的功能,以及燥湿之功。清热药中的黄连、黄芩、黄柏、北豆根、苦参等皆具有抗菌、抗炎、解热等作用;栀子、知母等具有抗菌、解热、利胆等作用。大黄、虎杖、芦荟、番泻叶、何首乌等苦味药所含的结合型蒽苷,以及其他中药成分如牵牛子苷、芫花酯等,能刺激大肠黏膜下神经丛,使肠管蠕动增强而促进大便排出,体现了苦味药的泻下通便功能。苦杏仁、桃仁、半夏、桔梗、柴胡、川贝母、百部等苦味药能抑制咳嗽中枢,具有镇咳作用。麻黄、苦杏仁、款冬花、浙贝母等能扩张支气管平滑肌,具有平喘作用。缓解咳嗽哮喘作用是上述苦味药降泄肺气功能的药理学基础。

五、咸味药

咸味药数量较少,主入肝、肾经。主要分布在化痰药和温肾壮阳药中,多为矿物类和动物类药材。

【药效相关物质】 咸味药所含碘、钠、钾、镁、钙等无机盐成分丰富,所含的蛋白质类等成分均与其药理作用有关。咸味药的咸味主要来源于碘和中性盐所显示的味,除氯化钠外,还有氯化钾、氯化镁和硫酸镁等,如昆布、海藻含碘,芒硝含硫酸钠等。

【功能应用】 传统的功能记载中咸味药能软坚,临床实际中咸味药还广泛用于惊厥抽搐,或者阳虚体弱,具有平肝息风、温肾壮阳的功能。咸能软能下,具有软坚散结或泻下、息风止痉、补肾壮阳等功效。用于消散癥积肿块、大便坚结;风气内动,惊厥、抽搐、痉挛、震颤;肾阳虚证,畏寒、肢冷、腰膝酸软冷痛、阳痿、不孕等。

【药理作用】 现代研究表明,以上功效与抗增生、抗单纯性甲状腺肿、抗炎、抗菌、通便、镇静、抗惊厥、改善性功能、影响免疫系统等药理作用有关。水蛭、土鳖虫、鳖甲、金钱白花蛇、夏枯草、玄参、僵蚕、牛黄等咸味药,具有抗癌细胞增殖或抗结缔组织增生的作用,是软坚散结功能的药理学基础。咸味药昆布、海藻、瓦楞子等富含碘,对缺碘造成的单纯性甲状腺肿具有治疗作用,是咸味药软坚散结功能的药理学基础之一。芒硝因含有大量硫酸钠,具有容积性泻下作用。牛黄、全蝎、地龙、僵蚕、羚羊角、水牛角、蜈蚣、玄参、磁石等具有咸味的中药,尤其是其中的动物类药材,具有良好的镇静、抗惊厥作用,与息风止痉功能的临床效果吻合。鹿茸、蛤蚧、海马等动物类药材,具有显著的性激素样作用和补肾壮阳功能。

六、淡味药

淡味药是具有淡味的多草本植物类药材。

【药效相关物质】 淡味药的临床效果与所含钾盐有关。

【功能应用】 淡味药功能单一,用于消除水湿,利水渗湿;主治水湿病证,如水肿、痰饮、风湿、湿热等。用于尿少或无尿,胸满腹胀有振水声,或四肢肿胀按之凹陷,或胸膈胀满,咳嗽气喘,痰多泡沫,或关节肿痛,或皮肤湿疹,或身目发黄,或阴部瘙痒溃烂等。

【药理作用】 茯苓、猪苓、泽泻、萹蓄、金钱草、半边莲等具有显著的利尿作用,是其利水渗湿功能的药理学基础。

第三节 中药升降浮沉理论研究现状

中药的升降浮沉是药物性能在人体内呈现的一种走向和趋势。向上向外的作用称为升浮,向下向内的作用称为沉降。升浮药具有升阳、举陷、解表、透疹、祛风湿、散寒、开窍、催吐、温里、行气解郁及涌吐等功效;沉降药则具有潜阳、降逆、止咳、平喘、收敛、固涩、清热、泻火、渗湿、通下、安神、止呕、平抑肝阳、息风止痉、收敛固涩及止血等功效。中药具有升降浮沉的性能,可利用其参与和纠正失调的脏腑功能,或因势利导,助邪外出,治疗疾病。

一、中药的升浮

升浮药大多味辛甘、性温热,就药物的质地而言,质地轻(入药部位为花、茎、叶者),如菊花、升麻等,大多作用为升浮。研究证实,补中益气汤对子宫脱垂有肯定疗效,它可以选择性提高家兔、犬在体或离体子宫肌的张力;单味升麻、柴胡亦可显著提高家兔离体子宫肌的张力,说明升麻、柴胡具有向上升提的作用。随着研究的进一步深入,发现在传统的中药升降浮沉理论之外,其亦有特殊性、双向性、不明显性及可变性。花叶类药物质地轻,本主升浮,但旋覆花、丁香降气止呕,槐花治肠风下血,番泻叶用于泻下导滞等,其性沉降而非升浮;籽实类物质地重实,本主沉降,但蔓荆子疏散表邪清利头目、苍耳子发散风寒通鼻窍等,其性升浮而非沉降。因此,中药升降浮沉之特殊性应从其临床发挥的作用方面去理解。

二、中药的沉降

沉降药大多味酸、苦、咸,性寒凉,就药物的质地而言,质地厚重或籽实者,如紫苏子、枳实、赭石等,大多作用为沉降。中药升降浮沉特性不是固定不变的,在一定条件下可以发生转变,即升浮转变为沉降,沉降转变为升浮,其转变的条件包括炮制、配伍、药用部位的改变等。药物经过炮制后可以改变四气、五味及升降浮沉等药性。有些药物酒制则升、姜炒则散、醋炒则收敛、盐炒则下行。如大黄可峻下热结、泄热通便,具有沉降之性,但经酒制后,其活血化瘀及升浮之性增强,泻下通便等沉降之性减缓;杜仲、菟丝子盐炙炒后,其下行补肾的作用增强。升浮药配伍在大量的沉降药之中,全方功效随之趋下。沉降药配伍在大量升浮药之中,全方的功效也随之趋上,故银翘散、桑菊饮等解表药都采用质地轻、气薄味辛之类花草叶类药物,使配方具有升阳透表的功效。大承气汤使用大黄,其质地重浊、坚实、气厚,性寒的药物配方使之具有攻下实积聚、向里趋下的功效。

目前对中药升降浮沉理论的实验研究较少,主要是结合方药的药理作用进行观察。例如,补中益气汤可以选择性地提高在体及离体动物子宫平滑肌的张力,加入升麻、柴胡制剂作用明显;去掉升麻、柴胡则作用减弱且不持久,单用升麻、柴胡则无作用。但也有实验表明,单味升麻或柴胡都可提高兔离体子宫平滑肌的张力,两者配伍还有明显的协同作用。总之,兴奋子宫平滑肌是升麻、柴胡升阳举陷功效的药理学基础之一。此外,中药升降浮沉理论的现代研究除不断丰富和发展原有的经典理论外,还集中研究了升降浮沉与中药药理作用的关系。有些中药具有升浮和沉降的双向作用趋向,如麻黄既能发汗、解表,具有升浮的特性,又能止咳平喘、利尿消肿,具有沉降的特性;白芍既能上行头目,祛风止痛,具有升浮的特性,又能下行血海以活血通经,具有沉降的特点;黄芪既能补气升阳、托毒生肌,具有升浮的特性,又能利水消肿、固表止汗,具有沉降的特点。

综上所述,功效主治及药性理论对中药药效学的研究起着重要的指导作用。在中医药理论的指导下,合理认识和利用中药药效作用的特点,遵循其作用的基本规律,围绕功效主治及药性理论开展中药药效学研究,结合现代医学的生理病理,运用先进的科学研究方法,方能全面而深入地阐释中药药理作用的科学内涵。

第四节　中药归经理论研究现状

1. 归经的概念　归经学说是中药药性理论的重要组成部分。"归"是指药物的归属,即指药物作用的部位。"经"是指经络及其所属脏腑。归经是中药对机体治疗作用的定位,是中药对机体脏腑经络选择性的作用或影响。归某经的药物主要对该脏腑及其经络起治疗作用,对其他脏腑及其经络作用较小或者没有作用。

2. 归经的临床意义　中医理论认为,药物能够治疗某脏腑及其经络的病证,就意味着该药入某经,可以治疗该脏腑、经络及其循行部位的肢体、关节、皮肤疾病。中药性味功能相同,归经不同,所治病证和临床使用对象则不同。如治疗阳痿滑精的淫羊藿、鹿茸入肾经;治疗咳嗽气喘的桔梗、款冬花归肺经;治疗手足抽搐的天麻、羚羊角、全蝎归肝经;大黄具有泻下功效,归大肠经。可见中药的归经是由药物功效以及疗效总结而来的,是药物的作用以及效应的定向与定位。许多中药可以同时入两经或数经,说明该药对机体具有广泛的影响。中药归经理论是历代医家临床遣方用药经验的总结,其与中药的四气五味、升降浮沉一同构成了中药的基本理论,对中药的临床实际应用有重要的指导作用。例如:黄连、黄芩、黄柏,均性寒,味苦,功能均为清热燥湿、泻火解毒。三黄的不同之处在于,黄连归心经,治疗心经有热、心悸、烦躁、失眠或口舌生疮;黄芩归肺经,治疗邪热壅肺,咳嗽吐黄稠痰、胸痛、咳血或喘促气急;黄柏归肾经,治疗下焦有热,阴部湿疹瘙痒、带下黄臭,或下肢肿胀、风湿,或肝火亢盛,伤耗肾精。掌握归经可以提高临床用药的准确性。

关于归经的现代研究主要从以下几个方面进行。

一、归经与药理作用的关系

中医学认为,各种病证都是脏腑或经络发病的表现,因而某药物能治疗某些脏腑经络的病证,就归入某经。因此,中药归经与其药理作用存在一定的相关性。研究者对常用中药的药理作用与归经进行了分析,认为两者之间存在着明显的规律性联系。具有抗惊厥作用的钩藤、天麻、全蝎、蜈蚣等 22 味中药均入肝经,入肝经率达 100%;具有泻下作用的大黄、芒硝、芦荟等 18 味中药入大肠经率亦达 100%;具有止血作用的仙鹤草、白及、大蓟等 21 味中药入肝经率为 85.3%,符合人们对"肝藏血"的认识;具有止咳作用的苦杏仁、百部、贝母等 18 味中药,具有祛痰作用的桔梗、前胡、远志等 23 味中药,具有平喘作用的麻黄、地龙、款冬花等 13 味中药,入肺经率分别为 100%、100% 和 95.5%,符合"肺主呼吸""肺为储痰之器"的论述。对单味药的归经与药理作用的关系进行分析,认为当归对血液循环系统、子宫平滑肌、机体免疫功能的作用,与其入心、肝、脾经的关系密切;红花入心、肝经与其对血液循环系统和子宫的作用密切相关;鹿茸、淫羊藿、补骨脂等 53 味壮阳药全部入肾经,符合中医"肾主生殖"的理论。

古人的归经是以临床疗效为依据的,已知药效成分分布最多的部位,不一定是该药作用最显著的靶器官。研究者从中药药理作用体现部位的角度研究归经,提供了中药归经的功能方面的依据。研究认为,所归之经不一定是该药有效成分分布最多的脏器,而是其功能的体现部位。例如,大黄、芒硝、芦荟、番泻叶、郁李仁、火麻仁等 18 味功能为泻下通便的中药归大肠经,其药理作用部位均在大肠,符合率为100%;大黄、三七、仙鹤草、白及、大蓟、小蓟、地榆、茜草等功能为止血,归肝经,研究表明其具有止血作用,这与中医理论认为出血主要责之于肝不藏血相一致。

中医脏腑的概念与解剖学器官实体既有区别又有联系。因此,中药传统归经所归脏腑,与现代研究药理作用所指的器官组织可能吻合,也可能不吻合。例如,南瓜子的功能为驱虫,其有效成分是南瓜子氨酸,其在肝、肾的含量较高,而南瓜子归胃、大肠经,实际上是指其在此发挥驱虫作用。中医理论认为"诸风掉眩,皆属于肝",凡是抽搐、震颤、动摇等现代医学神经系统的疾病均与肝相关,而归肝经的中药能止惊厥抽风。天麻、钩藤、全蝎、金钱白花蛇等 22 味功能为息风止痉的中药均归肝经,药理作用均为抗惊厥,符合率为 100%,但从现代医学角度来看,其发挥药理作用的具体部位在神经系统。

中药成分复杂,到底什么是药效成分有时很难下定论,其功能和临床效果常常是多种成分作用于多个系统所产生的综合效应。鉴于此,以药理作用的观点解释归经,与中医药理论本意更为贴近。

二、归经与有效成分在体内的分布相关

中药的主要药效成分在体内的分布部位与传统中药归经的部位具有一定的相关性,这是中药归经的物质依据。对 23 味中药的有效成分在体内的分布与中药归经之间的联系进行分析,发现其中 20 味中药归经所属的脏腑与其有效成分分布最多的脏腑基本一致(61%)或大致相符(26%),符合率高达87%。例如,杜鹃花归肺经,所含杜鹃素在肺组织分布多;鱼腥草归肺经,所含鱼腥草素在肺组织分布多;丹参归心、肝经,所含隐丹参酮在肝分布较多等。采用放射自显影技术对中药药效成分进行体内追踪观察,并将结果与传统归经相比较,发现归肝、胆经的川芎,其同位素标记的重要药效物质 [3]H-川芎嗪主要分布在肝、胆囊;归肺经的鱼腥草,其同位素标记的主要药效物质 [14]C-鱼腥草素绝大多数从呼吸系统排出;而归肝、心经的丹参,其主要物质 [35]S-丹参酮主要分布在肝等。这些结果,在一定程度上为中药传统归经找到了物质方面的依据。[3]H-麝香酮灌服小鼠后,主要分布于心、脑、肺、肾等血液供应充足的组织和器官,并能迅速透过血脑屏障进入中枢神经系统,这与麝香归心经、通关利窍、开窍醒脑的传统认识相符。采用同位素示踪、高效液相色谱分析和放射自显影等技术观察 32 味中药归经及其在体内的代谢过程发现,无论是药动学的总体情况,还是吸收、分布、代谢、排泄各个环节,均与该药的归经密切相关;对 [3]H-川芎嗪(何首乌总苷、芍药苷、贝母素、淫羊藿苷、栀子苷、柴胡皂苷、毛冬青甲素等)在体内的吸收、分布、代谢和排泄等进行定性、定位和定量的动态观察,显示其与相应药物归经的脏腑基本符合。由此可以得出,中药有效成分在体内选择性分布是中药归经的物质基础。

三、归经是中药对环核苷酸水平的不同影响

环核苷酸 cAMP、cGMP 是细胞内调节代谢的重要物质。cAMP 与 cGMP 具有相互拮抗、相互制约的生物学效应,二者必须维持一定的比例,保持一定的动态平衡,才能保证机体功能的正常。根据中医

学"肾主骨"的理论,研究发现,cAMP、cGMP浓度变化以及cAMP/cGMP值变化显著的脏器,与各药物归经的关系非常密切。组织中cAMP、cGMP浓度及cAMP/cGMP值变化在一定程度上可以反映中药对某组织脏器的选择性作用。例如,人参归心经,大补元气,挽救虚脱,用于气虚欲脱;研究显示,人参通过升高心肌细胞中的cAMP含量,降低cGMP含量,产生增强心肌收缩力的作用。又如,丹参归肝经,活血化瘀,广泛用于血瘀证;研究显示,丹参能使血小板中的cAMP水平升高,抗血小板凝集。对地塞米松致骨质疏松大鼠分别予以补肾复方(六味地黄丸加淫羊藿、牡蛎等)汤剂灌胃和膏剂穴位敷贴治疗,以cAMP/cGMP值为指标,观察补肾复方对模型大鼠肝、脾、肾等10种脏器组织细胞内信息调节的影响及其与药物归经的相关性,发现补肾复方对cAMP/cGMP信使变化的调节与中医学本草著作记载的归经有较大的相似性,许多中药通过调节体内环核苷酸(cAMP、cGMP)浓度或cAMP/cGMP值来发挥药物对某脏器组织的选择性作用,故可以将cAMP和cGMP作为研究中药归经的指标。

四、归经是受体与药物的特异性亲和力的表现

受体是一类介导细胞信号转导的功能蛋白质,存在于细胞表面或细胞内。受体是功能单位,具有定位的特点,受体的分布可以跨器官、跨系统,这些与中医脏腑概念的特征极为相似,中药归经极有可能与其作用于某种或某几种受体有关。受体具有特异性识别并与相应的配体(药物、递质、激素)结合,触发后续生物效应的能力。中药的有效成分或有效部位与相应受体具有较强的亲和力,通过激动或阻断受体而产生相应的药理作用,这种亲和力的存在是中药归经理论的基础。例如,细辛归心、肺、肾经,功能为温阳散寒,用于阳虚畏寒、寒饮伏肺、腹中冷痛等。研究显示,细辛中消旋去甲乌药碱含量很高。消旋去甲乌药碱是β受体激动剂。$β_1$受体主要在心脏、肠壁占优势,$β_2$受体主要在支气管平滑肌占优势。β受体兴奋的结果是心脏正性肌力、正性频率,心率加快,传导加快;支气管平滑肌松弛,咳嗽哮喘缓解;胃肠平滑肌张力降低,自发性收缩频率和幅度降低,腹痛缓解等,这与细辛的药性、归经和功能相吻合。槟榔可作用于M受体而引起腺体分泌增加,使消化液分泌旺盛、食欲增加。从受体理论看,槟榔为M受体激动剂,可使胃肠受体产生兴奋作用,这与中医药理论中的槟榔归胃、大肠经是一致的。

五、归经与微量元素的关系

微量元素与人体健康和疾病密切相关。微量元素缺乏是虚证患者的普遍共性。补益药大多含有丰富的微量元素,有直接的补充作用。研究发现,微量元素及其金属络合物向组织器官的迁移、富集和亲和作用就是归经的重要基础,这一理论被称为"微量元素归经假说"。例如,中医理论认为肾主生长、发育、生殖,主骨生髓,通于脑,Zn、Mn、Fe作为共同的物质基础对神经-内分泌系统和免疫系统起调节作用,并在性腺、肾上腺、甲状腺等部位富集,若机体缺少Zn、Mn会导致酶活性降低,蛋白质、核酸合成障碍,机体免疫功能低下,生殖功能低下,反应迟钝,这些现象属于中医理论中的"肾虚"。研究显示补肾药补骨脂、肉苁蓉、熟地黄、菟丝子等含有较多的Zn、Mn络合物。因此认为富含Zn、Mn是补肾药归肾经的物质基础。又如,中医理论认为肝藏血,开窍于目。现代研究证实,归肝经的中药富含Fe、Cu、Mn、Zn,尤其是Fe、Zn含量较为丰富,这些微量元素对于造血、保护肝组织、保护视力有较大的作用,是药物发挥造血、保护肝组织、保护视力作用的物质基础之一。明目类中药中富含Zn、Mn、Cu、Fe等微量元素,与眼组织中的Zn、Mn、Cu、Fe含量呈正相关。

第五节　中药毒性

中药的有毒、无毒也是药性的组成部分。不同的历史时期中药著作中"毒"的含义各有不同。古代文献中多为广义之毒,其含义有以下三方面:其一,"毒药"是药物的总称,如《周礼》提出,"医师掌医之政令,聚毒药以共医事";其二,"毒性"指药物所具有的能纠正疾病的特殊偏性,即所谓"以毒攻毒";其三,

"毒性"指药物可能对人体造成不良后果,如《诸病源候论》提出,"凡药物云有毒及有大毒者,皆能变乱,于人为害,亦能杀人。"现代中药专著中,中药毒性多为狭义之毒,特指某些中药对人体造成不良反应的特性,相似于西药的毒性和副作用。中药的有毒无毒理论,同中药的四气、五味理论一样,已成为指导临床用药的基本原则。

既往中药导致中毒或不良反应的报道不多,中药的毒性作用并未引起人们足够的重视。这是由于历史上绝大多数中药的使用方法是煎煮,煎煮可以降解某些毒性成分;在煎煮之前经过了炮制,炮制也有解毒的效果;中药成分复杂而每一种成分含量通常不高,使其毒性不致显著;配方使用使毒性成分被拮抗,以上种种因素,使得明显的中药急性毒副作用并不常见。随着中药使用越来越广泛,成分纯度越来越高,中药制剂越来越多样化,使用途径和方式越来越复杂,中药的毒副作用越来越明显,应引起高度重视。

知识链接

俗话说"是药三分毒",中药也不例外,本草著作《本草纲目》中收录了 300 余种有毒中药。但是,很多中药的"毒性"如果控制得当,甚至能够治疗顽疾。临床上通常将中药分成不同等级区别处理。20 世纪 90 年代初出版的《有毒中药大辞典》将有毒中药分成了四个等级。"小毒"指有一定毒性,约有 70 种;"有毒"也称常毒,约有 90 种;"大毒"是指毒性剧烈,约有 30 种;"极毒"也称剧毒,约有 10 种。

一、中药中毒的常见因素

1. 药物含有较强的毒性成分 部分中药含有较强的毒性成分,比如川乌、草乌、附子、雪上一枝蒿所含的乌头碱,马钱子所含的番木鳖碱(士的宁),半夏、天南星、白附子所含的生物碱都有较强的毒性作用。如乌头碱为剧毒成分,可致心室颤动,人口服 0.2 mg 即可中毒,3～4 mg 即可致死。除了已知的导致急性毒性的成分之外,一些可在体内形成蓄积中毒的成分,可引起中药慢性毒性,如关木通、马兜铃、广防己、青木香所含的马兜铃酸,可导致慢性肾功能衰竭。此外,尚有一些目前未知或因含量较少,未引起足够重视的毒性成分,随着中药制剂的发展,中药成分的提取分离纯化,其毒性作用将会进一步显露出来。如桔梗口服一般没有毒副作用,但桔梗皂苷有很强的溶血作用。

2. 炮制不规范 炮制是中药的解毒方法之一,不少有毒中药经过炮制加工,会使原有毒性大大降低。例如,乌头碱在生乌头中含量很高,但不耐热,加热可水解为微毒的氨基醇类乌头原碱,毒性可降低 1/4000～1/200。许多生物碱类的毒性成分,加热可降解为微毒或无毒的成分,使毒性作用大大降低。因此,炮制必须规范,内服规定必须用炮制品的中药,不得使用生品。有毒中药生药禁止内服。

3. 用量过大 使用剂量是否恰当,是决定药物是否产生毒副作用的关键因素。不少毒性中药临床导致中毒的原因,都与一次性使用剂量过大,或者长期使用累计用量过大,造成体内蓄积中毒有关。有报道显示用苦杏仁 40 粒治疗新生儿咳嗽,导致患儿窒息死亡。亦有用关木通利尿,每日 120 g,连续服用 1 个月,导致肾功能衰竭、全身水肿的案例。这些均为超量使用有毒中药造成的恶果。

4. 配伍不当 中药配伍应用可能使毒性降低,也可能使毒性增强。历代本草著作都非常强调配伍禁忌,总结出"十八反""十九畏"的配伍禁忌规律,这些认识至今仍指导着中药的临床应用。配伍不当导致中药中毒,除了违反配伍禁忌之外,有毒中药相互配伍使用,使毒性作用增强,是另一个常见因素。

5. 个体差异 不同的个体对药物的敏感性、耐受性不同,可能造成对药物的反应不同。某些个体对某种具有过敏原性的中药高度敏感,则可能出现过敏反应。在中药引起的过敏反应中,尤其以注射剂导致的过敏反应最多。

二、避免中药中毒的环节

1. 严格采购　中药材的采购要掌握产地来源,辨明真伪,区别容易混淆的品种,禁用伪劣品种。使用品种来源清楚,由 GAP(良好农业规范)规范化种植生产的标准药材。

2. 规范炮制　中药炮制品加工工厂要达到 GMP(药品生产质量管理规范)生产标准。要按照国家有关要求,规范炮制加工工艺流程,生产和使用中药标准饮片。

3. 合理选用　药物对于人体,首要的是安全。但凡药物"用之得当则为良药,用之不当则为毒药"。对于有毒中药的使用,必须辨证准确,必要时才使用。使用的同时要高度注意配伍禁忌、用药禁忌和患者体质强弱。

4. 用量适当　毒性中药的使用,要严格按照现行版《中华人民共和国药典》(一部)规定的剂量,或者参照权威临床中药学教材中常规的剂量使用,切勿轻易超量使用。并且应以小量渐增法给药,适可而止。即如《神农本草经》谓:若用毒药疗病,先起如黍粟,病去即止,若不去倍之,不去十之,取去为度。

5. 恰当配伍　使用毒性中药,应配伍甘缓药或拮抗毒性作用的药,以降低其毒副作用。通常禁止使用十八反、十九畏等禁忌性配伍,并且要避免多味有毒中药同时使用,或者使用有毒中药时间过长。已知毒性成分相同的中药不宜同时使用,如苦杏仁、桃仁的毒性成分都是苦杏仁苷,半夏、天南星的毒性成分都是相同的生物碱。这些中药相互配伍,其毒性有相加效果。

6. 警慎过敏体质、虚弱体质　临床医师应询问患者中药过敏史,避免使用可能引起过敏的中药。虚证患者,如果体质过分虚弱,不宜单纯使用有毒或作用强烈的中药,应配伍补益药,或者先补后攻。

三、中药中毒的不良反应的类型

从现代意义上讲,中药"毒"是指中药对机体所产生的不良反应,包括副作用、毒性反应、变态反应、后遗效应、特异质反应和药物依赖性等。

1. 副作用　也称副反应,是指在治疗剂量下所出现的与治疗目的无关的作用。中药作用选择性低、作用范围广,当临床利用其中的一个药效作用时,其他作用就成了副作用。如麻黄止咳平喘治疗哮喘,但患者用药过程中会出现失眠,这是因其能兴奋中枢神经系统而引起的;大黄泻热通便治疗热结便秘,而其活血祛瘀所导致的妇女月经过多就成为大黄的副作用。阿托品通常被用于解除胃肠痉挛,而其引起的口干等则为副作用。副作用是药物不良反应的主要类型之一,包括两方面的含义:①副作用指药物在防治某些疾病时发生的不需要的药理作用,而这些作用在别的场合可能有用。②副作用泛指任何类型的药物不良反应。

药物治疗作用是主要的。一种药物常有多方面的作用,既有治疗目的的作用也并存非治疗目的的作用。如抗胆碱药阿托品,其作用涉及许多器官和系统,当应用于解除消化道痉挛时,除了可缓解胃肠疼痛外,常可抑制腺体分泌,出现口干、视物模糊、心悸、尿潴留等反应。后面这些作用是属于治疗目的以外的,且引起一定的不适或痛苦,因此称为副作用。副作用和治疗作用在一定条件下是可以相互转化的,治疗目的的不同,也可导致副作用在概念上的转变。如在手术前为了抑制腺体分泌和排尿,阿托品的上述副作用又转化为治疗作用了。副作用常为一过性的,随治疗作用的消失而消失。但是有时候副作用也可引起后遗症。

2. 毒性反应　药理学中的毒性反应是指用药剂量过大或用药时间过长,药物在体内蓄积过多引起的机体形态结构、生理功能、生化代谢的病理变化,包括急性毒性反应、慢性毒性反应和特殊毒性反应。急性毒性反应是指有毒中药短时间内进入机体,很快出现中毒症状甚至死亡。如砒石在用药后 1~2 h 出现咽喉烧灼感,剧烈呕吐,继而出现阵发性或持续性腹痛;半夏服少量即出现口舌麻木,多则灼痛肿胀、不能发音、流涎、呕吐、全身麻木、呼吸迟缓、痉挛甚至呼吸中枢麻痹而死亡。常见的斑蝥、藜芦、常山、瓜蒂、全蝎、蜈蚣、洋金花、附子等都可引起急性毒性反应。慢性毒性反应是指长期服用或多次重复使用有毒中药所出现的不良反应。如雷公藤长时间服用除对肝、肾功能有损害外,对生殖系统也有明显的损伤作用;人参长期连续大量服用可致失眠、头痛、心悸、血压升高、体重减轻等。特殊毒性反应包括致畸、致癌、致突变。如甘遂、芫花、莪术萜类、天花粉蛋白、乌头碱等有致畸作用;芫花、狼毒、巴豆、甘遂、千金子、β-细辛醚、黄樟醚、马兜铃酸、斑蝥素等长期过量应用,可增高致癌率;雷公藤、石菖蒲、洋金花、马兜铃酸等有致突变的作用。

毒性反应可能的产生机制如下。毒性反应是因化学物质与生物系统的化学成分进行可逆或不可逆的相互作用,而干扰机体正常代谢及自稳机制,以致引起细胞死亡、细胞氧化、突变、恶性变、变态反应或炎症反应,主要是一个分子过程。

毒性反应的类型、严重程度主要取决于毒物的理化性质、接触状况、生物系统或个体的敏感性。

3. 变态反应 变态反应是指机体受到中药或中药成分的抗原或半抗原刺激后,体内产生了抗体,当该药再次进入机体时,发生抗原抗体结合反应,造成损伤。这种反应不仅常见,而且类型多样。人们日常遇到的皮肤过敏、皮肤瘙痒、红肿,就是一种变态反应。如当归、丹参、穿心莲等引起荨麻疹;虎杖、两面针等引起猩红热样药疹;蟾蜍、蓖麻子、苍耳子等引起剥脱性皮炎;槐花、南沙参等引起丘状皮疹;天花粉、紫珠叶等引起湿疹皮炎样药疹;牡蛎、瓦楞子等可引起过敏性腹泻;丹参注射液、双黄连注射液、天花粉注射液、毛冬青等可引起过敏性休克等。

4. 后遗效应 后遗效应也称为后遗作用,指停药以后,血浆药物浓度下降至有效水平以下所发生的药理效应。作用时间可长可短,有些十分短暂且较容易恢复,如应用苦寒药后,患者短期可能会食欲不振,腹中不适;服用洋金花等可致次日口干、视物模糊。而有些药作用比较持久且不易恢复,如长期大量服用甘草,在停药后可导致低血钾、高血压、水肿、乏力等假性醛固酮增多症。长期服用海藻,可出现甲状腺功能亢进,停药后,症状逐渐减轻。长期应用肾上腺皮质激素,停药后肾上腺皮质功能低下,数月内难以恢复。

一般药物的副作用和毒性常随停药或血药浓度下降而减退。如若药物毒性已造成一定程度的器质性损害,则虽停药但症状仍不消失。

5. 特异质反应 特异质反应是指少数特异体质患者对某些药物反应特别敏感,反应性质也可能与常人不同,但与药物固有药理作用基本一致,反应严重程度与剂量成比例,药理拮抗药救治可能有效。特异质反应是一种性质异常的药物反应,通常是有害的,甚至是致命的,常与剂量无关,即使很小剂量也会发生。这种反应只在极少数患者中出现,现在知道这是一类药理遗传异常所致的反应,如氯霉素导致的再生障碍性贫血发生率约为1/50000。特异质反应通常与遗传变异有关。新鲜蚕豆在极少数患者中引起溶血并导致严重贫血,是因为患者红细胞膜内葡萄糖-6-磷酸脱氢酶不足或缺失所致。乙酰化酶缺乏患者服用肼苯达嗪时容易引起红斑狼疮样反应。

6. 药物依赖性 又称药物成瘾或药物成瘾性,也俗称"药瘾"。一般是指在长期应用某种药物后,机体对这种药物产生了生理性或精神性的依赖和需求,一旦停药,就出现戒断症状(兴奋、失眠、出汗、呕吐、震颤,甚至虚脱、意识丧失等),若给予适量该药物,症状立即消失。这种现象称为药物依赖性。药物依赖性分躯体依赖性和精神依赖性两种,是由于药物长期与机体相互作用,使机体在生理功能、生化过程和/或形态学发生特异性、代偿性和适应性改变的特性,停止用药可导致机体的不适和/或心理上的渴求。如长期服用牛黄解毒片、应用风油精等出现精神依赖;使用罂粟壳、麻黄等出现躯体依赖。

在此之前,人们所说的成瘾性只单指生理依赖性,而将心理依赖性称为习惯性。药物的成瘾性和习惯性早为人们所知。但由于人们在使用上述两术语时常出现混淆现象,故有必要确定一个更为科学的术语。为此,世界卫生组织专家委员会于1964年用"药物依赖性"这一术语取代了"成瘾性"和"习惯性",并于1969年对药物依赖性的含义做了如下描述:药物依赖性是由药物与机体相互作用造成的一种精神状态,有时也包括具体状态,表现出一种强迫性地要连续或定期使用某药的行为和其他反应,目的是感受它的精神效应,有时也是为了避免停药引起的不适,可以发生或不发生耐受。用药者可以对一种及以上药物产生依赖性。依赖性分为躯体依赖性和精神依赖性。躯体依赖性主要是机体对长期使用的依赖性药物所产生的一种适应状态,包括耐受性和停药后的戒断症状;精神依赖性是指药物对中枢神经系统所产生的一种特殊的精神效应,表现为对药物的强烈渴求和强迫性觅药行为。

依赖性倾向可以在动物或人体的药物研究过程中反映出来。非临床药物依赖性研究可为临床提供药物依赖性倾向的信息,获得的非临床实验数据有利于指导临床研究和合理用药,警示滥用倾向。

四、中药成分的毒性

中药毒性是由药物所含有毒成分引起的毒性反应,毒性成分不同,其毒理机制及毒性反应的表现亦不同。中药所含毒性成分作用于人体不同的系统或器官组织,如神经系统、心血管系统、呼吸系统、消化道等,而引起不同的症状。主要有以下几类。

1. 含生物碱类中药的毒性

(1)含乌头碱类:含乌头碱的中药有川乌、草乌、附子、雪上一枝蒿等,乌头碱内服 0.2 mg 便可中毒,3～4 mg 便可致死。其毒性主要表现为作用于中枢神经系统及周围神经系统的症状,中毒机制是过量的乌头碱先兴奋后麻痹各种神经末梢,刺激迷走神经中枢,甚至麻痹血管运动中枢、呼吸中枢,以致心源性休克、呼吸衰竭而死。

(2)含阿托品类:白花曼陀罗、莨菪、小天仙子等含莨菪碱、东莨菪碱和阿托品生物碱,此类生物碱皆为 M 受体阻滞剂,其中毒机制主要为抗 M 胆碱能反应,对周围神经的作用为抑制交感神经功能,对中枢神经系统则为兴奋作用,严重者转入中枢抑制致嗜睡、昏迷。致死原因主要是脑中枢缺氧,脑水肿而压迫脑干,使呼吸中枢抑制或麻痹,呼吸和循环衰竭。

(3)含番木鳖碱类:马钱子等的种子均含番木鳖碱(士的宁)和马钱子碱,其中以士的宁毒性最大,治疗量的士的宁能增强大脑皮质的兴奋与抑制过程;中毒量则破坏反射活动的正常过程,使兴奋在整个脊髓中扩散而呈特有的强直性痉挛。严重者可因呼吸肌强直性收缩而引起窒息。士的宁还能加强阻止胆碱酯酶破坏乙酰胆碱的作用,使肠蠕动加强,致腹痛、腹泻。马钱子碱和士的宁极大剂量时,均可阻断神经肌肉传导而呈现箭毒样作用。马钱子也可直接损害肾小管上皮细胞,导致急性肾功能衰竭、尿毒症。

(4)含秋水仙碱类:光慈菇和山慈菇的鳞茎均含秋水仙碱,秋水仙碱在体内有蓄积作用,排泄甚慢,当其在体内被氧化成二秋水仙碱时则有剧毒,对呼吸中枢、胃肠道及肾有刺激性毒性反应,中毒后可导致机体因水和电解质紊乱、酸中毒、肾缺血导致肾小管坏死而发生急性肾功能衰竭。

(5)含麻黄碱类:麻黄所含的麻黄碱对呼吸、血管运动中枢神经及交感神经皆有一定毒害,即对支气管平滑肌有松弛作用,并能使心率加快、外周血管收缩、血压升高。

(6)含雷公藤碱类:雷公藤、昆明山海棠均含雷公藤碱,雷公藤碱有剧毒,煎煮时间不够或过量服用本品后,对胃肠道有强烈的刺激作用,可引起剧烈腹痛、呕吐、腹泻、便血;后期发生尿毒症时,胃肠道症状加剧。吸收后对中枢神经系统有损害,可引起丘脑、中脑、延脑、小脑、脊髓等器官的严重营养不良性改变;肝脏、肾脏、心脏可发生出血与坏死;毒素还可直接作用于心肌,引起肺水肿及急性心源性脑缺血综合征。

2. 含有机酸类中药的毒性 马兜铃酸的作用部位在肾小管上皮细胞、肾间质成纤维细胞,可降低肾小球滤过率,使血、尿肌酐增加,引起肾功能衰竭。马兜铃酸可导致人体患有急性马兜铃酸肾病、肾小管功能障碍型马兜铃酸肾病、慢性马兜铃酸肾病、癌症等。在我国含有马兜铃酸的植物约 40 种,主要包括马兜铃(果)、青木香(马兜铃根)、天仙藤(马兜铃茎)、广防己(木防己)、汉中防己(异叶马兜铃)、寻骨风(锦毛马兜铃)、朱砂莲、关木通(木通马兜铃)等。

3. 含苷类中药的毒性

(1)含强心苷类:强心苷是一类对心肌有显著兴奋作用的苷类,在医药上多作为强心药,主要作用于心脏及神经系统,能使心肌收缩加强,心率减慢。小剂量有强心作用,较大剂量或长时间应用可致心脏中毒以致停搏。夹竹桃、罗布麻、万年青、杠柳等中草药均含强心苷,中毒后主要表现在胃肠道方面,严重时可出现传导阻滞、心动过缓等症状,最后因心室颤动、循环衰竭而致死。

(2)含皂苷类:皂苷的毒性主要是对局部有强烈刺激作用,并能抑制呼吸,损害心脏,尚有溶血作用。如商陆对交感神经有刺激作用,促进胃肠道蠕动并刺激肠黏膜,引起腹痛腹泻,大剂量可引起中枢神经系统麻痹及运动障碍;土牛膝有皂苷及昆虫变态激素脱皮甾酮等,具有肾毒性,中毒者发生肾功能衰竭;木通所含的木通皂苷水解后形成常春藤皂苷元等,能损害肾小管,导致其上皮细胞坏死,严重者可导致肾功能衰竭。

(3)含氰苷类:此类药物主要是氰苷在体内被酶水解产生氰氢酸,这是一种强烈的细胞毒。人的致死量约 0.05 g。这类植物多见于蔷薇科和豆科中,杏、桃、枇杷等的种仁均含氰苷、苦杏仁苷等有毒成分,苦杏仁苷在水中溶解度较大、不稳定,易被同存于种仁中的苦杏仁酶水解,苷元水解后可产生有毒的氢氰酸,引起组织缺氧,并损害中枢神经系统,中毒后主要表现为中枢神经系统症状。

(4)含黄酮苷类:含黄酮苷的中药有芫花、广豆根等,其毒性作用多为刺激胃肠道和对肝脏的损害,可引起恶心呕吐、黄疸等症状。

4.含毒蛋白类中药的毒性 毒蛋白主要存在于植物的种子中,其毒理作用是对胃肠黏膜有强烈的刺激和腐化作用,能引起广泛性内脏出血。巴豆、苍耳子、蓖麻子等植物的种子中,均含有毒蛋白,中毒反应为剧烈呕血、血尿,甚至惊厥、死亡。巴豆油中的毒性球蛋白能溶解红细胞使局部细胞坏死,内服可使消化道腐蚀出血,并损坏肾脏导致尿血,外用过量可引起急性皮炎。苍耳子中的毒蛋白等有毒成分能损害肾脏、心脏、肝脏等内脏实质细胞,并可引起神经消化系统功能障碍,使毛细血管通透性增加。蓖麻子中的蓖麻毒蛋白,是一种细胞原浆毒,2 mg 即可使人中毒死亡,易使肝脏、肾脏等的实质细胞发生损害而致混浊肿胀、出血及坏死等,并有凝集和溶解红细胞及麻痹呼吸中枢、血管运动中枢的作用。

5.含萜类及内酯类中药的毒性 其毒理作用主要表现为对局部有强烈的刺激性,并对中枢神经系统有抑制作用。含萜类与内酯类中药包括马桑、艾、苦楝、莽草子、樟树油、红茴香等。如苦楝全株有毒,而以果实毒性最烈,作用于消化道和肝脏,可引起心血管障碍,甚至发生休克及周围神经炎。马桑所含马桑内酯等有毒物质极易溶解于乙醇,故饮酒可加重中毒程度,临床可见头昏头痛、胸闷、剧烈吐泻、全身麻木、人事不省等。莽草子中毒,其毒素作用于延髓,除引起恶心呕吐、上腹不适或疼痛等胃肠道症状及眩晕、头痛等一般中度症状外,还可引起抽搐、角弓反张、牙关紧闭、口吐涎沫、瞳孔散大,严重者可于惊厥状态下死亡。

6.含重金属中药的毒性 中药中含金属元素的药物主要是矿物类药物,主要来源于两个方面,一方面是在药材种植过程中,由于环境污染等因素而导致的重金属残留;另一方面是指含重金属的矿物类中药,包括含砷类中药、含汞类中药、含铅类中药等。其中对人体毒性较大的主要有含砷、汞、铅类中药。

(1)含砷类中药:主要有砒石、毒砂、雄黄等。砷为细胞原浆毒,作用于机体酶系统,抑制酶蛋白的巯基使其失去活性,并能使全身的毛细血管扩张,大量的血浆漏出,以致血压下降,中枢神经细胞和心肾受到严重损害,阻碍细胞氧化和呼吸,神经系统发生各种病变。如砒石(红砒、白砒)成分为三氧化二砷,雄黄含硫化砷。砷可由呼吸道、消化道进入体内,急性中毒者有口腔、胃肠道黏膜水肿,出血,坏死等。砷化物主要经肾脏排泄,无机砷在排出前于体内甲基化,可加重肾脏损害。成人中毒量为 10 mg,致死量为 0.1~0.2 g。

(2)含汞类中药:主要有朱砂、轻粉、升汞等。汞为一种原浆毒,汞化合物对人体有强烈的刺激性和腐蚀性作用,并能抑制多种酶的活性,引起中枢神经和自主神经功能紊乱,如水银、轻粉、朱砂等中毒后可出现精神失常,胃肠道刺激症状和消化道出血,严重时可发生急性肾功能衰竭而致死。含汞剂中药对肾脏的损害最为突出,汞剂经呼吸道吸入,消化道吸收,外用通过皮肤、黏膜等途径侵入人体。汞盐被吸收入血后,以肾脏蓄积最多,肝脏次之。最小致死量为 70 mg。

(3)含铅类中药:主要有铅丹、铅粉、铅霜、黑锡丹等。铅是多亲和性毒物,作用于全身各个系统,主要损害神经、造血、消化和心血管系统。含铅类中药引起的中毒有急性铅中毒和慢性铅中毒两种,前者多见于短时间过量服药,以消化道症状为主,后者为长期持续服药所致。其代谢产物主要沉积于骨组织内,由肾与肠道排出,对肾血管有损害作用,因而引起少尿或无尿、血尿、管型尿、肝肾功能损害。密陀僧、铅丹、铅粉等含铅类中药,主要损害神经、造血、消化和心血管系统。

→ 目标检测

在线答题

目标检测
答案解析

一、名词解释

1. 四性

2. 五味

3. 升降浮沉

4. 归经

二、简答题

1. 寒凉药的药理作用有哪些？

2. 温热药的药理作用有哪些？

3. 辛味药的药理作用有哪些？

4. 苦味药的药理作用有哪些？

（冯彬彬）

Note

第三章　影响中药药理作用的因素

影响中药 药理作用 的因素

影响中药药理作用的因素有诸多方面。主要有三大因素：药物因素、机体因素、环境因素。药物因素包括药物的品种、产地、采收季节、炮制、储藏、剂型和制剂工艺、剂量、配伍与禁忌等；机体因素包括生理状况、病理状况、心理状况等；环境因素包括气候、地理条件、饮食起居、外家庭条件等。这些因素都会对中药药理作用产生明显影响。

第一节　药　物　因　素

药物因素是影响中药药理作用的首要因素，中药的品种、产地、采收季节、炮制、储藏、剂型和制剂工艺、剂量、配伍与禁忌、生产工艺及给药途径等，均对中药药理作用的发挥有着显著的影响。

1. 品种　中药品种繁多，至今已达 12000 余种，常用药 500 余种，以植物药为主。我国幅员广阔，中药品种混乱现象严重，其中有许多药同名异物，也有很多药同物异名。如《中华人民共和国药典》(2020年版)一部收载的石斛基源植物有 4 个，即兰科植物金钗石斛、霍山石斛、鼓槌石斛、流苏石斛；石决明基源动物有 6 个，即鲍科动物杂色鲍、皱纹盘鲍、羊鲍、澳洲鲍、耳鲍、白鲍；黄精基源植物有 3 个，即百合科植物滇黄精、黄精、多花黄精；麻黄基源植物 3 个，即麻黄科植物草麻黄、中麻黄和木贼麻黄。不同品种的药材，其基源不同，性状和成分也有差异，必然影响药理作用和临床疗效。

2. 产地　产地不同对药物质量的影响也很大。中药大多来源于天然的植物和动物，各自生长分布的区域性很强。不同地区的土壤、气候、日照、雨量等自然环境条件有差异，对动植物的生长发育有着不同程度的影响，特别是土壤对植物药内在成分的影响更大。同一味中药产地不同，质量就有差异。如金银花以所含绿原酸为指标，河南、山东一带道地产品的含量为 4%～7.59%，而其他非道地产品的含量大多在 3% 以下。又如长白山的野山参，东北各省及朝鲜、日本的圆参，不但含人参总皂苷的总量不同，而且皂苷种类及含量也不一样。许多名贵药材，都有特定的产地，故历史上早已形成了"道地药材"的概念,即某一地区所产的某种药材,质量高,疗效好。如四川的贝母、附子、黄连,内蒙古的甘草,云南的三七、茯苓、木香,山西的黄芪、党参,浙江的"浙八味"——白术、白芍、浙贝母、杭白菊、延胡索(元胡)、玄参、麦冬、温郁金,东北的人参、五味子、刺五加等,河南的地黄、牛膝、山药等,山东的阿胶、沙参、金银花等,广东的陈皮、化橘红等,都是历史悠久、享有盛名的道地药材。

3. 采收季节 药材品质的优劣,与采收季节密切相关。植物的根、茎、叶、花、果实、种子或全株的生长和成熟期各不相同,故中药材的采收季节也就随入药部位的不同而异。药农的民谚:当季是药,过季是草;三月茵陈四月蒿,五月六月当柴烧;九月中旬采麻黄,十月山区五味找;知母黄芪全年采,唯独春秋质量高。这进一步说明按季采收药材的重要性。如花类药材多在含苞欲放或开放时采收,金银花、辛夷、丁香、槐米等皆在花蕾时采收;杭白菊以花开放程度70%时采收最佳。果实、种子药材一般以果实充分成熟或完全成熟时采收,如诃子以 12 月采收为宜,此时没食子酸含量最高为 27.8%,鞣质含量最高为 56.47%;但较特殊的如覆盆子、青皮、枳实等药材,采收未成熟果或幼果。叶类药材多在植物生长旺盛期采收,如大青叶、艾叶和荷叶等以开花前或果实成熟前为宜;薄荷以开花盛期为宜。根、根茎类药材应以秋冬或初春季节采收为宜,此时植物地上部分枯萎后,植物处于休眠状态,营养物质消耗少,有效成分积累较高,如江苏引种黄连,在秋季小檗碱含量达 9.86%,比春季高一倍;石菖蒲挥发油含量在冬季高于夏季。全草类药材多在植株生长充分、茎叶茂盛时采收,如青蒿在花前盛叶期采收,此时青蒿素含量最高;垂盆草的垂盆草苷含量从 4—10 月逐渐升高,宜 10 月采收。皮类、茎木藤类药材,如厚朴的厚朴酚含量随树龄的增大而迅速增加,12 年后基本稳定,厚朴树种植 12 年以上方可开始采收。动物类药材,传统上一般根据生长习性和活动规律来捕捉,如鹿茸在清明后 45~60 日锯取,成茸比例高,角质化少;哈士蟆于秋末的"冬眠期"捕捉;蜈蚣秋季采收,蛋白质、游离氨基酸及组胺含量均高于春季,镇痛作用也更强。因此,采收季节会直接影响药材的药效。

4. 炮制 中药饮片一般需要炮制后使用,是中医长期临床用药经验的总结。炮制前后,中药的化学成分会发生改变,药理作用及临床疗效也随之而有差异。中药在炮制过程中,经加热、水浸及用酒、醋、药汁等辅料处理后,中药某些成分的理化性质产生不同程度的变化,有的成分被溶解出来,有的成分被分解或转化成新的成分,有的成分在提取物中的量有所增减,对中药药理作用与疗效产生不同程度的影响。

(1)消除或降低药物毒性或副作用:对于有毒性或副作用的中药,为保证临床用药安全有效,可经过炮制而降低其毒性或副作用。如乌头中含有多种生物碱,以双酯型的乌头碱、中乌头碱和次乌头碱毒性较强,经炮制后,乌头碱水解生成苯甲酰乌头碱或进一步水解为氨基醇类乌头原碱,其毒性大大降低;斑蝥有大毒,常用于恶性肿瘤,其主要有毒成分为斑蝥素,加热炮制可使斑蝥素部分升华而含量降低,使其毒性或副作用减弱;又如水飞雄黄可除去很大一部分有剧毒的三氧化二砷;砂炒马钱子可使其所含的士的宁和马钱子碱减少,被转化的异士的宁和异马钱子碱毒性降低,且保留或强化了某些生物活性。

(2)增强疗效:延胡索镇痛的主要成分是生物碱,水煎溶出量很少,经醋炮制后生物碱与醋酸结合成溶于水的醋酸盐,水煎液中,生物碱的溶出量增加近一倍,因此醋制能提高延胡索的镇痛作用;苦杏仁镇咳、平喘的有效成分是苦杏仁苷,而与苦杏仁苷共存的还有苦杏仁酶,当温度、湿度适宜时,苦杏仁酶可促进苦杏仁苷分解,有效成分减少,镇咳平喘作用也随之降低。苦杏仁经炮制后,抑制了苦杏仁酶的活性,苦杏仁苷分解减少,所以,相同的苦杏仁,炮制品的煎出率比生品煎出率提高 1.73 倍。

(3)加强或突出某一些作用:炮制能使中药产生的化学成分转变,甚至产生新的化学物质,因而药理作用和临床疗效也随之改变。如大黄主要含具有泻下作用的结合型蒽苷,经炮制后,结合型蒽苷减少,而有抗菌作用的游离型蒽苷含量增加,故生大黄泻下作用强,制大黄则抗菌作用增强,泻下作用减弱;何首乌为补血药,生品中结合型的蒽醌衍生物具缓下作用,经炮制后的制首乌结合型蒽醌衍生物水解,含量减少,而游离型蒽醌衍生物和糖的含量明显增加,故补益作用增强而泻下作用降低;三七有"生破熟补"之说,生三七偏于破血,蒸三七偏于补血,药理研究显示生三七改善血瘀证模型大鼠的血液流变学、微循环和凝血功能的作用优于蒸三七,而蒸三七改善血虚证模型大鼠的微循环作用优于生三七;炉甘石生品主要成分为碳酸锌,而氧化锌含量很少,经煅制发生分解反应,生成氧化锌,后者有消炎收敛作用,可外用以收湿敛疮。

5. 储藏　储藏条件对中药质量的优劣,也有着直接的影响。储藏不当会造成中药材霉烂、虫蛀、走油等现象,从而影响中药药理作用及临床疗效的发挥。中药储藏保管通常应以干燥、低温、避光为好。如在日照、高温(40~60 ℃)、高湿(相对湿度在74%以上)的条件下储存6个月的刺五加,其所含有的丁香苷几乎完全损失;含挥发油的药材随时间延长,易氧化、分解或自然挥发(如樟脑、冰片、麝香)而使药效降低;供提取小檗碱的原料药三颗针,在见光和避光的条件下存放3年后,其小檗碱的含量分别降低54.1%和39.83%;苦杏仁中止咳平喘的有效成分苦杏仁苷具不稳定性,在储藏过程中因受温度、湿度等因素的影响,易被苦杏仁酶等分解,苦杏仁苷的含量可降低10%以上。可见,中药的保管和储藏,是影响中药质量、药理作用和临床疗效的重要因素之一。

6. 剂型和制剂工艺　《神农本草经》提到,药性有宜丸者,宜散者,宜水煮者,宜酒渍者,宜膏煎者,亦有一物兼宜者,亦有不可入汤酒者,并随药性,不得违越。说明古人早已注意到剂型对药效的影响。同一种中药制成不同的剂型,其药理作用也可产生明显差异,现代研究发现,枳实或者青皮煎剂口服,未见升压的记载,但制成注射剂静脉注射,却可出现强大的升压作用。这是因为剂型不同,药物在体内的吸收程度不同,影响了药物在体内的血药浓度,从而改变药物的药理作用。同一剂型的中成药,若提取或制剂工艺改变,也会直接影响其作用和疗效,如临床使用的祖师麻注射液是由瑞香科植物黄瑞香的根皮和茎皮经水提醇沉法制成的注射剂,而黄瑞香注射液是由瑞香科植物黄瑞香的根皮和茎皮经蒸馏法制成的注射剂。两者所用原料药材相同,实为同一药材经不同工艺制得的灭菌水溶液,且两者均有祛风除湿、活血止痛的功效,用于风湿性关节炎、类风湿性关节炎等中医所称痹证者。但通过观察临床120例患者发现,祖师麻注射液有效率高于黄瑞香注射液。一般而言,口服液体剂型如汤剂、口服液吸收快;口服固体剂型如冲剂、散剂、片剂、胶囊剂等,其崩解速度直接影响有效成分的吸收和药效。如蜜丸"牛黄解毒丸"释放速度比糖衣片"牛黄解毒片"的释放速度慢2~3倍。说明体积过大的丸剂不利于吸收。又如,人口服葛根黄豆苷元固体分散物胶囊和市售胶囊后在不同时间取血测定血药浓度,最高血药浓度前者为后者的12倍,生物利用度前者约为后者的5倍。可见同样为胶囊剂,内含药物的分散度不一样会影响药物的生物利用度,进而影响药物的疗效。因此,中药的剂型改革、制剂工艺的优化,对中药疗效的发挥具有非常重要的意义。

7. 剂量　中药剂量一般指单味中药干燥饮片成人内服一日的用量。在制剂处方当中,药量代表处方药物之间的剂量比例。中医治病有"中药不传之秘在于量"之说,说明中药剂量是发挥药效的关键因素。中药药理作用与中药剂量呈一定的量效关系,出现无效—有效—效果增强的规律,呈现出正相关关系。大多数药物,尤其是无毒药、补益药,在常规用量范围内,符合这一规律。如附子的强心作用在一定剂量范围内,随剂量增加而加强。但也有研究报告一些中药的效果随剂量的增加而降低,出现有效—效果减弱—无效的规律,呈现出负相关关系。某些有毒药或无毒药超出常规用药范围,可能出现这种现象。如人参小剂量对多数动物心脏呈现兴奋作用,大剂量则呈现抑制作用;人参皂苷小剂量可兴奋中枢,而大剂量则抑制。

8. 配伍与禁忌　中药的配伍是指有目的地按病情需要和药性特点,有选择地将两味及两味以上药物配合应用,以增强药物的疗效,调节药物的偏性,降低毒性或副作用。所以,配伍得当,就能增强疗效,降低毒性;配伍不当,则降低疗效,甚至产生不良反应。

中药配伍的基本内容是"七情",即单行、相须、相使、相畏、相杀、相恶、相反。李时珍解释说:独行(单行)者不用相辅也,相须者同类不可离也,相使者我之佐使也,相畏者受彼之制也,相杀者制彼之毒也,相恶者夺我之能也,相反者两不相合也。具体解释如下:①相须,即两种功用相似的药物配合应用,可相互增加疗效。如清热泻火的石膏、知母均能退热,石膏退热快,但作用弱而短暂,而知母退热缓,但作用强而持久,两者合用,退热快且作用强而持久。黄连与连翘同用对金黄色葡萄球菌的抑菌力比单用黄连强6倍以上。②相使,即两种功用不同的药物相伍,能互相促进提高疗效。如补气的黄芪与祛湿的茯苓合用,能增强补气利水的功能。③相畏,是一种药物制约另一种药物的性能或抑制另一种药物的毒性或烈性。如截疟七宝散中,常山有抗疟作用,但有较严重的恶心、呕吐等消化道反应,散剂中配伍槟榔，不影响常山的抗疟作用，却可使呕吐反应减少，说明截疟七宝散中，常山通过槟榔的相畏，抑制了呕吐反应。④相杀，即一种药物能够减轻或消除另一种药物的毒性。如绿豆能杀巴豆毒。⑤相恶，就是一种药物的功效能被另一种药物削弱或破坏，或两者的功效均降低或丧失，如黄芩能降低生姜的温性。知母、人参都有降血糖作用，但两药合用却可使降血糖作用减弱甚至消失。⑥相反，即两种药物合用后，可产生毒性反应或副作用。如甘草反芫花，实验证明，甘草与芫花合用 LD_{50} 减小，毒性增大。因此，相须、相使配伍，在药效上发挥了增效协同作用，相畏、相杀配伍能减低或消除毒性，以上均为用药之所求；相恶配伍在药效上产生拮抗作用，相反配伍则出现较多的不良反应或增强毒性，这两种配伍为用药之所忌。

　　七情只是概括了药物之间最基本的配伍模式。组方配伍还要遵循"君、臣、佐、使"的配伍理论，才能使药物发挥最佳疗效。按中医药理论，君药为治疗主病和主证的药物；臣药为辅助君药治疗主病或主证的药物；佐药为治疗兼证或制约君药偏性的药物；使药为引经或起调和作用的药物。这样的组方原则经近代研究在很大程度上证明有其合理性。如"活络丹"为治疗风寒湿痹的名方。方中君药制川乌、制草乌均为辛热有毒之品，功能为祛风除湿、温经止痛；制天南星燥湿化痰、祛风止痉、消肿止痛，为臣药，辅助君药发挥作用；乳香、没药行气活血、通络止痛，辅佐君臣发挥作用；地龙、陈酒通经活络，助药势且引药入经，为使药。诸药配合发挥除寒湿痰浊，活血化瘀，调和营卫，疏通经络，消肿止痛的功效。方中多味药物虽有毒性，但组方使用却安然无恙。又如桂枝汤能解热、发汗、抗炎、镇痛、抑制流感病毒增殖、增强免疫功能。实验证明，全方的作用明显优于方中诸药的各种组合，其中减去任何一味药都会影响疗效，说明方中各药合理配伍取得了最大的药理效果，方剂配伍中的相互作用产生了综合效应。

　　为了用药安全，避免毒副作用的发生，必须注意用药禁忌。七情中的相反、相恶是复方配伍中应当遵循的原则。古代医家总结的十八反、十九畏应予以重视，但对十八反、十九畏的现代药理研究却常见相互矛盾的报道。目前较为一致的看法如下：①十八反、十九畏不是绝对禁忌。在古籍配方中反、畏药物同用的例子屡见不鲜，如治疗瘿瘤的海藻玉壶汤中海藻与甘草同用，女金丸中含肉桂与赤石脂，甘遂半夏汤中甘遂与甘草伍用。②十八反、十九畏的理论在特定条件下是正确的，在剂量不同、病理状态等条件下，可产生不同程度的毒性增强或不利于治疗的作用。如制川乌和半夏配伍，对正常动物的毒性无明显增强作用，但可使脾虚小鼠心律失常加重。白蔹和乌头伍用，白蔹的抑菌作用成倍减弱。③十八反、十九畏的研究尚不够全面，尚未对十八反、十九畏所属的全部药对进行配伍关系的系统研究，不能根据个别的反、畏配伍的实验结果就对十八反、十九畏的理论做出全面的肯定或否定，应通过系统研究，做出科学判断。一方面不至于因十八反、十九畏禁忌范围过广而影响临床用药；另一方面，又不致疏于防范而影响用药安全。

　　用药安全还必须注意妊娠禁忌。某些药物具有影响胎儿正常发育或致堕胎作用，应作为妊娠用药禁忌。根据药物对孕妇和胎儿危害程度不同，可分为禁用和慎用两类。禁用药大多是毒性较大或药性峻烈的药物，例如水蛭、虻虫、三棱、莪术、巴豆、大戟、芫花、麝香、斑蝥等。慎用药大多是破气、行滞、通经、活血以及辛热、滑利、沉降的药物，如桃仁、大黄、附子、肉桂、牛膝、川芎、牡丹皮等。

　　有些药物是否为妊娠禁忌是自古就存在的一个有争议的问题，例如半夏是妊娠禁忌中药，但中医传统又将它作为止吐中药应用。近代实验报道，半夏对妊娠过程是有一定影响的。如半夏汤灌胃给药可使妊娠大鼠阴道出血率、胚胎死亡率显著增高。注射给药对小鼠胚胎有致畸作用。说明半夏动胎之说有其道理。又如芫花中的芫花萜、芫花素可引起多种妊娠动物发生流产，可能是因该药可引起子宫内膜炎症，使溶酶体破坏，促进前列腺素合成释放增加，使子宫平滑肌收缩所致。莪术中的萜类和倍半萜类化合物，牡丹皮的有效成分牡丹酚对鼠均有抗早孕作用。水蛭、冰片、麝香酮等对小鼠有一定终止妊娠的作用。妊娠禁忌中药的研究，对孕妇安全用药，提高人口素质有重要意义，也可以从中寻找优生节育中药新药。

Note

知识链接

十八反歌诀：本草明言十八反，半蒌贝蔹芨攻乌。藻戟遂芫俱战草，诸参辛芍叛藜芦。

十九畏歌诀：硫黄畏朴硝，水银畏砒霜，狼毒畏密陀僧，巴豆畏牵牛，丁香畏郁金，川乌、草乌畏犀角，牙硝畏三棱，官桂畏赤石脂，人参畏五灵脂。

六陈歌：枳壳陈皮半夏齐，麻黄狼毒及茱萸，六般之药宜陈久，入药方知奏效奇。

第二节　机体因素

机体的生理状况、病理状况和心理状况等差异，也是影响中药药理作用的重要因素。如患者的年龄、性别、个体差异、遗传因素、病理状况和精神因素等，了解和掌握相关知识，对于中药的合理使用、保证疗效和减少不良反应非常重要。

1. 生理状况　生理状况包括体质、年龄、性别、情志、遗传等，对药物药理作用的发挥均有影响。体质虚弱、营养不良者对药物的耐受性较差，用攻、泻、祛邪药物时宜适当减量。

年龄不同，对药物的反应也不同。婴幼儿处于发育阶段，各器官系统尚未发育完善，而老年人的肝肾等器官系统功能逐渐减退，都会影响药物有效成分的吸收、代谢和排泄，对药物的耐受性较差，用药量应相对减少。另外老年人体质多虚弱，祛邪攻泻之品不宜多用，而幼儿稚阳之体，不可峻补，滋补药不宜多用。

性别不同，对药物的反应也有差异。女性在月经、妊娠、分娩、哺乳等时期，对不同药物的敏感性不同。如月经期应不用或少用峻泻药及活血化瘀药等，以免导致月经过多或出血不止。红花、大戟、麝香、地龙等能兴奋子宫，半夏有致畸作用，妊娠期均应避免服用，以免导致流产或对胎儿发育造成不良影响。另外，个体差异、高敏性、种族、耐受性等因素的影响，在中药应用中也同样存在。

2. 病理状况　机体所处的病理状况不同，对药物的作用也有影响。如肝病患者的肝脏功能低下，药物容易蓄积，甚或中毒；肾功能低下的患者排泄功能减弱，药物或其代谢产物不易排出体外，也可致蓄积或中毒。此外，机体的功能状态不同，药物的作用可能也不同。如黄芩、穿心莲等，只对发热患者有解热作用，对正常体温并无降低作用。玉屏风散既能使机体低下的免疫功能增强，又能使过亢的免疫功能趋向正常。当归既能使痉挛状态的子宫平滑肌舒张，也能使舒张状态的子宫平滑肌的收缩力增强，呈现双向调节作用。人参大补元气，补脾益肺，生津安神，适用于气虚证；实证、热证而正气不虚者，用之不但无益，反而有害。

3. 心理状况　情志、精神状态等也会影响药物作用的发挥。患者的精神状况与药物的疗效密切相关。乐观者可以增强对疾病的抵抗能力，有利于疾病的治愈和恢复，应鼓励患者树立战胜疾病的信心，使患者在精神上得到安慰。相反，忧郁、悲观、烦躁、不愿配合治疗，将会影响药物疗效。有报道显示，使用不含活性药物的安慰剂对许多慢性病，如神经官能症、高血压、心绞痛等有效率可达$30\% \sim 50\%$。这是因为生气、悲伤、郁闷等不良情绪会影响人体的内分泌、免疫系统功能，减弱人体抗病能力，从而影响药效发挥。生气以及过度的紧张、焦虑、抑郁等不良情绪，有可能导致胃肠道功能紊乱。抑郁者的胃排空时间延迟，而焦虑、过度兴奋时胃肠道蠕动加快，排空时间缩短。一般来说药物吸收的部位在小肠，服药之后，胃排空时间的长短使药物或快或慢到达小肠，就会影响药物的吸收和血浆浓度，因此疗效不佳。这充分说明，精神作用对疾病的治疗至关重要。在使用有效药物的同时应充分激发、利用患者的良好情绪，提高药物疗效。在新药临床评价时，为了排除安慰剂的作用，均要求使用安慰剂对照和双盲法实验。

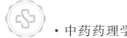

　　另外,肠道内微生态环境对中草药体内代谢有很大影响。肠内正常菌群对药物的代谢能力十分强大。中药是一种多成分药物,多以口服形式给药,肠内菌群对其代谢所起的作用就更为重要。不同类型的细菌能够产生不同的酶,并能催化不同类型的药物代谢反应。肠内菌群对药物的作用主要起分解反应,使药物分子量相对减小,极性减弱,脂溶性增强,往往伴有药效的加强或毒性成分的产生。如在肠内菌群的作用下,黄芩中的黄芩苷转化成黄芩素,抗过敏作用增强;山栀子中的栀子苷转化为京尼平,促进胆汁分泌的作用加强;番泻苷 A 和 B 是大黄和番泻叶的主要成分,它们本身并没有泻下活性,口服后在肠内经菌群代谢生成有泻下活性的大黄酸蒽酮。肠内菌群对药物的代谢作用受许多因素的影响。如种族差异、饮食及抗菌药物的使用、代谢适应与酶抑制等,起作用不仅在于菌群本身,而且与它们所寄居的宿主肠道内的特定环境有关。

第三节　环 境 因 素

　　环境因素包括地理条件、气候寒暖、饮食起居、家庭条件等,对机体的情志、健康及药物的治疗作用都有影响。环境有时辰节律,机体的生理活动也随昼夜交替,四时变更而呈现周期性变化。药物的效应和毒副作用也常随之变化而有所差异。如 3H-天麻素于不同时辰给大鼠用药,发现体内过程呈现昼夜变化。戌时(20:00)给药,吸收快,见效快,作用明显;辰时(8:00)给药,血药达峰最迟,药效差;丑时(2:00)给药,血药浓度-时间曲线下面积最小,反映生物利用度低。雷公藤的乙酸乙酯提取物的急性毒性实验以中午 12:00 的动物死亡率最高,20:00 至次晨 8:00 给药动物死亡率最低。另外,参附注射液小鼠静脉注射的 LD_{50},子时给药为 9.862 g/kg,午时给药为 8.308 g/kg。上述例子均说明了时辰因素对药理作用的重要影响。药物效应与时间的关联是和药物在体内的代谢变化分不开的,而药物在体内的代谢又主要与肝微粒体单加氧酶系统有关。长期饮酒或吸烟也可诱导肝药酶,加速中药代谢。但急性酒精中毒又可改变肝血流或抑制药酶活性而抑制中药代谢。不少研究结果表明,这些酶的活性具有昼夜节律性变化。因此研究药物的择时使用具有积极意义。

　　噪声、通气条件、运动或休息等也可影响中药药理作用。如在肺部炎症时运动过多,可使炎症向周围组织扩散,病情恶化,使药物不能发挥正常的治疗效果。当长期处于 CO 浓度过高的环境中,如坑道、坦克等空间狭小通风不良的环境,会吸入过多 CO,使体液 pH 值下降。大多数药物为弱酸性或弱碱性电解质,在体液内均有不同程度的解离,体液的 pH 值直接影响着药物的解离程度。体液 pH 值改变将会影响药物的吸收、分布与代谢,从而影响药物疗效。

　目标检测

一、名词解释
1. 药物因素
2. 配伍
二、简答题
1. 影响中药药理作用的因素有哪些?
2. 中药配伍的基本内容。

(冯彬彬)

第四章 中药药理作用的特点及研究思路

学习目标

知识目标

掌握 中药药理作用的特点。

熟悉 中药药理作用的研究思路。

了解 药量对中药药效的影响。

技能目标

能了解中药药理研究基本思路及方法的要求。

课程思政目标

提高学生客观分析问题的能力,培养学生实事求是的严谨工作态度。

中药药理作用的特点及研究思路

第一节 中药药理作用的特点

中药药理学是中药现代化发展的基础学科,是中药学在我国发展的一个重要分支学科。中药具有非常广泛的药理作用,如人参具有增强免疫功能、改善学习记忆、抗心脑缺血缺氧、抗心律失常等作用;甘草具有抗溃疡、解痉、保肝、抗菌、抗病毒、抗炎、抗变态反应(过敏反应)等作用;大黄具有泻下、利胆、保肝、抗菌、止血、降血脂、改善微循环和血液流变学等作用。中药产生的药理作用是通过使机体原有功能的增强或减弱来提高机体抗病能力,起到防病治病作用的。但由于中医药理论与现代医药学是两种不同理论体系,因此中药与西药在内涵与特点上是有区别的。中药既有与西药相同的某些基本作用规律,又有其自身的一些作用特点。

一、中药药理作用与中药功效

研究和认识与中药功效相关的药理作用,是中药药理学的基本任务。大量研究结果表明,中药药理作用与中药功效往往一致。如解表药"发散表邪、解除表证"的功效与该类药抗病原微生物、抗炎、解热、镇痛以及提高机体免疫功能等作用有关;祛风湿药"祛除风湿、解除痹痛"的功效与抗炎、镇痛以及抑制免疫功能作用有关;温里药"温肾回阳"的功效与强心、升压和扩血管作用有关,而"温中散寒"的功效与镇痛、抗炎、调节胃肠功能、增强交感-肾上腺系统等功能有关。但中药药理作用与中药功效之间还存在差异性。一方面,中药药理研究结果未能证实与某些中药功效相关的药理作用。如传统理论认为大多数辛温解表药具有较强的发汗作用,但除麻黄、桂枝、生姜等被证实具有促进汗腺分泌或扩张血管促进发汗的作用之外,其他解表药则未(或尚未)被证实有促进汗腺分泌的作用。苦参具有利尿功效,但未见与之有关的药理作用报道。另一方面,通过现代研究发现了某些与传统中药功效无明显关系的药理作

Note

用。如葛根扩血管、改善心肌血氧供应以及改善脑循环等心血管作用，古籍中未有明确的相关记载；五味子的肝脏保护作用、地龙的溶栓作用、枳实的升压作用也未见中医文献记载，其原因是现代中药药理学的研究结果有的来源于成分，有的改变了给药途径，所取得的结果对临床用药有积极的指导意义。

二、中药药理作用的综合性

中药药理作用的综合性，是指中药的临床效果往往是由多种药效成分，通过多条作用途径、多个作用环节，作用于多个药物靶点所产生的综合效应。中药药理作用的综合性是由中药化学成分的复杂性所决定的。除了某些较为纯净的天然矿物如石膏、寒水石、朱砂和经过炮制加工的提纯物如芒硝、青黛之外，每一个单味中药，尤其是植物和动物类中药，即是一个小复方。如清金散单用一味清热泻火归肺经的黄芩治疗肺热咳血或喘息，从现代药理学角度可知，其疗效基于以下多种成分的多种药理作用：①黄芩苷对多种常见致病性细菌、真菌、病毒和细菌内毒素有抑制作用，能消除大肠杆菌耐药质粒；②黄芩苷、黄芩素、汉黄芩素、汉黄芩苷、黄芩新素Ⅱ能抑制炎症介质的生成和释放，减轻毛细血管扩张、血管壁通透性增强、白细胞趋化等炎症反应；③黄芩苷能通过稳定肥大细胞膜减少炎症介质释放，影响花生四烯酸代谢等途径，以达到抗过敏反应、缓解气管痉挛的作用；④黄芩素、汉黄芩素、黄芩新素Ⅱ、千层纸素能抑制血小板聚集，抑制纤维蛋白原转化为纤维蛋白，具有抗凝血作用；⑤黄芩苷、黄芩总黄酮对于实验性发热动物有显著的解热作用。

复方由于药物本身成分的复杂性，制剂过程中还可能出现新的物质，作用途径更为复杂多样。例如，功能为益气回阳固脱的参附汤，由人参、附子两味药组成，用于阳气虚脱的"厥脱证"，症见手脚厥冷、冷汗淋漓、口鼻气微、脉微欲绝。"厥脱证"见于现代医学的休克。研究表明，参附注射液对于急性心肌梗死，感染性、创伤性、中毒性休克，以及低血压、慢性心力衰竭等均有较好疗效。其疗效基于：①人参皂苷和附子所含消旋去甲乌药碱有显著的强心和正性肌力作用；②人参皂苷和消旋去甲乌药碱能显著扩张冠状动脉，并提高心肌耐缺氧能力；③人参皂苷、氯化甲基多巴胺和去甲猪毛菜碱对低血压有明显升压作用；④消旋去甲乌药碱有抗心律失常的作用；⑤人参皂苷有抗凝血的作用等。

三、中药药理作用的双向性

中药药理作用的双向性亦称为中药的双向调节作用，是指同一种中药或同一个复方可能产生两种截然相反的作用，既可使机体从功能亢进状态向正常转化，也可使机体从功能低下状态向正常转化。如对中枢神经系统既有兴奋作用，又有抑制作用，对于血压既能升压，又能降压。例如，人参、刺五加、五味子对中枢神经系统的影响，既可加强其抑制过程，又可增强其兴奋过程，促进恢复动态平衡。大量的研究表明，调节或调控是中药药理作用的基本形式。许多中药具有多个方面、多个系统、多种形式的调节作用，这种调节作用有利于促进紊乱的功能状态恢复正常。中药的调节作用，尤其是中药的双向调节作用，是中药独特的临床疗效机制和优势。

从现有的研究报道中分析和总结发现，中药的双向调节作用与下列因素有关。

1. 药物成分的相互拮抗 同一味中药常常含有相互拮抗的化学物质，这是出现中药疗效相反、双向调节作用的物质基础。例如，中医认为，人参有安神、益智功能，用于治疗失眠、心神不安。研究发现，人参皂苷对中枢神经系统的作用是因为 Rg 类有兴奋作用，Rb 类有抑制作用，Rb_1、Rb_2、Rb_3 混合皂苷呈显著的安定效应。中医药理论认为，黄芪具有益气扶正的功能，是治疗正气不足、易感外邪的首选药物。"易感外邪"之意，既包括体虚多病、容易感冒，也包括容易过敏、发生变态反应性疾病等。现代研究表明，黄芪对免疫系统有明显影响，黄芪提取成分 F_3 可以提高淋巴因子、白细胞介素-2（IL-2）水平，激活杀伤细胞（LAK），还能逆转环磷酰胺（CTX）引起的免疫功能抑制现象，而 F_2 单体有很强的免疫抑制作用。黄芪具有良好的免疫调节作用，以黄芪为主的著名方剂玉屏风散，功能为益卫固表，治疗表虚易感外邪，现代应用既可治疗免疫低下的反复感冒，又可治疗免疫过亢的过敏反应。

某些药物中相互拮抗成分的溶解性不同，因而不同的加工炮制品种、剂型、给药方法都可能产生不同的药理作用和临床效果。例如，中医妇科常用于治疗月经不调、痛经、不孕的当归，功能为活血化瘀、调经止痛。有实验报道,当归挥发油、阿魏酸具有抑制子宫平滑肌收缩的作用;当归水溶性、醇溶性的非挥发性成分具有兴奋子宫平滑肌的作用。这提示在临床应用或中成药研究中,应充分考虑提取方法与所得成分及其药效之间的相互关系。

2. 剂量大小的差异 中药的剂量,尤其是其在体内的血药浓度,是形成双向调节的药量因素。一些中药在一定的范围内,呈现出小剂量兴奋、大剂量抑制的规律。例如,川芎具有活血化瘀、行气止痛功能,常用于痛经等。研究显示,川芎浸膏溶液对离体妊娠家兔子宫的作用,小剂量使子宫平滑肌兴奋,张力增加,收缩力加强;大剂量则抑制子宫平滑肌,甚至麻痹。给妊娠大鼠或家兔连续注射川芎浸膏可使子宫挛缩,胎儿死亡。此外,川芎挥发油对于中枢的影响,小剂量兴奋大脑活动,对延髓的血管运动中枢、呼吸中枢、脊髓反射功能均有一定的兴奋作用;大剂量则转为抑制大脑、脑干,继而抑制延髓中枢、脊髓反射功能,导致血压、体温下降,呼吸困难,运动麻痹,甚至休克。

关于"小剂量兴奋,大剂量抑制"的原因,目前认为小剂量补充了机体缺乏的物质或刺激了低下的器官组织功能,而大剂量可能触发了机体的反馈系统而导致抑制;某些中药随剂量的增加由兴奋到抑制的过程,可能是从显效到中毒的过程。

3. 机体的不同状态及反应 当生物体处于不同的功能状态时,对外来刺激的反应性不同,这是形成中药双向调节效果的机体因素,也是最重要的因素。多数中药及复方对于生物体生理状态影响较小或没有影响,对病理状态影响显著。不同的病理状态,对药物的反应性也不同(详见"中药药理作用的机体依赖性")。

四、中药药理作用的机体依赖性

由于人类对中药的认识和理论来源于服用以后机体的反应,因此,验证和观察中药的药理作用,离不开机体用药时的状况这一基础条件。大量的中药药理研究报道显示,中药的药理作用,除了动物与人体的差别之外,还有体内与体外的差别、生理状态与病理状态的差别,以及不同病理状态之间的差别。

1. 体内实验与体外实验的差别 传统中药理论是以人体为实验对象得来的,其效果依赖于生物活体的体内环境。自中药药理研究开始以来,人们就发现不少中药的作用在体内实验与体外实验中结果有很大差异。例如,清热解毒药体外实验结果显示,其直接抗菌作用远比抗生素弱,甚至清热解毒作用最强的中药复方黄连解毒汤的体外抗菌效果也不及最弱的抗生素的作用。但是对于某些感染性(特别是耐药性、慢性)疾病却临床疗效确切,能显著改善全身症状。这是因为清热解毒药除了抗菌作用之外,还有抗细菌毒素,抗病毒,抗炎,增强非特异性免疫功能,调节特异性免疫,以及解热、镇静等作用,这些作用对于抗感染可起到协同的效果。此外,复方制剂(如黄连解毒汤)作用于细菌生长繁殖的多个环节,具有序列阻断作用,使细菌不易产生耐药性。

2. 生理状态与病理状态的差别 多数中药及复方对于生理状态影响较小或没有明显影响,但对病理状态作用显著。例如,黄芩、穿心莲对正常体温并无降低作用,只对发热的患者有解热作用。桂枝汤对正常动物的免疫功能无明显影响,但可以改善流感病毒所致的小鼠肺炎免疫功能低下。茯苓对于健康动物及人无利尿作用,但对于水肿严重的肾炎患者及心脏病患者均有显著的利尿作用。

中医理论特别强调人的体质对于疾病的发生、发展以及对药物反应的影响,不同的体质对于相同的中药甚至相同的剂量将会有不同的反应。年龄、性别、精神状态都与药物的疗效密切相关。这些都是中药药理学中不可忽视的。

3. 不同病理状态之间的差别 当机体处于不同的病理状态时,对药物的反应性也不同。例如,桂枝汤功能为发汗解表、温经通阳、调和营卫,常用于风寒感冒、产后阳虚、四肢不温、腹中冷痛等。桂枝汤对于动物体温的影响,对高体温动物可以解热,对低体温动物可以升温。其机制之一是影响中枢性发热介质 cAMP 的含量。用 10 g/kg 的桂枝汤灌胃大鼠,能抑制脑室注射 cAMP 引起的发热反应。同样的给药方法,既可逆转酵母诱导发热的大鼠下丘脑中 cAMP 含量的升高,又可逆转安痛定诱导的体温低下大鼠下丘脑中 cAMP 含量的下降,使二者向正常水平恢复,同时伴有发热动物体温降低或低体温回升。淫羊藿为补阳药,为虚证患者常用之品。实验发现,淫羊藿多糖既可以显著促进正常小鼠脾脏功能和提高血清抗体水平,又可以促进 CTX 诱导的供体小鼠 T_s的产生,增强对受体小鼠抗体生成的抑制,使受体小鼠抗体生成明显低于对照组。

五、中药药理作用的多样性

中药的成分复杂性决定了其作用的多样性,如人参含有皂苷、多糖、挥发油、氨基酸、蛋白质、有机酸和微量元素等,功效为大补元气、复脉固脱、补脾益肺、生津、安神益智等,药理作用有提高机体的免疫力、改善学习记忆、强心、抗休克、促进骨髓造血和核酸及蛋白质合成,并有抗肿瘤、延缓衰老等作用;丹参具有抗脑缺血和心肌缺血、改善微循环和血液流变性、抗肝纤维化、降血脂和抗动脉粥样硬化(As)等药理作用;板蓝根具有抗菌、抗病毒、抗内毒素、增强免疫功能等药理作用;三七含有三七总皂苷(PNS)、三七素、黄酮、挥发油、氨基酸、糖类及各种微量元素等,具有止血和抗凝血、抗脑缺血和心肌缺血、增强免疫功能、抗肿瘤、抗衰老、抗肝纤维化等作用。其中三七皂苷抗肝纤维化主要是通过保护肝细胞、抑制肝星形细胞(hepatic stellate cell, HSC)活化,促进肝星形细胞凋亡,抑制细胞外基质(extracellular matrix, ECM)的合成及促使其降解,提高肝组织超氧化物歧化酶(SOD)、谷胱甘肽过氧化物酶活性,降低丙二醛(MDA)、尿羟脯氨酸含量等。中药的药理作用广泛,作用机制更为复杂,这有别于化学药的单靶点作用,如阿托品的作用虽然较为广泛,有松弛平滑肌、抑制腺体分泌、扩瞳孔、升高眼压、调节麻痹等作用,但其作用机制都是通过阻滞 M 受体而起单靶点作用的。

六、中药药理作用的复杂性

1. 量效关系的不一致性 在一定剂量范围内,药理效应随着药物剂量的加大而增强。中药在临床上也是按照这个原则用药,即重病用重药(加量)。但在进行中药药效研究时,常常会出现量效关系的不一致性,如中、低剂量有效,但高剂量却无效;或高、低剂量有效,但中剂量无效。如栀子苷中剂量能延长热刺激小鼠痛觉反应时间,高、低剂量却无效;栀子苷高、低剂量能减少醋酸引起的小鼠扭体次数,中剂量却无效;栀子苷中、低剂量能抑制小鼠耳肿胀,高剂量却无效。人参水提取物低剂量能降低血清甘油三酯,中、高剂量则不明显。巴戟天醇提取物对骨髓基质细胞增殖的促进作用以中剂量最明显,高剂量次之。以水迷宫实验测定学习记忆能力,错误次数依次为独活醇提取物中剂量<高剂量<低剂量。

2. 作用与功效的不相关性 中药具有多方面作用,由于中药药效研究人员对中药药效研究内容的选择不同,现有中药的药理作用非常广泛。有的作用与中药传统功效密切相关,如山楂味酸,传统功效是健脾、消食,主要药理作用是通过刺激胃黏膜促进胃液分泌,提高胃液酸度和胃蛋白酶活性,增加脂肪酶,从而促进消化;但研究发现山楂还具有降血脂、抗动脉粥样硬化、抗心肌缺血、抗心律失常、强心和降压等药效作用,可用于防治心血管疾病和动脉粥样硬化等疾病,这些作用与其健脾、消食功效基本无关。又如当归的主要功能为补血活血、调经止痛等,主要药理作用是促进骨髓造血、抑制血小板聚集、抗血栓、兴奋或抑制子宫平滑肌等,可用于贫血、预防血栓性疾病或痛经等;但当归还具有抗心肌缺血、抗心律失常、降压、降血脂、抗癌等药理作用,这些作用与传统功效基本无关。

七、中药药理作用的时效关系

中药药理作用存在时效关系,某些中药有效成分或注射剂,可通过药代动力学的研究,显示其时效关系(时量关系)。但中药煎剂口服给药作用的潜伏期、峰效时间以及生物半衰期等是经常困扰我们的问题。在尚无理想的方法揭示中药粗制剂时效关系的情况下,有学者通过中药血清药理研究,提出多数中药煎剂给动物灌胃后 1~2 h 内采血,可能得到血药浓度较高的血清。起效较慢的中药灌胃,每日 2 次,连续给药 2 日,第 3 日给药 1 次,即连续给药 5 次,可基本达到稳定的血药浓度。

八、中药药理作用的差异性

中药药理作用的差异性表现在种属差异和个体差异。中药理论是临床实践的产物,而中药药理学通过研究中药对动物(正常动物和病理模型动物)的作用来揭示中药药理作用的机制和物质基础。现代中药药理多采用"证"的模型研究中药的功效,如温里药用于"里寒证",清热药用于"里热证",补益药用于"虚证";由于动物模型与人类疾病不一定完全相符,加之人与动物在生理病理等方面的差异,因此动物实验结果尚不能完全显示中药对人的作用。大多数中药对人和动物的作用基本一致,如动物实验发现黄连有抗心律失常作用,临床用于治疗心律失常也有效;丹参对人和动物抗血栓作用一致等。然而,差异性也同样存在,如人口服茯苓煎剂可出现利尿作用,但家兔和大鼠灌胃均未发现明显的利尿作用;丹皮酚对动物有降压作用,但对人却未见此作用;巴豆对人有腹泻作用,但对小鼠却不致泻。中药药理作用的个体差异除与年龄、性别、精神状态等因素有关外,中医药理论还特别强调人的体质对用药的影响,如阳盛或阴虚之体,慎用温热之剂;阳虚或阴盛之体,慎用寒凉之药。至于阳盛阴虚或阳虚阴盛之体的实质尚待研究。

九、中药药理作用与传统功能的相关性

中药药理作用与传统功能的相关性,是指从现代科学的角度研究中药的药理作用所获得的结果,与传统记载的中药临床功能之间的一致程度。这是中药药理研究不容忽视的一个问题。研究这种相关性是中药药理学的基本任务,也是中药现代化发展的迫切需要。中药传统功能是历代临床中医药学家对于中药服用后人体反应的认识和经验总结,中药药理作用是用现代科学手段和方法对中药进行动物实验或临床研究所获得的结果,二者必有其相通之处。大量的研究结果表明,中药药理作用与中药传统功能有相当程度的一致性。例如,补气药增强机体免疫;补血药促进骨髓造血;补阳药改善生殖功能;补阴药抗糖尿病;祛风湿药抗炎、镇痛;泻下药促进排便;温里药强心、扩张血管;平肝潜阳药镇静、降压;息风止痉药镇静、抗惊厥;安神药镇静、催眠;活血药改善血液流变学,促进血液循环,抗组织增生;解表药抗病原微生物、抗炎、解热、镇痛和提高免疫功能等。以大黄为例,其功能主治与药理作用的相关性大致如表 4-1 所示。

表 4-1 大黄传统功能与药理作用的相关性

传统功能	主治	相关药理作用
攻积泻下	便秘	通便
清热泻火	温病高热、神昏、谵语、烦躁 五官或肢体疮痈红肿热痛	抗菌、抗病毒、抗炎、解热、调节免疫
清热解毒	温病热毒炽盛、热毒蕴积、尿毒症	抗菌、抗炎、解热、抗肿瘤、利尿、改善肾功能
利湿退黄	黄疸(身黄、目黄、小便黄)	利胆、保肝、抑制胰酶活性、促进胰液排出、利尿
凉血止血	吐血、衄血及各种出血	止血、抗消化性溃疡
活血化瘀	癥积肿块、唇舌紫暗	抗肿瘤、降血脂、改善血液流变学

第二节 中药药理学研究思路

中药药理学研究的基本思路是确定的,即以中医药理论为指导,用现代科学方法研究中药对机体的作用和作用规律。经过几十年的探索、积累和思考,国内很多学者对中药药理学的发展思路提出了许多具体的看法。

一、重视中药复方药理的基础研究

中药药理学的建立是以中药单味药药理作用研究为基础的,单味药研究成果的积累,揭示了中药药性及功效的现代科学内涵。然而中医临证处方常用的是中药复方,不同中药配伍使用,讲究的是君、臣、佐、使。因此,中药复方的药理作用研究对指导临床用药更有实际意义。中药复方药理研究在 20 世

90 年代受到重视,并提出了一些新的研究思路与方法,如强调中药复方组合后整体化学成分产生的效应,以及复方作用的多层次、多环节、多靶点的概念。有些中药复方研究是以阐明中医药理论为目的,如建立脾虚证模型,研究四君子汤的作用,揭示脾和脾虚证的实质;有些中药复方通过拆方实验,分析组方的合理性;大多数中药复方的研究则以验证或揭示与其功效相关的药理作用为目的。通过对中药复方的整体功效研究,揭示其物质基础,阐明复方与机体的相互关系,探讨中药复方多途径、多靶点、多环节发挥作用的机制,这也是中医药从整体出发治疗疾病的理论基础。关于复方中药的研究方法,有人提出中药复方组合化学研究方法以及中药复方物质基础和药效相关性研究的思路和方法。总之,中药复方的研究在目的、理论与方法等不同角度有很多切入点,是一个非常庞杂的问题,需不断探索研究。

二、中药药理作用研究必须与证的研究结合

辨证论治是中医认识疾病和治疗疾病的基本原则,是中医学对疾病的一种特殊的研究和处理方法,也是中医学的基本特点之一。"同病异治"或"异病同治"均以辨证为基础,证药结合研究对揭示中药作用的实质意义更大。建立不同证的动物模型是证药结合研究的前提。证的模型是在动物身上模拟临床证候。目前已经建立了一些证的动物模型,对中药药理作用研究起到了推动作用。如大黄脾虚模型、氢化可的松肾阳虚模型、冷水浸泡加肾上腺素肝郁气滞模型等,用于健脾益气药、补肾壮阳药以及活血化瘀药的研究均较成功。但目前所建立的证还远远不能满足中药研究的需要。证的研究难度很大,人和动物在生理生化功能等方面尽管有许多相同之处,但在形体、语言、反应等方面还有很大差距,理想的证的模型需要得到中医药学界和药理学界的认同。

三、中药分类对比研究

目前对按传统中药分类的解表药、清热药、泻下药、利水药、活血化瘀药以及补益药等的药理作用已基本清楚,但对每一类药中的分类药的对比研究不够。如辛凉解表药和辛温解表药、清热解毒药和清热泻火药、凉血止血药与温经止血药、平肝息风药与平肝潜阳药、补气药与补血药等药理作用的异同,尚需研究和归纳。

四、加强中药功效相关的系统药理作用研究

每一类中药、每一味中药的功效不是单一的,目前的研究往往存在重复和偏置现象,应加强与中药功效相关的系统药理作用研究,全面地揭示中药药理作用的实质。如温里药具有"温经、通脉、止痛"功效,治疗寒湿痹痛有效,已有的研究多在抗炎、镇痛方面,而对"温经"功效的实质和在寒湿痹痛治疗中的作用研究不足。又如祛痰药只重视对呼吸道祛痰作用的研究,而对呼吸道外由"痰浊"引起的证的作用研究很少。

五、深入进行中药药理作用的物质基础与作用机制研究

任何一门学科的建立、发展和成熟都有一个时间过程。中药药理学是一门年轻的学科,有几十年的历史。21 世纪回头看,会发现中药药理学在概念、理论、知识等方面还存在不足,需要补充、修正和完善。对中药药理作用的机制研究和物质基础研究固然重要,但更应利用现代科学技术和方法将中药中的有效成分、有效部位、有效组分搞清楚,并阐明与之相关的作用机制。

六、中药毒性研究

近年来中药的不良反应和毒性问题越来越受到重视,但系统的专门的研究很少,特别是监测的手段和方法专一性不够强,应鼓励开展中药毒性和不良反应的研究,以形成对中药正确的、全面的认识,指导临床合理用药。

知识链接

　　支持中药传承和创新,一直是药品监管工作的重要内容。为突出中药优势,充分考虑中药特点,2020 年新修订的《药品注册管理办法》明确国家药品监督管理局支持中药传承创新,建立和完善符合中药特点的注册管理制度和技术评价体系,鼓励运用现代科学技术和传统研究方法研制中药,促进资源可持续利用。

目标检测

一、名词解释

1. 中药药理作用的综合性
2. 中药药理作用的双向性

二、简答题

1. 为什么中药会表现出双向调节作用? 与哪些因素有关?
2. 如何理解中药药理作用的复杂性?

(冯彬彬)

在线答题

目标检测
答案解析

Note

下篇　各　论

第五章 解 表 药

解表药
PPT

解表药难
点微课

学习目标

知识目标

掌握 解表药的概念、分类及解表药与功能主治相对应的主要药理作用;麻黄、柴胡、葛根的主要药理作用。

熟悉 解表药的常用中药和方剂;桂枝、细辛、防风及麻黄汤、九味羌活汤、银翘散的主要药理作用。

了解 解表药常用药物的主要成分、现代应用及不良反应。

能力目标

能正确应用解表药防病治病,开展药学服务。

课程思政目标

具有良好的职业道德,良好的沟通协作能力。

第一节 概 述

凡以发散表邪、解除表证为主要作用的药物,称为解表药。解表药主要具有发汗解表的功能,部分药物兼有利水消肿、止咳平喘、透发疹毒、缓解疼痛等功效。解表药主要用于治疗外感表证,部分药物还可用于水肿、麻疹、风疹、咳喘、风湿痹痛等证而兼有表证者。表证,是指外邪(主要是风、寒、暑、湿、燥、火及疫疠)侵犯人体的浅表部位(皮肤、肌肉、经络)所出现的症状群。常见于现代医学中由各种病毒、细菌等病原微生物感染所导致的上呼吸道感染(感冒、流行性感冒等)及某些传染性疾病初期的症状。其临床表现主要有恶寒、发热、头痛、身痛、无汗或有汗、鼻塞、咳嗽、苔薄白、脉浮等,尤以恶寒怕风为诊断表证的重要依据。表证有寒热虚实之分,常分为表寒证和表热证。表寒证根据有汗或无汗进一步区分为表寒实证和表寒虚证。恶寒重、发热轻、无汗、脉浮紧、苔薄白等寒象较明显的为表寒实证;发热、自汗、恶风、脉浮缓等寒象较轻的为表寒虚证。表热证的特点是发热重、恶寒轻、口渴、咽痛、舌质红、苔薄黄、脉浮数等。

解表药根据其药性和功能的不同,可分为辛温解表药(发散风寒药)和辛凉解表药(发散风热药)两类。性味辛温,能发散风寒邪气,主要用于治疗风寒表证的中药,称为辛温解表药,又称发散风寒药。性味辛凉,能发散风热邪气,主要用于治疗风热表证的中药,称为辛凉解表药。常用辛温解表药有麻黄、桂枝、防风等;常用辛凉解表药有桑叶、菊花、柴胡、葛根等。

现代医学研究认为上呼吸道感染的重要发病原因之一在于机体受凉。当寒冷刺激作用于机体时,可引起皮肤血管收缩,同时致上呼吸道黏膜血管反射性收缩,导致黏膜局部缺血,抵抗力下降,造成寄生

Note

在上呼吸道的病原微生物乘机侵入黏膜上皮细胞生长繁殖,导致炎症反应而出现诸多临床症状。解表药的发汗解热、抗病原微生物作用是其发散表邪功效的主要药理学基础,部分药物所具有的抗炎、镇痛、免疫调节等作用则有助于增强其功效。

【与功能主治相对应的主要药理作用】

解表药味辛发散,可促使患者汗出,使外邪从汗而解,表证得以解除。解表药的药理作用均有抗炎、抗菌、抗病毒、解热、镇痛、镇静等共同特点,这些药理作用亦是其"发散表邪"功能和"解除表证"的临床疗效的基础。

1. 发汗 发汗是治疗表证的重要方法。解表药中以辛温解表药发汗作用较强。现代医学将出汗分为温热性发汗和精神性发汗,研究认为解表药所引起的发汗多属于温热性发汗,其依据是辛温解表药用后身体自我感觉有温热感。如麻黄碱能使处于高温环境中的人出汗快而多。另外,中枢神经系统和周围神经系统的功能状态也可影响药物的发汗作用。解表药发汗作用机制可能包括:直接影响汗腺功能,增加汗液分泌;通过促进或改善血液循环而促进发汗;通过兴奋外周α受体而促进汗液分泌。

2. 解热 本类药物多数具有程度不等的解热作用,能使实验性发热动物的体温降低,如柴胡、桂枝、荆芥、防风、葛根、银翘散、桑菊饮、麻杏石甘汤、九味羌活汤等都有一定的解热效果。相比较而言,辛凉解表药的解热作用更加显著。部分药物尚可使正常动物的体温下降,如麻黄挥发油、柴胡皂苷、葛根素、桂枝煎剂、细辛挥发油等。解表药解热作用机制可能与以下环节有关:通过发汗或促进发汗而解热;通过扩张皮肤黏膜血管增加散热;通过影响脑内活性物质(如 cAMP、PGE)进而影响中枢的体温调节功能;通过抗炎、抗病原微生物等作用影响体温。

3. 抗病原微生物 体外实验研究显示,麻黄、桂枝、防风、细辛、生姜、柴胡、薄荷、牛蒡子等对多种细菌如金黄色葡萄球菌、肺炎球菌、溶血性链球菌、大肠杆菌、伤寒杆菌、痢疾杆菌等及某些致病性皮肤真菌均具有不同程度的抑制作用;麻黄、桂枝、柴胡、桂枝汤等对某些病毒如呼吸道病毒亦有一定的抑制作用。

4. 抗炎 呼吸道炎症是表证的常见症状。实验研究显示,柴胡、麻黄、生姜、辛夷、细辛、桂枝汤、银翘散、桑菊饮等对多种实验性炎症均有明显的抑制作用。本类中药的抗炎机制可能与下述作用有关:抑制花生四烯酸代谢;抑制组胺或其他炎质介质生成或释放;增强肾上腺皮质内分泌轴功能;清除自由基等。

5. 镇痛、镇静 头身痛、肌肉关节酸痛是表证的常见症状。多数解表药具有镇痛作用。柴胡、桂枝、白芷、防风、羌活、细辛、桂枝汤、九味羌活汤等对多种实验性疼痛模型动物均表现出明显的镇痛作用。镇痛作用部位多数在外周,部分药物如细辛通过作用于中枢发挥效应。多数解表药具有程度不等的镇静作用,可使动物自主活动减少或者能加强中枢抑制药的作用;复方制剂如柴葛解肌汤、升麻葛根汤也有类似作用。

6. 调节免疫功能 柴胡、葛根、紫苏叶、麻黄汤、麻杏石甘汤、桂枝汤等均可提高机体的非特异性免疫功能,有利于解除表证。部分药物尚可提高特异性免疫功能而发挥作用,部分中药或方剂如麻黄、桂枝、小青龙汤、葛根汤等对变态反应具有抑制作用,可缓解和治疗过敏性疾病。

综上所述,解表药的发汗、解热、抗病原微生物、镇痛、抗炎作用是其解除表证的药理基础,而调节免疫系统功能则对增强机体的抗病力具有重要作用。

知识链接

普通感冒与流感

普通感冒可由多种病原微生物引起,如鼻病毒、腺病毒、细菌及支原体等,一般人在受凉、雨淋、过度疲劳后,因抵抗力下降容易发病。普通感冒主要表现为打喷嚏、流鼻涕等上呼吸道症状,全身症状较轻,不发热或仅有低热,一般 3～5 天痊愈。

流感由流感病毒引起,流感病毒包括甲型、乙型和丙型三种;流感的表现为全身症状较重,突然畏寒、发热、头痛、全身酸痛、鼻塞、流涕、干咳、胸痛、恶心、食欲不振,婴幼儿或老年人可能并发肺炎或心力衰竭。中毒型流感患者则表现为高热、说胡话、昏迷、抽搐,有时可以导致死亡。1918 年的西班牙大流感造成了全球数千万人患病死亡。接种流感疫苗是预防流感病毒感染及其严重并发症的最有效手段。

【常用药物与方剂】 解表药常用药物有麻黄、桂枝、防风、柴胡、细辛、葛根等;常用方剂有麻黄汤、九味羌活汤、银翘散等。常用药物与方剂主要药理作用见表 5-1。

表 5-1 解表药常用药物与方剂主要药理作用简表

类别	传统功效	发汗	解表	祛风	祛风	止痛		解表	祛风
	药理作用	发汗	解热	抗菌	抗病毒	镇痛	镇静	抗炎	抗过敏
辛温解表药	麻黄	+	+	+	+			+	+
	桂枝	+	+	+	+	+	+	+	+
	防风		+	+	+	+	+	+	+
	细辛		+	+	+	+	+	+	
	羌活		+	+	+	+		+	+
	麻黄汤	+	+	+	+			+	+
	桂枝汤		+	+	+	+	+	+	
	九味羌活汤		+	+	+			+	
辛凉解表药	柴胡		+	+	+	+	+	+	+
	薄荷		+	+	+	+	+	+	
	菊花			+	+	+	+	+	
	牛蒡子		+	+	+	+		+	
	葛根		+			+		+	+
	桑叶			+	+				
	银翘散		+	+	+	+	+	+	

第二节 常用药物

麻黄 Mahuang

【来源采制】 本品为麻黄科植物草麻黄 *Ephedra sinica* Stapf、中麻黄 *Ephedra intermedia* Schrenk et C. A. Mey. 或木贼麻黄 *Ephedra equisetina* Bge. 的干燥草质茎。秋季采割。生用或蜜炙用。

【性味归经】 味辛、微苦,性温。归肺、膀胱经。

【功能主治】 具有发汗解表,宣肺平喘,利水消肿的功能。用于风寒感冒,胸闷喘咳,风水浮肿。蜜麻黄润肺止咳,多用于表证已解,气喘咳嗽。

【主要成分】 主含生物碱(1%～2%)和少量挥发油。生物碱中主要有效成分为麻黄碱类生物碱,左旋麻黄碱,占总碱的 80%～85%,其次为伪麻黄碱。挥发油中含 L-α-松油醇及平喘有效成分 2,3,5,6-四甲基吡嗪和 L-α-萜品烯醇等。

【药理作用】

1. 发汗 麻黄水煎剂、麻黄水溶性提取物、麻黄挥发油、麻黄碱、L-甲基麻黄碱等均有发汗作用。其发汗作用特点如下：口服或注射给药均有效，作用强，起效较快，作用维持时间长。麻黄发汗作用机制可能与以下环节有关：阻碍汗腺导管对钠离子的重吸收，致使水分储留于汗腺管腔，引起汗腺分泌增加；兴奋汗腺 α 受体，使汗腺分泌增加；通过兴奋中枢神经系统有关部位而产生效应。

麻黄发汗作用受许多因素影响。温服麻黄有助于发汗。人体处于温热环境时，麻黄碱促进汗腺分泌的作用更加显著。麻醉状态下，发汗作用减弱。局部神经损伤，也可影响发汗作用。可见该作用与中枢神经系统功能有关。药物配伍对发汗作用有影响，与桂枝配伍后发汗作用明显增强。

2. 平喘 麻黄碱、伪麻黄碱、麻黄挥发油是麻黄平喘的有效成分。麻黄碱化学性质稳定，平喘作用与肾上腺素相比显效慢，作用温和、持久，且口服有效。麻黄平喘作用机制有以下几个方面：①直接兴奋支气管平滑肌的 β 受体，激活腺苷酸环化酶，使细胞内 cAMP 含量升高，松弛平滑肌；②兴奋支气管黏膜血管平滑肌的 α 受体，致使血管收缩，降低血管壁通透性，减轻支气管黏膜水肿；③促进肾上腺素能神经末梢和肾上腺髓质嗜铬细胞释放递质而间接发挥拟肾上腺素作用；④阻止过敏介质释放，麻黄水提取物和乙醇提取物能抑制过敏介质 5-羟色胺、组胺、白三烯的释放；⑤抑制抗体的产生。

3. 利尿 麻黄的多种成分均具有利尿作用，以 D-伪麻黄碱作用最为显著。麻黄生物碱静脉注射给药利尿作用明显，而口服用药作用较弱。麻醉犬、兔静脉注射一定量的 D-伪麻黄碱，均可见尿量明显增加。利尿的机制是由于其扩张肾血管，使肾血流量增加，也与其阻碍肾小管对钠离子重吸收有关。麻黄提取物能明显降低肾功能衰竭大鼠血清中尿素氮、肌酐的浓度。

4. 解热、抗炎 麻黄挥发油对实验性发热动物有解热作用，对正常小鼠体温有降低作用，以松油醇作用更为明显。麻黄水提取物和醇提取物能明显抑制炎症反应，降低毛细血管通透性，抑制肉芽组织形成等。麻黄碱的抗炎作用与其抑制花生四烯酸的释放和代谢有关。伪麻黄碱的抗炎作用最强，甲基麻黄碱、麻黄碱次之。

5. 抗菌、抗病毒 麻黄煎剂和麻黄挥发油体外实验证明其对金黄色葡萄球菌、甲型和乙型溶血性链球菌、肺炎球菌、流感嗜血杆菌、炭疽杆菌、白喉杆菌、铜绿假单胞菌、痢疾杆菌、伤寒杆菌、大肠杆菌及奈瑟双球菌有不同程度的抗菌作用。麻黄挥发油体外对流感病毒（亚甲型）具有强大抑制作用，并对感染甲型流感病毒 PR_8 株的小鼠有一定疗效。麻黄抗菌、抗病毒作用是其发散表邪的药理学依据。

6. 镇咳、祛痰 麻黄水提取物和麻黄碱对 SO_2 和机械刺激所致小鼠、豚鼠咳嗽反应均有抑制作用，其镇咳强度约为可待因的 1/20，复方效果更佳。麻黄 L-α-萜品烯醇也是镇咳的有效成分之一。酚红试验发现，给小鼠灌胃麻黄挥发油，有一定的祛痰作用，能促进气管排泌酚红。

7. 抗过敏 麻黄碱能抑制过敏介质（组胺、白三烯）的释放。麻黄水提取物、醇提取物能使溶血素明显减少，呈现抗补体作用。麻黄的抗过敏作用为其治疗过敏性哮喘、荨麻疹等提供了可靠的实验依据。

8. 强心、升压 麻黄碱有拟肾上腺素能神经作用，能直接和间接兴奋肾上腺素能神经受体，兴奋心肌 $β_1$ 受体，呈现对心脏的正性肌力作用，正性频率作用及增加心输出量；能兴奋血管平滑肌 $α_1$ 受体，使皮肤黏膜血管和内脏血管收缩；能使骨骼肌血管、冠状血管和脑血管扩张，总外周阻力有所增大，血压升高，且收缩压比舒张压升高明显，脉压加大。其升压作用特点为作用缓慢、温和、持久，短时间反复应用易产生快速耐受性。

9. 中枢兴奋 麻黄对中枢神经系统有兴奋作用，其有效成分是麻黄碱。治疗剂量的麻黄碱既能兴奋大脑皮质和皮质下中枢，引起精神兴奋、失眠等症状，又能兴奋中脑、延髓呼吸中枢和血管运动中枢。

【现代应用】

1. 感冒 以麻黄为主的复方制剂常用于治疗感冒、流行性感冒等辨证属于风寒表证。临床处方可辨证选择配伍桂枝、苦杏仁、干姜、防风、陈皮、半夏、细辛、荆芥等，或选用麻黄汤、大青龙汤。

2. 呼吸道疾病 麻黄复方可用于治疗支气管哮喘、喘息型支气管炎、肺炎、气管炎，亦可用于治疗过敏性鼻炎。

3. 肾炎水肿 用麻黄治小儿肾炎初期（风水型），可降低复发率。临床处方可辨证选择配伍白术、茯苓、泽泻、猪苓、桂枝、玉米须等,或用麻黄连翘赤小豆汤、越婢汤。

4. 低血压 麻黄碱皮下或肌内注射可预防硬膜外麻醉等脊椎麻醉引起的低血压。临床处方可辨证选择配伍熟附子、干姜、细辛、吴茱萸、肉桂、桂枝,或用麻黄附子细辛汤,或配合四逆汤、参附汤等使用。

5. 缓慢性心律失常 麻黄附子细辛汤加味治疗缓慢性心律失常效果良好。临床处方可辨证选择配伍熟附子、干姜、细辛、肉桂、桂枝,或者配合四逆汤、参附汤等使用。

6. 偏头痛 麻黄附子细辛汤治疗风寒侵袭、脉络瘀阻所致偏头痛效果较好。临床处方可辨证选择配伍川芎、细辛、乌头、白芷、当归、天仙子、延胡索、夏天无、三七、天麻等。

7. 黏膜水肿 0.5%~1%麻黄碱溶液滴鼻,可治疗鼻黏膜充血肿胀引起的鼻塞。麻黄碱也可用于缓解荨麻疹和血管神经性水肿引起的皮肤黏膜水肿。

【不良反应】

麻黄碱用量过大或长期使用,不良反应有高血压、心律不齐、失眠、神经过敏、震颤、头痛、癫痫发作、心肌梗死、脑卒中和死亡。心脏病、精神病患者和孕妇应避免使用。其所含的麻黄碱在动物实验中可引起小鼠眼球突出、举尾反应和发绀、眼眶内出血等。麻黄碱不得与咖啡因配伍使用。

桂枝 Guizhi

【来源采制】 本品为樟科常绿植物肉桂 *Cinnamomum cassia* Presl 的干燥嫩枝。春、夏二季采收,除去叶,晒干,或切片晒干。

【性味归经】 味辛、甘,性温。归心、肺、膀胱经。

【功能主治】 具有发汗解肌,温通经脉,助阳化气,平冲降气的功能。用于风寒感冒,脘腹冷痛,血寒经闭,关节痹痛,痰饮,水肿,心悸,奔豚。

【主要成分】 含挥发油(桂皮油),其中主要成分为桂皮醛、桂皮酸,并含少量乙酸桂皮酯、乙酸苯丙酯。尚含香豆素、鞣质、黏液质、树脂等。

【药理作用】

1. 促进发汗 桂枝单用发汗作用较弱,常与麻黄配伍,促进汗液分泌。桂皮油能使血管扩张,使血液流向体表,有利于发汗和散热。这与桂枝能温通经脉,解除表证的功能符合。桂枝的促进发汗作用与其解热、镇痛、镇静、抗炎、抗菌、抗病毒等的综合效应,是其"辛温发汗解表"功能用于治疗临床风寒表证,解除临床症状的药理作用基础。

2. 解热、镇痛 桂枝水煎剂及其有效成分桂皮醛、桂皮酸钠对实验性发热家兔有明显的解热作用,并能使正常小鼠的体温和皮温降低。其解热降温作用与其扩张外周血管,促进发汗散热作用有关。亦有实验发现,桂枝对体温有双向调节作用,对实验性发热和低温动物具有解热和升温作用。桂枝煎剂能提高痛阈值而呈现镇痛作用。

3. 抗炎、抗过敏 桂枝煎剂、总挥发油等对角叉菜胶(卡拉胶)、蛋清、二甲苯等所致急性炎症有明显的抑制作用,能明显抑制小鼠腹腔毛细血管通透性亢进。桂枝总挥发油尚能抑制小鼠棉球肉芽肿,对柯萨奇病毒诱导的豚鼠多发性肌炎有良好的治疗作用。其抗炎作用的机制与抑制组胺生成,前列腺素PGE 的合成释放,清除自由基等有关。其挥发油由呼吸系统排出,对呼吸道炎症有消炎作用。桂枝尚能抑制 IgE 所致肥大细胞脱颗粒,减少过敏介质的释放,并能抑制补体活性;总挥发油对过敏性炎症模型大鼠佐剂性关节炎有抑制作用,表明桂枝有抗过敏作用。

4. 抗菌、抗病毒 桂枝煎剂对金黄色葡萄球菌、伤寒杆菌、常见致病性皮肤真菌均有较强的抑制作用。醇提取物对金黄色葡萄球菌、肺炎球菌、大肠杆菌、痢疾杆菌、变形杆菌、伤寒杆菌及炭疽杆菌、霍乱弧菌等有抑制作用。桂皮油及桂皮醛对结核分枝杆菌、变形杆菌有抑制作用。桂枝煎剂对流感病毒亚洲甲型京科 68-1 株和孤儿病毒亦有抑制作用。

5. 镇静、抗惊厥 桂枝有明显的镇静、抗惊厥作用。桂枝总挥发油、水提取物、桂皮醛可显著抑制小鼠自发活动,延长巴比妥类催眠药的催眠时间,对抗苯丙胺所致中枢神经系统过度兴奋,并能延长小鼠由士的宁所致强直性惊厥潜伏期和死亡时间,降低烟碱引起的强直性惊厥及死亡的发生率,还可抑制小鼠听源性惊厥,而对戊四氮所致的惊厥无效。

6. 扩张血管、抗凝血 桂枝既能扩张血管,又能改善微循环,增加冠状动脉血流量和心肌营养性血流量,改善心功能,抑制血小板凝集,抗凝血。这些药理作用是桂枝"温通经脉"的基础。

7. 利尿 桂枝有一定的利尿作用,由桂枝等药组成的五苓散可使麻醉犬尿量明显增加,单味应用桂枝利尿作用较其他药显著。利尿作用也是桂枝"温通膀胱经脉""通阳化气而行水"功能的体现。

【现代应用】

1. 感冒 可用于治疗感冒、流感等。临床处方可辨证选择配伍羌活、细辛、防风、白芷、藁本、金银花、连翘、鱼腥草、大青叶、板蓝根等,或者选用桂枝汤、麻黄汤等。

2. 风湿性关节炎 以桂枝为主的复方制剂治疗风湿性关节炎、类风湿性关节炎有较好效果。临床处方可辨证选择配伍熟附子、干姜、川芎、独活、羌活、细辛、防风、防己、秦艽等。

3. 心绞痛 临床常用桂枝配伍活血化瘀、扩张冠状动脉的中药治疗心绞痛。加味桂枝茯苓汤治疗稳定型劳累性心绞痛可取得较好疗效。

4. 水肿 以桂枝为主的复方如五苓散、苓桂术甘汤等可用于治疗心源性、肾源性水肿。临床处方可辨证选择配伍茯苓、白术、猪苓、泽泻、桂枝、玉米须,或者熟附子、干姜、吴茱萸等。

柴胡 Chaihu

【来源采制】 本品为伞形科植物柴胡 *Bupleurum chinense* DC. 或狭叶柴胡 *Bupleurum scorzonerifolium* Willd. 的干燥根。按性状不同,分别习称"北柴胡"和"南柴胡"。春、秋二季采挖,除去茎叶和泥沙,干燥。

【性味归经】 味辛、苦,性微寒。归肝、胆、肺经。

【功能主治】 具有疏散退热、疏肝解郁、升举阳气的功能。用于感冒发热,寒热往来,胸胁胀痛,月经不调,子宫脱垂,脱肛。

【主要成分】 其主要成分有柴胡皂苷 a、b、c、d 四种,α-菠菜甾醇,挥发油。挥发油中主要含柴胡醇、丁香酚、己酸、γ-十一烷酸内酯等。

【药理作用】

1. 解热 柴胡是治疗多种发热性疾病的重要中药。中医临床用柴胡治寒热往来的半表半里之热疗效确切,这种热象常见于西医临床的弛张热和间歇热。柴胡煎剂、注射液、醇浸膏、挥发油以及粗皂苷等制剂对伤寒、副伤寒疫苗,大肠杆菌液,发酵牛奶和酵母液等所引起的动物实验性发热,均有明显的解热作用,且能使正常动物的体温降低。解热的主要成分是挥发油、柴胡皂苷和皂苷元 A。挥发油中的丁香酚、己酸、γ-十一烷酸内酯和对甲氧基苯二酮是其解热的主要有效成分。因挥发油具有毒性低、解热效果好等优点,已制成注射液作为退热药广泛应用于临床。柴胡确切的解热作用与其"疏散风热"或"和解退热"的功能相吻合。

2. 抗菌、抗病毒 柴胡对溶血性链球菌、金黄色葡萄球菌、霍乱弧菌、结核分枝杆菌和钩端螺旋体有一定的体外抑制作用;对流感病毒有较强的抑制作用。柴胡尚有抗肝炎病毒、牛痘病毒和抑制脊髓灰质炎病毒引起细胞病变的作用。柴胡注射液治疗单纯疱疹病毒性角膜炎及流行性出血热有一定作用。柴胡与黄芩配伍使用后抗流感病毒和肺炎病毒的作用显著增强。

3. 抗炎 柴胡皂苷有明显的抗炎作用。对正常和去肾上腺的大鼠用角叉菜胶、5-HT、组胺、右旋糖酐、醋酸等致炎剂引起的足跖和踝关节肿胀均有明显的抑制作用。柴胡的抗炎作用和抗菌、抗病毒作用均是其"疏散风热"功能的药理作用基础。

4. 镇静、镇痛、镇咳 柴胡煎剂、总皂苷及柴胡皂苷元对中枢神经系统有明显的抑制作用,能使实验动物的自发活动减少,条件反射受到抑制,并能延长环己巴比妥引起的睡眠时间,拮抗咖啡因和去氧麻黄碱对小鼠的中枢兴奋作用。柴胡皂苷能使电击鼠尾痛阈值明显提高,并发现其镇痛作用可部分被纳洛酮和阿托品所拮抗。此外,柴胡及其粗皂苷有较强的镇咳作用。

5. 保肝、利胆 柴胡、醋炙柴胡、柴胡醇、柴胡皂苷对多种原因(如 CCl_4、乙醇、伤寒疫苗、卵黄、霉米、D-半乳糖胺等)引起的实验动物肝功能障碍有一定的治疗作用,能使谷丙转氨酶(ALT)和谷草转氨酶（AST）降低，组织损害减轻，肝功能恢复。柴胡的保肝作用以复方更佳，如逍遥散、小柴胡汤、甘柴合剂等。其保肝机制可能与皂苷对生物膜的直接保护作用有关，也可能与影响肾上腺分泌糖皮质激素有关。柴胡皂苷可使血浆中促肾上腺皮质激素（ACTH）增加，从而促进肾上腺皮质分泌糖皮质激素而减轻肝细胞损害。柴胡水浸剂和煎剂具有明显的利胆作用，能使实验动物的胆汁排出量增加，使胆汁中胆酸、胆色素和胆固醇的浓度降低，并以醋炙柴胡利胆作用最强。

6. 抗消化性溃疡　柴胡粗皂苷对动物应激、幽门结扎、醋酸、组胺所致溃疡有一定的防治效果；柴胡多糖对乙醇、吲哚美辛、盐酸-乙醇所致实验性胃黏膜损伤有明显的保护作用。其作用机制可能与柴胡皂苷元抑制类固醇灭活酶有关。柴胡对消化系统的作用与传统"舒肝解郁"功能有关。

7. 调节消化道运动　柴胡粗皂苷能明显增强乙酰胆碱对豚鼠离体小肠和家兔离体肠肌的收缩作用，但对组胺引起的收缩无影响。而柴胡复方制剂对乙酰胆碱、氯化钡、组胺等引起的肠道平滑肌痉挛有对抗作用。

【现代应用】

1. 上呼吸道感染性发热　用柴胡注射液、柴胡糖浆、柴胡口服液等注射、口服或滴鼻均可收到满意的退热效果。临床处方可以选用柴葛解肌汤、小柴胡汤等治疗上呼吸道感染。

2. 病毒性肝炎　柴胡注射液加入葡萄糖注射液中，静脉滴注效果较好。临床处方可用小柴胡汤、大柴胡汤、逍遥散等治疗病毒性肝炎。

3. 高脂血症　柴胡注射液肌内注射，能明显降低甘油三酯水平。临床处方可辨证选择配伍泽泻、绞股蓝、龙胆、黄芩、茵陈蒿、大黄、虎杖、山楂、牡丹皮等。或加入龙胆泻肝汤或茵陈蒿汤等。

4. 妇科疾病　小柴胡汤用于治疗妇科疾病，如对经期发热、头痛、感冒、痛经、产后发热等效果良好。临床处方可辨证选择配伍当归、白芍、白术、红花、熟地黄、香附、黄芪、淫羊藿等，或用逍遥散。

5. 慢性胃炎、胃溃疡　柴胡桂枝汤治疗慢性胃炎、消化性溃疡有效。临床处方可辨证选择配伍牡蛎、白芍、白术、干姜、厚朴、党参、黄芪等，或用小柴胡汤，或用柴平汤。

【不良反应】

柴胡毒性较小，但大剂量口服可出现嗜睡、工作效率降低、腹胀、食欲减退，并出现深睡等中枢抑制现象。柴胡煎剂、柴胡皂苷注射有溶血作用，但口服时此作用不明显。

葛根 Gegen

【来源采制】　本品为豆科植物野葛 *Pueraria lobata*（Willd.）Ohwi 的干燥根。习称野葛。秋、冬二季采挖，趁鲜切成厚片或小块；干燥。

【性味归经】　味甘、辛，性凉。归脾、胃、肺经。

【功能主治】　具有解肌退热，生津止渴，透疹，升阳止泻，通经活络，解酒毒的功能。用于外感发热头痛，项背强痛，口渴，消渴，麻疹不透，热痢，泄泻，眩晕头痛，中风偏瘫，胸痹心痛，酒毒伤中。

【主要成分】　其主要成分为黄酮类化合物，有大豆苷、大豆苷元、葛根素等，还含有尿囊素、淀粉等。

【药理作用】

1. 解热　葛根所含黄酮类化合物是其解热作用的成分。葛根煎剂、葛根乙醇浸膏、葛根素等对实验性发热模型动物均有解热作用，葛根素作用较突出。葛根解热机制可能与以下环节有关：葛根能使皮肤血管扩张，促进血液循环而增加散热。葛根素通过阻断中枢部位的 β 受体而使 cAMP 生成减少，产生解热效应。

2. 抗心肌缺血　葛根总黄酮、葛根素是影响心脏功能的成分。给麻醉犬静脉注射后，可使心率明显减慢，心输出量减少；能使正常和痉挛状态的冠状动脉扩张，增加冠状动脉血流量；改善心电图缺血反应。葛根的多种制剂（水煎剂、醇浸膏）均能对抗垂体后叶素引发的动物心肌缺血。葛根素对缺血心肌及缺血再灌注心肌有保护作用，可减少心肌乳酸生成，降低耗氧量和肌酸激酶释放量，保护心肌超微结构，改善微循环障碍，减少血栓素 A_2（TXA_2）的生成。

3. 抗心律失常　葛根乙醇提取物、黄豆苷元灌胃后能明显对抗氯化钡、乌头碱所致大鼠心律失常，预防氯化钙所致大鼠室颤,降低氯仿所致小鼠室颤发生率,缩短大鼠结扎冠状动脉后室颤发作时间。葛根素灌胃及静脉注射能明显对抗乌头碱、氯化钡所致心律失常,静脉注射后可明显延长心肌动作电位时程及有效不应期。葛根素静脉注射能显著对抗氯仿-肾上腺素诱发的兔心律失常,提高哇巴因所致豚鼠室性期前收缩、室性心动过速的阈值,对室颤阈值也有提高作用。葛根抗心律失常机制可能是通过影响心肌细胞膜对 K^+、Na^+、Ca^{2+} 的通透性,进而降低心肌兴奋性、自律性及传导性,也可能与 β 受体阻断效应有关。

4. 扩张血管、降压 葛根水煎剂、醇浸膏,葛根总黄酮,葛根素静脉注射后,对外周血管具有一定的扩张作用,葛根总黄酮、葛根素、大豆苷元对高血压模型动物均有一定的降压效果。葛根素、大豆苷元能降低血浆肾素及血管紧张素水平,葛根素尚可减少血浆儿茶酚胺。目前认为葛根降压机制可能在于:β受体阻断效应、影响血浆儿茶酚胺代谢、改善血管的反应性(顺应性)。

5. 改善血液流变性和抗血栓形成 在体外,葛根素能抑制 ADP 诱导的人及动物血小板聚集。给动物灌服葛根总黄酮能降低全血黏度和血小板黏附率,能明显抑制 ADP 诱导的体内血栓形成。

6. 降血糖、降血脂 葛根煎剂有降低血糖的作用。葛根素是葛根降血糖的有效成分。用葛根素给四氧嘧啶性高血糖小鼠灌胃,可使血糖降低,作用可维持 24 小时,并能改善糖耐量;但对肾上腺素性高血糖小鼠,无对抗作用。葛根素对大鼠晶体醛糖还原酶(AR)有抑制作用,对防治糖尿病并发症有积极意义,葛根与相关药物配伍治疗糖尿病效果显著。葛根素注射给药可明显降低血清胆固醇水平。葛根口服液对因饮酒所致大鼠血清载脂蛋白 A_1 水平降低及甘油三酯水平升高有显著对抗作用。

7. 对内脏平滑肌的作用 葛根含有收缩和舒张内脏平滑肌的不同成分。对离体豚鼠回肠,葛根丙酮提取物 PA3、PA4、PA5 及甲醇提取物 PM2、PM4 有松弛作用,而甲醇提取物 PM3、PM5 的作用则相反。丙酮提取物 PA3、PA5 及甲醇提取物 PM2 对离体大鼠子宫有罂粟碱样松弛作用。葛根去黄酮后的水提取物 MTF-101 对离体小鼠小肠有乙酰胆碱样作用。黄豆苷元对小鼠离体平滑肌有明显解痉作用,可对抗乙酰胆碱所致的肠痉挛。

8. 促进记忆 葛根水煎剂、葛根总黄酮、葛根醇提取物灌胃或注射给药均可对抗动物实验性记忆获得障碍和记忆再现障碍。葛根总黄酮连续灌服可显著改善 D-半乳糖所致亚急性衰老小鼠的记忆功能。

9. 抗氧化 葛根总黄酮、葛根素有抗氧化作用,可降低组织丙二醛(MDA)、脂质过氧化物(LPO)含量,增加超氧化物歧化酶(SOD)活性。

10. 雌激素样作用 葛根素和葛根总异黄酮具有雌激素受体部分激动剂的特性,对雌激素低下动物显示弱雌激素活性。葛根素和葛根总异黄酮能明显增加去卵巢大鼠阴道涂片中角化细胞数量,部分恢复去卵巢大鼠的性周期,使去卵巢大鼠和幼年小鼠子宫重量明显增加,这种作用呈明显的剂量依赖性;对正常成年小鼠的子宫生长无明显影响;在合用雌二醇时,葛根素和葛根总异黄酮均可使雌二醇的促子宫生长作用明显减弱。

葛根解热、降血糖、降血脂、对内脏平滑肌的作用等是其解肌退热、除烦止渴功能的药理学基础。其抗心肌缺血、扩张血管等对心脑血管系统的作用则反映其具有活血通络的功能。

【现代应用】

1. 偏头痛 口服葛根片有效。

2. 突发性耳聋 口服葛根片或葛根乙醇提取物片,或静脉注射均有较好效果。

3. 冠心病、心绞痛 静脉滴注或静脉注射葛根素,治疗效果较好。葛根总黄酮肌内注射或葛根素、葛根片或葛根复方制剂口服。

4. 高血压 葛根片治疗高血压。

5. 感冒、头痛、发热 常用含葛根的复方,如葛根汤可明显改善症状,或用桂枝加葛根汤等。

6. 麻疹初起、发热、疹出不透 用升麻葛根汤治疗。

此外,葛根素对糖尿病、脑血栓形成、青光眼、视神经损伤等均有一定的治疗效果。

【不良反应】

临床少数患者口服葛根片后有头胀感、皮肤瘙痒症状,对症处理即可。减量后可消失。

细辛 Xixin

【来源采制】 本品为马兜铃科植物北细辛 *Asarum heterotropoides* Fr. Schmidt var. *mandshuricum* (Maxim.) Kitag.、汉城细辛 *Asarum sieboldii* Miq. var. *seoulense* Nakai 或华细辛 *Asarum sieboldii* Miq. 的干燥根及根茎。前二种习称"辽细辛"。夏季果熟期或初秋采挖,除净地上部分和泥沙,阴干。

【性味归经】 味辛,性温。归心、肺、肾经。

【功能主治】 具有解表散寒,祛风止痛,通窍,温肺化饮的功能。用于风寒感冒,头痛,牙痛,鼻塞流涕,鼻鼽,鼻渊,风湿痹痛,痰饮喘咳。

【主要成分】 全草含挥发油,挥发油中主要成分为甲基丁香酚和黄樟醚,并含有 α-蒎烯及 β-蒎烯。但在北细辛挥发油中还有细辛素、香芹酮及爱草醚等,而华细辛中则含有桉油精及 2-甲氧基黄樟醚。

【药理作用】

1. 强心、加快心率、抗心律失常 细辛具有明显的强心作用,细辛醇提取物、挥发油及其有效成分去甲乌药碱均能增强心肌的收缩力,使心率加快,增加心输出量。去甲乌药碱是细辛发挥心血管系统作用的主要活性成分。消旋去甲乌药碱具有 β 受体激动剂样的药理效应,可增强心肌的收缩力,使心率加快,可对抗缓慢性心律失常。

2. 抗心脑缺血 细辛挥发油能明显增加豚鼠离体心脏的冠状动脉血流量,静脉滴注能对抗兔因垂体后叶素所致的急性心肌缺血,并能增强小鼠减压缺氧的耐受力。去甲乌药碱还具有抗心源性休克的作用,其作用强度与多巴胺相似。β-细辛醚能降低高脂血症大鼠脑组织中内皮素(ET)及神经肽 Y(NPY)含量,升高脑降钙素基因相关肽(CGRP)浓度,舒张血管,改善组织血液供应。β-细辛醚还能降低血小板的活性,抗血小板的聚集和黏附。

3. 镇静、镇痛、局部麻醉 细辛挥发油有明显的中枢抑制作用,小剂量腹腔注射可使动物安静、自主活动减少,大剂量可使动物睡眠,翻正反射消失,并有明显的抗惊厥作用。细辛挥发油灌胃或腹腔注射对动物物理性或化学性疼痛反应均有显著抑制作用,腹腔注射能明显提高痛阈值。50%细辛煎剂能阻滞蟾蜍坐骨神经的冲动传导。细辛挥发油在兔角膜反射实验中,具有表面麻醉作用;在豚鼠皮丘实验中,有浸润麻醉效力。50%细辛酊涂于人舌后 30 秒,舌尖即有辛凉感,1 分钟后有麻木感,以后痛觉完全消失,1 小时后开始逐渐恢复。

4. 抗炎 细辛挥发油无论灌胃或注射均有明显的抗炎作用,对甲醛、酵母、蛋清、角叉菜胶等多种致炎剂所引起的炎症反应均有明显的抑制作用。细辛挥发油能降低炎症组织及渗出液中组胺含量,对正常及切除肾上腺的炎症反应均有效。去甲乌药碱、细辛水提取物亦有较好的抗炎作用。

5. 抗变态反应 细辛的水提取物或乙醇提取物均能使速发型变态反应总过敏介质释放量减少,有抗变态反应作用。北细辛所含甲基丁香酚、去甲乌药碱、N-异丁基十二碳四烯酰胺,均可明显抑制组胺所致豚鼠离体回肠收缩。细辛煎剂能明显降低豚鼠 α-醋酸萘酯酶(ANAE)染色阳性的 T 细胞的百分比,具有免疫抑制作用。

6. 平喘 细辛挥发油、甲基丁香酚以及去甲乌药碱都能够使支气管平滑肌松弛而解除其痉挛以达到平喘效果。细辛挥发油能松弛组胺、乙酰胆碱引起的离体气管痉挛;甲基丁香酚对豚鼠离体气管有显著的松弛作用。北细辛醇浸剂有使离体肺灌流量先短暂降低,而后持续增加作用。β-细辛醚对组胺和乙酰胆碱所致豚鼠离体器官平滑肌的痉挛有明显舒张作用,且呈量效关系。对整体哮喘模型,β-细辛醚能明显延长豚鼠哮喘发作的潜伏时间,减轻症状发作的严重程度。细辛醚也有一定平喘、祛痰作用。

7. 松弛子宫、胃肠平滑肌 低浓度细辛挥发油可使兔的离体子宫、肠管张力先增加后下降,振幅增加;高浓度则呈抑制作用。细辛挥发油能松弛组胺、乙酰胆碱以及氯化钡引起的离体回肠痉挛,对大鼠离体子宫呈抑制作用。

8. 抗菌 细辛挥发油对黄曲霉菌、黑曲霉菌、白色念珠菌等有抗菌作用。抗菌有效成分为挥发油中的黄樟醚,其在体外有较强的抗菌作用,是一种广谱和较强的抗菌化学成分。α-细辛醚可抑制呼吸道合胞病毒的增殖。

9. 解热 细辛挥发油有一定的解热作用,且可维持较长时间。细辛挥发油灌服对多种原因如四氢β-萘胺,伤寒、副伤寒混合疫苗所引起的家兔实验性发热有明显的解热作用,对啤酒酵母所致的大鼠发热也有明显的解热效果,还能降低正常大鼠的体温。

【现代应用】

1. 心绞痛、心律失常 复方细辛气雾剂,于心绞痛发作时喷雾有效。临床处方可辨证选择配伍麻黄、附子、干姜、桂枝、人参、黄芪、当归等,或用麻黄附子细辛汤。

2. 慢性支气管炎 用细辛醚片。临床处方可辨证选择配伍麻黄、附子、干姜、五味子、桔梗、陈皮、半夏、远志等,或用小青龙汤。

3. 口腔炎和局部麻醉 细辛醚与甘油调和外用或用3%细辛挥发油注射液,做浸润麻醉和神经阻滞麻醉,进行五官科和眼科手术,麻醉效果较好。

4. 类风湿性关节炎、风湿性关节炎 以细辛配伍其他药物组成复方使用。临床处方可辨证选择配伍附子、干姜、秦艽、独活、肉桂、防风、防己等。

5. 头痛 用10%细辛液穴位注射有效。临床处方可辨证选择配伍川芎、白芷、藁本、防风、荆芥、当归、钩藤等。

6. 牙痛 细辛白芷散(细辛、白芷、冰片)喷雾治疗牙痛。

【不良反应】

细辛每日用量超过20 g可致唇舌及指(趾)发麻。华细辛煎剂小鼠灌服与静脉滴注的LD_{50}分别为12.38 g/kg和0.78 g/kg。细辛挥发油小鼠腹腔注射的LD_{50}为0.55 mL/kg。辽细辛油小鼠腹腔注射的LD_{50}为1.02 mL/kg。细辛挥发油中的黄樟醚毒性较大,细辛挥发油长期喂食动物,可致肝肾脂肪病变,肾功能损害,诱发肝癌。

防风 Fangfeng

【来源采制】 本品为伞形科植物防风 *Saposhnikovia divaricata*(Turcz.)Schischk. 的干燥根。春、秋二季采挖未抽花茎植株的根,除去须根和泥沙,晒干。

【性味归经】 味辛、甘,性微温。归膀胱、肝、脾经。

【功能主治】 具有祛风解表、胜湿止痛、止痉的功能。用于感冒头痛,风湿痹痛,风疹瘙痒,破伤风。

【主要成分】 含挥发油,主要为辛醛、β-没药烯、壬醛、7-辛烯-4-醇等,此外,还含有聚乙炔类、多糖类、色酮、香豆素类化合物等。

【药理作用】

1. 解热 防风煎剂或醇浸剂给人工发热家兔灌胃,可呈现中等强度的解热作用,煎剂的作用较浸剂强,能持续2.5小时以上。煎剂腹腔注射能使菌苗致热家兔体温明显降低。醇提取物能使致热大鼠体温明显降低,可持续4小时之久。防风的解热作用和抑菌、抗病毒、抗炎、镇痛、镇静作用是临床缓解风寒表证、风湿表证及恶寒、发热、头痛、身痛、头身困重临床症状的药理作用基础。

2. 抑菌、抗病毒 体外抑菌实验显示,防风鲜汁及防风水煎剂对金黄色葡萄球菌、乙型溶血性链球菌、肺炎球菌及产黄青霉菌、杂色曲霉菌等均有一定抑制作用;防风煎液对流感病毒 A_3 有一定的抑制作用;防风水提取物有抗哥伦比亚 SK 病毒的作用。

3. 抗炎、镇痛 防风煎剂和醇浸剂能抑制大鼠蛋清致足肿胀与巴豆油致小鼠耳肿胀,也能降低小鼠腹腔毛细血管的通透性。小鼠醋酸扭体法、热板法、鼠尾温浴法都表明防风镇痛作用显著。防风醇浸液、防风挥发油能明显提高电刺激鼠尾痛阈值。防风抗炎、镇痛的药理作用是其胜湿止痛,治风寒湿痹肢节疼痛、筋脉挛急的药理作用基础。

4. 镇静、抗惊厥 防风水煎剂可使入睡小鼠明显增加,使小鼠自发活动明显减少,并与阈下催眠剂量戊巴比妥钠有协同作用。防风可延长戊四氮或士的宁所致惊厥发生的潜伏期,延长实验动物生存时间,但对电惊厥无抵抗作用。防风"祛风止痉",用于治疗破伤风。其止痉的功能与其镇静、抗惊厥作用有关。

Note

5.调节免疫功能　防风煎剂能明显提高正常小鼠腹腔巨噬细胞的吞噬功能,明显提高机体非特异性免疫功能。防风多糖可明显增强小鼠网状内皮系统吞噬功能。防风煎剂能抑制 2,4-二硝基氯苯所致豚鼠迟发性变态反应,使致敏豚鼠离体气管、回肠平滑肌过敏性收缩明显减弱。

此外,防风还有抗凝血、抗肿瘤、耐缺氧、抗氧化、抑制平滑肌等作用。

【现代应用】

1.感冒　普通感冒、流行性感冒发生时,辨证属于风寒表证者,都可以选用防风配伍其他辛温解表药治疗,如配伍荆芥、羌活、细辛、藁本、白芷、苍术、川芎等。临床处方以荆防败毒散、防风通圣丸等为主。防风、黄芪、白术组成的玉屏风散,能明显降低感冒发病率。

2.过敏性皮肤病　防风与相关药物配伍可治疗荨麻疹、湿疹、风疹、脂溢性皮炎、暑热疮等。临床处方可辨证选择配伍羌活、细辛、秦艽、黄芪、白术、黄芩、青蒿、牡丹皮、紫草、龙胆等,亦可选用防风通圣散。

3.头痛　用防风通圣丸治疗偏头痛、顽固性头痛可获得良效。临床处方可辨证选择配伍羌活、细辛、防风、钩藤、天麻、川芎、藁本、白芷等。

4.风湿性关节炎　用防风、牛膝、桂枝制成的复方防风注射液进行穴位注射治疗关节痛可取得较好疗效。临床处方可辨证选择配伍独活、羌活、细辛、川芎、干姜、熟附子、肉桂、桂枝等,或用独活寄生汤。

5.破伤风　因其具有镇静、抗惊厥作用,可用于治疗破伤风。

麻黄汤 Mahuang Tang

【方剂组成】　麻黄汤出自张仲景的《伤寒论》。本方由麻黄 9 g,桂枝 6 g,苦杏仁 6 g,炙甘草 3 g 组成。

【功能主治】　具有发汗解表,宣肺平喘的功能。主治外感风寒表实证。症见恶寒发热,头身酸痛,无汗而喘,舌苔薄白,脉浮紧。

【与功能主治相对应的主要药理作用】

实验研究表明,麻黄汤具有解热、镇咳、祛痰、平喘以及抗病毒、抗炎和发汗的作用。

1.解热　麻黄汤对发热动物有明显的解热作用。使用灭活细菌悬液所致的大鼠发热模型,观察其灌服麻黄汤与大鼠的解热作用之间的关系,动物体温反应指数结果显示,麻黄汤具有解热作用,主要作用药物为麻黄和桂枝,炙甘草能增强麻黄和桂枝的作用,苦杏仁对麻黄、桂枝的作用无促进作用。

2.发汗　麻黄汤中的麻黄有较强的发汗作用,其水溶性提取物可使大鼠足底部水分发散。此作用在一定范围内呈量效关系。又有研究表明,给予麻黄的大鼠足跖汗腺上皮细胞内水泡数目有所增加,麻黄加桂枝时可使汗腺上皮细胞水泡明显扩大,数目也显著增加,提示麻黄联合桂枝时发汗作用明显增强。

3.抗病毒　将呼吸道合胞病毒(RSV)培养过程中噬菌体的噬斑数作为指标,观察麻黄汤对 RSV 增殖的抑制作用。结果证实,麻黄汤有抗呼吸道合胞病毒的作用。

4.抗炎　实验表明,麻黄汤有显著的抗炎作用。麻黄的甲醇提取物能抑制炎症早期毛细血管通透性的增加,并能抑制肉芽组织的形成。

5.镇咳、祛痰、平喘　实验证明,麻黄汤可显著延长氨雾刺激所致小鼠咳嗽的潜伏期,减少咳嗽次数;显著促进小鼠支气管对酚红的排泌;显著抑制蟾蜍口腔黏膜纤毛的运动。这提示本方有显著的镇咳、祛痰作用。在小鼠肺支气管灌流实验中,本方可使灌流时间缩短,并能对抗乙酰胆碱所致灌流时间延长,表明本方能显著扩张支气管,并能对抗乙酰胆碱所致的支气管收缩。

【现代应用】

本方适用于急性上呼吸道感染、流行性感冒、急性支气管炎、支气管哮喘、肺炎等属风寒表实证者。

1.急性上呼吸道感染　临床表现为发热、流涕、咳嗽等上呼吸道症状。可用本方加减治疗。

2.急性支气管炎　临床表现为发热、咳嗽、呼吸音粗糙及少许干湿啰音。用本方有效。

3.哮喘　哮喘是由多种细胞和细胞组分参与的气道慢性炎症。用本方有明显平喘效果。

此外,近年还有报道显示麻黄汤及其加减方用于脑瘤术后水肿、前列腺炎、风湿或类风湿性关节炎等疾病的治疗。

【不良反应】

麻黄汤发汗作用较强,寒性感冒而有汗者、热性感冒者、寒性感冒而体质虚弱者、产妇、失血患者等均不宜使用。误用可能会因为出汗太多,导致虚脱。

九味羌活汤 Jiuwei Qianghuo Tang

【方剂组成】 九味羌活汤出自《此事难知》。本方由羌活 9 g、防风 9 g、苍术 9 g、细辛 3 g、川芎 6 g、白芷 6 g、生地黄 6 g、黄芩 6 g、甘草 6 g 组成。

【功能主治】 具有发汗祛湿,兼清里热的功能。主治外感风寒湿邪,内有蕴热证。症见恶寒发热,肌表无汗,头痛项强,肢体酸楚疼痛,口苦微渴,舌苔白或微黄,脉浮或浮紧。

【与功能主治相对应的主要药理作用】

九味羌活汤具有明显的促进、调节免疫功能的作用,具有抗病原微生物、解热、镇痛、抗炎、抗氧化、抗过敏作用以及增强和改善心功能、改善血液流变学的作用。

1. 抗病原微生物 体外实验证明君药羌活所含挥发油对痢疾杆菌、布氏杆菌、大肠杆菌、金黄色葡萄球菌、铜绿假单胞菌、伤寒杆菌等均有不同程度的抑制作用;羌活水煎剂对变形杆菌、枯草杆菌、蜡样芽孢杆菌、金黄色葡萄球菌有一定抑制作用。用九味羌活汤对营养肉汤培养基中的细菌进行细菌抑制实验,实验证明其对金黄色葡萄球菌、普通变形杆菌、表皮葡萄球菌、大肠杆菌、福氏痢疾杆菌、微球菌、铜绿假单胞菌、沙门菌都有抑制作用。

2. 解热、镇痛、抗炎 九味羌活汤可以有效抑制 2,4-二硝基苯酚所致大鼠和家兔发热模型动物体温的升高;对巴豆油、醋酸致炎的小鼠炎症模型,能明显抑制巴豆油所致小鼠耳部的炎性水肿;对醋酸扭体法与热板法实验中的小鼠疼痛模型用药,能对抗醋酸所致小鼠的疼痛扭体次数的增加。以上表明九味羌活汤有解热、镇痛、抗炎的作用。

3. 调节免疫 九味羌活汤能明显促进自身抗体的产生,加速机体对内毒素的清除作用。君药羌活水提取物能明显促进佐剂性关节炎模型大鼠全血白细胞吞噬能力,提高外周血淋巴细胞转化率、红细胞免疫 C3b 受体花环及免疫复合物 IC 花环的百分比,从而提高机体的免疫功能。臣药防风水提取物则能提高小鼠巨噬细胞吞噬率和吞噬指数,并能明显提高小鼠脾脏指数。

【现代应用】

本方常用于普通感冒、流行性感冒、风湿性关节炎等证属风寒湿者。

1. 急性上呼吸道感染 急性上呼吸道感染包括咽、喉、扁桃体、鼻腔、中耳等皮肤黏膜受病原微生物感染后发生的局部炎症,临床表现为发热、流涕、咳嗽等上呼吸道症状。用本方退热快,有良好效果。

2. 急性肌炎 临床上以肌肉酸痛及压痛为主要表现。可用本方加减治疗。

3. 风湿性关节炎 临床上以关节游走疼痛为主要表现。用本方有效。

银翘散 Yinqiao San

【方剂组成】 银翘散出自《温病条辨》。本方由连翘 10 g、金银花 10 g、桔梗 6 g、薄荷 6 g、淡竹叶 4 g、甘草 4 g、荆芥穗 4 g、淡豆豉 5 g、牛蒡子 6 g、芦根 10 g 组成。

【功能主治】 具有辛凉透表,清热解毒的功能。主治温病初起表热证。症见发热,微恶风寒,无汗或有汗不畅,头痛口渴,咳嗽咽痛,舌尖红,苔薄白或薄黄,脉浮数。

【与功能主治相对应的主要药理作用】

银翘散有抗菌、抗病毒、解热、抗炎、抗过敏、镇痛等作用。

1. 抗菌、抗病毒 银翘散在体内外对革兰氏阳性和革兰氏阴性菌都有广泛抑制作用,并有明显的抗病毒作用。银翘散可提高动物的抗感染能力,文献统计银翘散治疗上呼吸道感染、肺炎、扁桃体炎与腮腺炎、流行性出血热疗效显著,总有效率明显优于单纯使用西药。

2. 解热、镇痛 许多动物实验表明,银翘散对不同致热剂所引起的家兔发热均有明显的解热作用,并能明显抑制三联疫苗导致的大鼠体温的升高。银翘散还有明显的镇痛作用。

3. 抗炎、抗过敏 银翘散具有很强的抗炎与抗过敏作用,能增强炎灶巨噬细胞对异物的吞噬能力,对多型变态反应均有明显的抗过敏作用。其抗过敏活性主要是通过抗组胺作用而实现的。银翘散能显著抑制致炎剂二甲苯引起的小鼠皮肤毛细血管通透性的增高,并呈显著的量效相关性。银翘散对小鼠耳肿胀、大鼠足肿胀均有抑制作用,能明显抑制巴豆油所致小鼠耳部炎性水肿。

4. 对免疫功能的影响 君药金银花能提高炎性细胞及外周血白细胞吞噬功能,提高血清溶菌酶活性,从而可提高机体非特异性免疫功能。臣药牛蒡子可增强机体免疫功能,使淋巴细胞转化率显著提高,可明显增加抗体生成细胞的形成,增强巨噬细胞的吞噬功能。

【现代应用】

本方常用于治疗感冒、流行性感冒、麻疹、急性支气管炎、肺炎、流行性腮腺炎、急性咽炎、急性扁桃体炎、流行性乙型脑炎初起而见风热表证者。

1. 风热感冒 症见微恶风寒,发热,自汗,头痛,口渴或不渴而咳,脉浮数,舌苔白,属风热型者,均可用本方治疗,一般一剂后热度降低,2～4天可痊愈。

2. 流行性感冒 临床表现主要为发热、怕冷、头痛、咽痛、四肢肌肉酸痛等症状。可用本方加减治疗。

3. 流行性腮腺炎 临床常以双腮肿大、发热为主要症状,可并发睾丸炎、脑炎。用本方治疗有较好效果。

4. 流行性乙型脑炎 流行性乙型脑炎临床表现主要为持续发热、惊厥、意识障碍。可用本方加减治疗。

5. 麻疹 麻疹初期用本方治疗不仅退热快,而且能使透疹过程顺利,其他症状缓解、消失得也较快。

6. 小儿肺炎 用本方加减治疗小儿肺炎有效。本方对屡用抗生素治疗效果不佳的肺炎有一定疗效。

 目标检测

一、名词解释

1. 解表药

2. 辛温解表药

3. 辛凉解表药

二、简答题

1. 解表药解除表证的药理基础是什么?

2. 解表药常用药物与方剂有哪些?

3. 麻黄平喘作用特点和作用机制是什么?

4. 葛根对心脑血管系统的药理作用有哪些?

5. 柴胡解热作用的主要有效成分和作用机制是什么?

（陈　文）

第六章　清　热　药

清热药
PPT

清热药
概述

第一节　概　　述

凡能清泄里热，用于治疗里热证的中药，称清热药。清热药性属寒凉，多入肺、胃、心、肝、大肠经，具有清热泻火、清热凉血、清热解毒、清热燥湿和清虚热等功效。里热证是由于外感风、寒、暑、湿、燥、火六淫邪气，入里化热，或因内伤情志或饮食，郁久化热所致的一类症候群，如温热病高热烦渴，湿热泻痢，温毒发斑，痈肿疮毒及阴虚发热等。临床表现为发热，不恶寒而恶热，口渴饮冷，心烦口苦，面红目赤甚至神昏谵语，发狂，小便短赤，大便秘结，舌红苔黄，脉数等。里热证由于发病原因不一，热邪兼夹其他邪气不同，病情发展阶段不同，以及患者体质差异等，病情变化较为复杂，临床上根据虚实不同可分为实热证和虚热证两类。其中实热证又可进一步分为气分热、血分热、湿热、暑热证、热毒证等类型。虚热证可因外感病入里化热伤阴而致，由于具体脏腑部位不同，临床亦可分为心阴虚、肝阴虚、肺阴虚、肾阴虚等，分而治之。

从现代医学角度看，里热证是一个很广泛的临床症候群，它不仅包括现代医学的体温升高，也包括体温虽正常但患者具有上述热证症状者。里热证常见于现代医学的急性感染性疾病以及非感染性疾病，如某些肿瘤、白血病、心血管疾病、变态反应性疾病及内分泌代谢性疾病，凡以发热不恶寒、口渴、口苦、尿黄、舌红、苔黄、脉数为基本症状，均属于里热证范畴。其中气分热与感染性疾病急性期临床表现相似；血分热的典型症状有斑疹、出血，多见于感染性疾病伴有凝血功能紊乱的衰竭期；湿热证多见于一些慢性感染性疾病及真菌感染性疾病，如肝炎、胆囊炎、真菌性皮肤病及阴道炎等；热毒证多见于感染性疾病所引起的高热及伴随的各种病理变化，包括各种毒血症、菌血症，多种化脓性感染，部分病毒感染

Note

等。虚热证则见于西医学中急性传染病后期体质虚弱或慢性消耗性疾病如结核病等。

清热药针对里热证的不同类型,并根据药物的功能、主治的特点,可分为清热泻火药、清热凉血药、清热解毒药、清热燥湿药和清虚热药五类。

【与功能主治相对应的主要药理作用】

清热药的药理研究十分广泛,涉及抗病原微生物、抗毒素、解热、抗炎、调节免疫、抗肿瘤等作用。此外部分清热药还有抗血小板聚集、抗心肌缺血、抗心律失常、降压、降血糖等药理作用。抗病原微生物、抗毒素、解热、抗炎、调节免疫、抗肿瘤等作用是清热药清泄里热的药理学基础。

1. 抗病原微生物　病原微生物可视为外邪,是引起各种感染性疾病的主要因素。大多数清热药对细菌、病毒等都有不同程度的抑制或杀灭作用,其中以清热解毒药、清热燥湿药的作用较为明显。

(1)抗细菌:清热药抗菌谱广,体外实验证实,黄芩、黄连、金银花、大青叶、板蓝根、鱼腥草等,对多种革兰氏阳性菌如金黄色葡萄球菌、溶血性链球菌、肺炎球菌、白喉棒状杆菌等均有不同程度的抑制作用,对革兰氏阴性菌如大肠杆菌、痢疾杆菌、铜绿假单胞菌等亦有抑制作用。

(2)抗真菌:体外实验证实,黄芩、黄连、鱼腥草、苦参等对多种致病性皮肤或指甲真菌,如堇色毛癣菌、絮状表皮癣菌、犬小孢子菌、许兰毛癣菌、白色念珠菌、奥杜盎小芽孢癣菌及腹股沟癣菌均有不同程度的抑制作用。

清热药的抗菌机制目前尚不清楚,可能涉及多个环节,包括破坏菌体结构,影响细菌胞质膜的通透性;抑制核酸、蛋白质合成;影响叶酸代谢等方面。目前所知的抗菌有效成分有小檗碱(黄连、黄柏)、黄芩苷(黄芩)、绿原酸和异绿原酸(金银花)、癸酰乙醛(鱼腥草)、穿心莲内酯、原白头翁素等。

(3)抗病毒:临床实践和体外实验均显示清热药具有抗病毒作用,黄芩、黄连、苦参、板蓝根、大青叶、金银花、鱼腥草等均具有较强及较肯定的抗病毒活性,对流感病毒、腺病毒、流行性乙型脑炎病毒、腮腺炎病毒、脊髓灰质炎病毒、单纯疱疹病毒、乙型肝炎病毒表面抗原等有明显的灭活或一定的抑制作用。一般认为,清热药抗病毒机制与以下几个方面有关:直接杀灭病毒;抑制和阻止病毒在体内的复制;减少病毒所引起的细胞病变;增强机体免疫功能等。

此外,鸦胆子、白头翁有抗阿米巴原虫作用;青蒿、鸦胆子有抗疟原虫作用。

2. 抗毒素　虽然大多数清热药在体内难以达到有效抑菌浓度,但临床仍有抗感染效果,与其减轻细菌的毒力及对组织的损害,提高机体对毒素的耐受力密不可分。如黄连、金银花、大青叶、板蓝根等能够直接中和降解内毒素或破坏其正常结构,同时抑制内毒素诱导的炎症介质的合成与过度释放,有效控制病情,降低死亡率。小檗碱能延长霍乱弧菌毒素所致腹泻潜伏期,减轻腹泻程度,拮抗毒素对机体的损害,显示出其具有抗外毒素作用。射干有抗透明质酸酶的作用,可阻止细菌毒素在结缔组织中扩散,降低细菌毒力。黄芩、知母、牡丹皮、黄连等能抑制凝固酶的形成,有利于细菌在体内被消灭。

3. 解热　里热证多伴有发热,多数清热药及其复方具有解热作用。如黄芩、黄连、金银花、连翘、大青叶、板蓝根、青蒿、栀子、知母、安宫牛黄丸等均有显著的解热作用,能使实验性发热动物体温显著降低。清热药的解热作用与其能够中和、降解内毒素和抑制内源性致热原的产生等有关。需要注意的是本类药物对发热患者的降温作用与解表药不同,退热多不伴有明显出汗。

4. 抗炎　急性炎症是热证的主要表现之一,也是感染性疾病的重要病理过程。多数清热药对实验性炎症的不同阶段均有抑制作用。如黄连、黄芩、苦参等对急、慢性炎症均有抑制作用。黄连及所含的小檗碱对多种实验性炎症早期渗出、水肿和晚期肉芽增生都有明显的抑制作用。苦参素对多种致炎剂诱发的动物炎症有抗炎作用,肌内注射时与氢化可的松的作用相似,能明显对抗巴豆油、大鼠角叉菜胶和小鼠冰醋酸诱发的渗出性炎症。其抗炎机制可能与兴奋垂体-肾上腺皮质系统,抑制炎症反应以及抑制各种炎症介质的合成和释放有关。

5. 调节免疫　清热药对免疫功能的影响较为复杂,一方面多数清热药能够提高机体的免疫功能,增强机体的抗病能力,如金银花、蒲公英、鱼腥草、穿心莲、山豆根、板蓝根等能增强非特异性免疫。金银花、蒲公英、黄芩、大青叶、板蓝根能促进细胞免疫及抗体生成,影响特异性免疫功能。山豆根、板蓝根能升高白细胞数。金银花、大青叶、鱼腥草能提高白细胞对异物的吞噬能力。蒲公英、大青叶等能促进单核巨噬细胞系统的吞噬功能。另一方面清热药又能抑制多种类型的变态反应,如黄芩、苦参能抑制肥大细胞脱颗粒,抑制过敏介质的释放;苦参、穿心莲能抑制迟发型超敏反应。

6.抗肿瘤 热毒是促使肿瘤发展和病情恶化的重要因素,清热解毒是中医治疗恶性肿瘤的重要原则之一。目前治疗肿瘤的中药中,清热药所占比例最大。动物实验表明,多数清热解毒药如青黛、苦参、紫草等对多种实验性肿瘤有抑制作用。临床观察也发现,许多清热药有较强的抗肿瘤活性,并可控制肿瘤和周围的炎性水肿,减轻症状,控制疾病发展。

除此之外,一些清热药还兼有镇静、抗惊厥、止血、抗凝血、降压等其他药理作用。

【常用药物与方剂】 清热药常用药物有金银花、大青叶、板蓝根、鱼腥草、穿心莲、黄连、黄芩、苦参、龙胆草、知母、栀子、赤芍、山豆根、牡丹皮、蒲公英等。常用复方有白虎汤、柴葛解肌汤、黄连解毒汤、安宫牛黄丸、银翘散、青蒿鳖甲汤等。清热药常用药物与方剂主要药理作用见表 6-1。

表 6-1 清热药常用药物与方剂主要药理作用简表

类别	传统功效	清热解毒	清热解毒	清热泻火	清热泻火	祛邪扶正	清热燥湿
	药理作用	抗病原微生物	抗毒素	抗炎	解热	调节免疫	抗肿瘤
清热泻火药	知母	+		+	+		+
	石膏				+	+	
	栀子	+		+	+		
	牛黄	+		+	+		
	白虎汤	+		+	+	+	
	柴葛解肌汤	+		+	+		
清热燥湿药	黄芩	+	+	+	+	+	+
	黄连	+	+	+		+	+
	黄柏	+	+	+	+		
	苦参	+		+	+	+	+
	龙胆草	+		+		+	
	黄连解毒汤	+	+	+	+		
清热凉血药	牡丹皮	+		+	+	+	
	赤芍	+		+		+	+
	紫草	+		+	+		+
	生地黄	+		+			+
	羚羊角	+		+	+		
	安宫牛黄丸	+		+	+		+
清热解毒药	金银花	+	+	+	+	+	+
	连翘	+		+	+	+	
	大青叶	+		+	+	+	
	板蓝根	+		+	+	+	
	鱼腥草	+	+	+	+	+	
	穿心莲	+		+	+	+	+
	山豆根	+		+	+	+	+
	青黛	+					+
	蒲公英	+	+				+
	野菊花	+		+	+	+	
	银翘散	+	+	+	+	+	

续表

类别	传统功效	清热解毒	清热解毒	清热泻火	清热泻火	祛邪扶正	清热燥湿
	药理作用	抗病原微生物	抗毒素	抗炎	解热	调节免疫	抗肿瘤
清虚热药	青蒿	+		+	+	+	+
	地骨皮	+				+	+
	胡黄连	+					
	秦艽			+	+		
	青蒿鳖甲汤	+		+	+		

第二节　常用药物

黄芩 Huangqin

【来源采制】　本品为唇形科植物黄芩 *Scutellaria baicalensis* Georgi 的干燥根。春、秋二季采挖，除去须根和泥沙，晒后撞去粗皮，晒干。

【性味归经】　味苦，性寒。归肺、胆、脾、大肠、小肠经。

【功能主治】　具有清热燥湿，泻火解毒，止血，安胎的功能。用于湿温、暑湿，胸闷呕恶，湿热痞满，泻痢，黄疸，肺热咳嗽，高热烦渴，血热吐衄，痈肿疮毒，胎动不安。

【主要成分】　主要含黄酮类成分，已分离出 40 多种黄酮，主要有黄芩苷、黄芩素、汉黄芩苷、汉黄芩素、千层纸素 A 等。

【药理作用】

1.抗病原微生物　黄芩对常见致病菌具有广谱的抗菌作用。体外实验表明黄芩煎剂对多种革兰氏阳性菌及革兰氏阴性菌如金黄色葡萄球菌、溶血性链球菌、肺炎球菌、白喉杆菌、大肠杆菌、痢疾杆菌、铜绿假单胞菌、伤寒杆菌等均有不同程度的抑制作用。其中对金黄色葡萄球菌和铜绿假单胞菌的作用较强。黄芩的水溶性成分对多种致病性皮肤或指甲真菌，如絮状表皮癣菌、堇色毛癣菌、白色念珠菌等亦有一定抑制作用。其抑菌成分主要是黄芩素与黄芩苷。黄芩还能降解内毒素，对抗细菌内毒素对细胞膜结构的损伤，降低内毒素引起的动物死亡率。黄芩煎剂、水浸出液对甲型流感病毒有体外抑制作用，对感染流感病毒的小鼠亦有治疗效果，可减轻小鼠肺部病变和延长存活时间。黄芩对乙型肝炎病毒、柯萨奇病毒、艾滋病病毒亦有显著的体外抑制作用，并可抑制乙型肝炎病毒（HBV）DNA 的合成。

2.抗炎　黄芩及其黄酮类成分对急、慢性炎症均有不同程度的抑制作用。黄芩水提液、水煎醇沉液对大鼠酵母性足肿胀有明显抑制作用。黄芩甲醇提取物、黄芩素、黄芩苷、汉黄芩素均能抑制醋酸诱导的毛细血管通透性增加，减轻合成多胺诱导的大鼠急性足跖水肿，抑制佐剂性关节炎大鼠骨质退行性病变的继发损害。抗炎作用机制与抗组胺释放及抗花生四烯酸（AA）代谢有关。黄芩苷和黄芩素能抑制 AA 代谢途径中环氧酶和脂氧酶活性，从而抑制前列腺素（PG）和白三烯（LT）的生成。

3.抗过敏　黄芩抗过敏反应作用显著。黄芩苷、黄芩素对豚鼠离体气管过敏性收缩及卵蛋白致整体动物过敏性气喘均有缓解作用，对豚鼠被动性皮肤过敏反应、组胺皮肤反应亦有抑制作用。其抗过敏机制与稳定肥大细胞膜，抑制过敏性介质的释放有关，对平滑肌本身也有直接松弛作用。黄芩苷、黄芩苷锌络合物是抗过敏反应的主要成分。

4.解热　黄芩煎剂、黄芩水煎醇沉液、黄芩苷等对 2,4-二硝基苯酚，伤寒、副伤寒甲、乙菌苗，酵母等引起的多种实验性发热动物模型有明显的退热作用。解热作用机制与抑制环氧酶（COX）活性，使 PG 合成减少有关。

5. 利胆、保肝 黄芩煎剂、乙醇提取物及黄芩素、黄芩苷可促进家兔或犬胆汁的分泌,可拮抗胆总管结扎所致兔血胆红素水平的升高。黄芩、黄芩苷对 CCl_4、半乳糖胺、对乙酰氨基酚等所致实验性肝损伤有保护作用,可使肝糖原含量增加,转氨酶活性降低。

6. 降压 黄芩多种制剂、多种途径给药对高血压动物模型均有降压效果。其降压机制与其直接扩张外周血管有关,也有学者认为是由其抑制血管运动中枢所致。

7. 抗氧化 黄芩是很有前途的临床抗氧化剂,对心、肝、肺、晶状体等均有抗氧自由基作用。如黄芩苷、黄芩素、汉黄芩苷、汉黄芩素等对肝组织过氧化脂质有显著的抑制作用。此外,黄芩苷锌对超氧自由基还有明显的清除作用。

8. 降血脂 黄芩的主要有效成分黄酮类化合物能使实验性高脂血症大鼠血清、肝脏的总胆固醇、甘油三酯、游离脂肪酸、游离胆固醇水平选择性降低而表现出明显的降血脂作用。其降血脂有效成分有黄芩素、黄芩苷、汉黄芩素、黄芩新素 II 等。

9. 抗肿瘤 黄芩在体内外实验中均显示广泛的抗肿瘤活性。其抗肿瘤的主要活性成分有黄芩素、黄芩苷和汉黄芩素。抗肿瘤作用机制主要有调节花生四烯酸代谢,抑制肿瘤细胞增殖,诱导细胞凋亡,抑制新生血管生成等。

此外,黄芩还具有一定的抗血小板聚集、抗心肌缺血、神经细胞保护等作用。

【现代应用】

1. 呼吸道感染 黄芩广泛用于普通感冒、流行性感冒、急性扁桃体炎、支气管炎等上呼吸道感染。双黄连注射液治疗小儿肺炎,复方黄芩注射液治疗老年人肺部感染等,均取得较好疗效。

2. 肠炎、细菌性痢疾(菌痢) 葛根芩连汤、黄芩汤等可用于急性肠炎、流行性腹泻、急性细菌性痢疾。

3. 病毒性肝炎 黄芩苷肌内注射或静脉滴注可治疗病毒性肝炎,临床疗效好。

4. 胆道感染 用于治疗胆囊炎、胆道蛔虫、胆结石等所致胆道感染。

5. 过敏 过敏性哮喘、过敏性鼻炎、过敏性紫癜等,均可以用黄芩临床辨证配伍青蒿、紫草、秦艽等,或者加入玉屏风散使用。

6. 创伤、局部感染、烧烫伤、丹毒 复方黄芩液治疗创伤、局部感染、烫伤等。或者配伍黄连、黄柏、龙胆、苦参等,或采用黄连解毒汤内服外洗。

【不良反应】

口服黄芩水煎剂不良反应少,黄芩苷或黄芩注射液给药,少数患者会出现胃部不适、腹泻等。也有报道称双黄连注射液、银黄注射液可引起过敏性休克。

黄连 Huanglian

【来源采制】 本品为毛茛科植物黄连 *Coptis chinensis* Franch.、三角叶黄连 *Coptis deltoidea* C. Y. Cheng et Hsiao 或云连 *Coptis teeta* Wall. 的干燥根茎。以上三种分别习称"味连""雅连""云连"。秋季采挖,除去须根和泥沙,干燥,撞去残留须根。

【性味归经】 味苦,性寒。归心、脾、胃、肝、胆、大肠经。

【功能主治】 具有清热燥湿,泻火解毒的功能。用于湿热痞满,呕吐吞酸,泻痢,黄疸,高热神昏,心火亢盛,心烦不寐,心悸不宁,血热吐衄,目赤,牙痛,消渴,痈肿疔疮;外治湿疹,湿疮,耳道流脓。酒黄连善清上焦火热,用于目赤,口疮。姜黄连清胃和胃止呕,用于寒热互结,湿热中阻,痞满呕吐。萸黄连舒肝和胃止呕,用于肝胃不和,呕吐吞酸。

【主要成分】 主要成分为小檗碱,含量为 $7\%\sim9\%$;其次为黄连碱、巴马亭(掌叶防己碱)、药根碱、木兰花碱等。

【药理作用】

1. 抗病原微生物

(1)抗细菌:黄连抗菌谱广,对葡萄球菌、链球菌、肺炎球菌、霍乱弧菌、炭疽杆菌、痢疾杆菌等均有较强的抗菌作用；对枯草杆菌、肺炎杆菌、结核分枝杆菌、百日咳杆菌、白喉杆菌、鼠疫杆菌、布氏杆菌也有抗菌作用；对大肠杆菌、变形杆菌、伤寒杆菌作用较弱。主要有效成分为小檗碱、黄连碱、药根碱以及巴马亭，小檗碱的抗病原微生物作用与黄连大体一致。

（2）抗真菌：黄连煎剂及水浸液对堇色毛癣菌、絮状表皮癣菌、白色念珠菌、星形奴卡菌等14种皮肤真菌有抑制作用，巴马亭、药根碱等对卡尔酵母菌、白色念珠菌等有显著抗菌作用。黄连的抗菌强度和浓度与配伍有关，小檗碱低浓度可抑菌而高浓度可杀菌。黄连或小檗碱单用时，金黄色葡萄球菌、溶血性链球菌和福氏痢疾杆菌极易产生抗药性，甚至被细菌利用。小檗碱和其他清热药（如黄连解毒汤）或与抗生素配伍，其抗菌作用可成倍增加，且不易产生耐药性。小檗碱与青霉素、链霉素、金霉素、异烟肼、对氨基水杨酸无交叉耐药性。

黄连的抗菌机制可能包括：破坏细菌结构；影响细菌糖代谢；抑制细菌DNA复制和干扰细菌蛋白质的合成。

另外，黄连及小檗碱对体内外阿米巴原虫、阴道滴虫、沙眼衣原体、热带利什曼原虫、钩端螺旋体等均有抑制作用。

（3）抗病毒：黄连制剂或小檗碱对各型流感病毒、柯萨奇病毒、风疹病毒、单纯疱疹病毒、脊髓灰质炎病毒等均有抑制作用。

2. 抗毒素　黄连和小檗碱能对抗多种细菌毒素而改善毒血症。黄连对细菌内毒素所致大鼠死亡有保护作用，在低于抑菌浓度时就能抑制细菌凝固酶的形成，使毒力降低，有利于吞噬细胞的吞噬，从而减轻对组织的损害作用。小檗碱能对抗霍乱弧菌和大肠杆菌所致肠分泌亢进、腹泻和死亡，并能对抗霍乱弧菌毒素引起的肠绒毛顶端水肿。

3. 解热　黄连是清热泻火之要药。黄连、小檗碱均有解热作用，对牛奶致热家兔和酵母悬液致热大鼠都有明显解热效果，其解热作用可能是通过抑制中枢发热介质的生成和释放而产生的。

4. 抗炎　黄连及小檗碱都有抗炎作用，对多种实验性炎症早期渗出、水肿和晚期肉芽增生都有明显的抑制作用。其抗炎机制可能与刺激促皮质激素释放和影响炎症过程的某些环节有关。

5. 增强免疫功能　黄连和小檗碱在体内外均能增强白细胞和网状内皮系统的吞噬功能，从而提高机体的防御功能，是一种细胞免疫促进剂。

6. 对心血管系统的影响

（1）抗心律失常：小檗碱和药根碱有抗心律失常作用。静脉注射硫酸小檗碱能防治 $CaCl_2$、乌头碱、$BaCl_2$、肾上腺素、电刺激以及冠状动脉结扎所致动物室性心律失常，并有明显的量效关系。临床也证实，小檗碱对多种原因引起的室性及室上性心律失常均有较好疗效，表明小檗碱具有广谱抗心律失常作用。抗心律失常的机制可能与其降低心肌细胞自律性、延长心肌细胞动作电位时程（APD）及有效不应期（ERP）、消除折返冲动、拮抗肾上腺素等有关。

（2）降压：小檗碱有明显降压作用。动物静脉注射或口服小檗碱均可引起血压下降，以舒张压降低更为明显，且其降压作用与剂量呈正相关，重复给药无快速耐受性。降压机制主要是竞争性阻断血管平滑肌上 α_1 受体，使外周血管阻力降低。小檗碱还可通过抗炎、抑制血管平滑肌增殖等途径抗动脉粥样硬化。

（3）正性肌力作用：小檗碱在一定剂量范围内对多种动物的离体及在体心脏均可显示正性肌力作用。临床也证实，小檗碱口服或静脉滴注可使严重心力衰竭患者的心肌收缩力加强。作用机制与促进心肌细胞外 Ca^{2+} 内流，导致心肌细胞内 Ca^{2+} 增加有关。黄连对心率的影响，则以负性频率为主。

（4）抗心肌缺血：小檗碱有抗心肌缺血作用，能增加离体猫心冠状动脉血流量，保护心肌缺血性损伤，改善心肌梗死后衰竭的心室功能。小檗碱和四氢小檗碱能使家兔及大鼠由于结扎冠状动脉所致的实验性心肌梗死的范围缩小和程度显著减轻。其抗心肌缺血的作用机制与降低心肌耗氧量有关。

7. 对消化系统的影响

（1）抗腹泻：黄连为治痢要药，其治痢效果除与其具有的抗菌作用有关外，还与其具有的抗腹泻作用有关。整体实验表明，灌服小檗碱可显著对抗蓖麻油、番泻叶等所致的小鼠腹泻。另外，因小檗碱具有抗细菌毒素作用,所以其能对抗霍乱弧菌毒素和大肠杆菌毒素所致的严重腹泻。

（2）抗溃疡：黄连及小檗碱均具有抗实验性胃溃疡的作用,对盐酸-乙醇所致大鼠胃黏膜损伤、水浸应激性胃溃疡及幽门结扎性胃溃疡均有明显的抑制作用。抑制胃酸分泌和抗幽门螺杆菌可能是其具有抗溃疡作用的原因。

8. 降血糖 黄连煎剂及小檗碱均能降低正常小鼠血糖,呈量效关系,能对抗葡萄糖、肾上腺素、四氧嘧啶引起的血糖升高,亦可降低自发性糖尿病 KK 小鼠血糖,并可改善葡萄糖糖耐量。黄连的降血糖作用可能是通过抑制肝脏的糖原异生或促进外周组织对葡萄糖的利用而实现的。降血糖作用是其治消渴病的药理学基础。

9. 抗肿瘤 小檗碱及其一些衍生物有抗癌活性。小檗碱具有拓扑异构酶毒性,可使细胞内拓扑异构酶变为导致 DNA 链断裂的损伤物质。小檗碱对人鼻咽癌细胞 HNE_1、恶性奇胎瘤细胞 NT_2/D_1、大鼠 9L 脑肿瘤细胞、人白血病细胞、艾氏腹水癌细胞、淋巴瘤 NK/LY 细胞有一定的抑制和杀灭作用,对肉瘤 S_{180} 有剂量依赖性直接抑制效果。小檗碱的一些类似物或衍生物也有不同程度的抗癌活性。如 9-去甲基小檗碱及其醋酸、苯甲酸酯、小檗碱的硫代磷酰胺衍生物均有较强的抗癌活性。黄连中其他生物碱,如巴马亭、药根碱等能强烈抑制小鼠腹水癌细胞对氧的摄取。黄连和替加氟、环磷酰胺、5-氟尿嘧啶（5-FU）、顺铂、长春碱配伍可抑制这些抗癌药物耐药性的增加。

此外,黄连还具有一定的抗血小板聚集、抗脑缺血损伤、镇静催眠等作用。

【现代应用】

1. 肠道感染 黄连各种制剂、复方对急性细菌性痢疾、急性胃肠炎均有较好的疗效。

2. 呼吸道感染 用黄连粉、小檗碱、雾化剂治疗大叶性肺炎、支气管肺炎、肺脓肿、急慢性支气管炎、白喉、百日咳均有疗效。

3. 细菌性感染 黄连广泛用于各种细菌性感染疾病的治疗,对急性、慢性细菌性感染均有较好效果。①五官科感染：黄连浸液、煎剂、酒剂可内服或局部应用于结膜炎、角膜炎、沙眼、急性化脓性中耳炎、慢性中耳炎、弥散性外耳道炎、急慢性扁桃体炎、黏膜溃疡等。②外科感染：黄连复方可内服或局部应用于皮肤化脓性感染如痈疖脓肿、淋巴结炎以及乳腺炎,如芩连解毒汤、如意金黄散等。③妇科炎症如阴道炎、附件炎等均可用黄连复方治疗。④其他感染：肾盂肾炎、败血症、钩端螺旋体病、猩红热、麻风病等可用黄连复方治疗。

4. 心律失常 小檗碱口服治疗室性期前收缩及房性期前收缩、心动过速性心肌病,与美西律疗效相似,具有不良反应发生率低、副作用小的优点。

5. 糖尿病 黄连配伍黄芩、知母、石膏、甘草组成黄连石膏汤,配伍人参、天花粉、泽泻制为黄连降糖散,治疗糖尿病均有良效。

6. 胃炎、胃溃疡 黄连食醋白糖山楂饮治疗萎缩性胃炎,小檗碱口服治疗胃十二指肠溃疡,效果较好。

7. 血小板聚集 临床应用小檗碱治疗血小板聚集率高,疗效好,副作用小。

8. 烧伤、烫伤 黄连素可用于治疗各种烧伤、烫伤。临床处方可辨证选择配伍黄柏、黄芩、紫草等,或用黄连解毒汤、三黄泻心汤,内服外洗。

【不良反应】

口服黄连水煎剂不良反应少。口服小檗碱少数患者会出现上腹部不适、恶心、呕吐、腹泻等胃肠道症状,偶见血红蛋白和血细胞减少、溶血性贫血。小檗碱静脉滴注可引起急性心源性脑缺血综合征,严重时可致死。双黄连注射液静脉滴注可引起过敏反应,轻者表现为药疹、皮炎、血小板减少,重者表现为过敏性休克。

金银花 Jinyinhua

【来源采制】 本品为忍冬科植物忍冬 *Lonicera japonica* Thunb. 的干燥花蕾或带初开的花,夏初花开放前采收,干燥。

【性味归经】　味甘,性寒。归肺、心、胃经。

【功能主治】　具有清热解毒、疏散风热的功能。用于痈肿疔疮,喉痹,丹毒,热毒血痢,风热感冒,温病发热。

【主要成分】　金银花主要化学成分为绿原酸类化合物,即绿原酸和异绿原酸,还有大量的黄酮类化合物,如木犀草素、忍冬苷及挥发油等。

【药理作用】

1. 抗菌　金银花为作用较强的广谱抗菌药物,对多种致病菌有较强的抗菌作用,如抗金黄色葡萄球菌、乙型溶血性链球菌、肺炎球菌、痢疾杆菌、伤寒杆菌、副伤寒杆菌、霍乱弧菌、铜绿假单胞菌、脑膜炎奈瑟菌等。金银花抗菌的主要有效成分为绿原酸和异绿原酸。

2. 抗病毒　金银花有明显的抗病毒作用,能抑制流感病毒、孤儿病毒、单纯疱疹病毒、柯萨奇病毒、艾滋病病毒(HIV)等,延缓细胞病变。其作用机制与直接灭活、阻止病毒吸附和抑制生物合成等有关。

3. 抗内毒素　细菌释放的内毒素入血可引起全身毒血症状,出现发热、头痛、白细胞增多等。金银花对内毒素引起的发热有解热作用,并能加速清除血中的内毒素,这是其治疗"里热证"的药理学基础。

4. 抗炎、解热　金银花对急、慢性炎症均有明显的抑制作用,对蛋清、角叉菜胶、二甲苯所致足肿胀和巴豆油性肉芽囊肿有不同程度的抑制作用,既能减少局部炎性渗出也能抑制炎性增生。此外,金银花还有不同程度的退热作用。

5. 增强免疫功能　金银花能显著促进白细胞的吞噬功能,提高腹腔巨噬细胞的吞噬率和吞噬指数,促进炎性细胞消散,提高淋巴细胞活性,显著增加 IL-2 的产生。

6. 保肝、利胆　黄褐毛忍冬总皂苷中 α-常春藤皂苷和无患子皂苷 B 的混合物、三萜皂苷等对实验性肝损伤均有保护作用,能显著对抗四氯化碳(CCl_4)、对乙酰氨基酚及 D-半乳糖胺等所致肝损伤,降低血清谷丙转氨酶及肝脏甘油三酯含量,减轻肝脏病理损伤的严重程度,使肝脏点状坏死总数及坏死出现率明显降低。金银花所含的多种绿原酸类化合物还具有显著的利胆作用,可促进胆汁分泌。

7. 降血脂　金银花能显著减少肠内胆固醇的吸收,降低血浆中胆固醇的含量及动脉粥样硬化指数,提高高密度脂蛋白胆固醇含量。

此外,金银花还具有一定的降血糖、抗氧化、止血、抗肿瘤、终止妊娠等作用。

【现代应用】

1. 急性感染性疾病　金银花抗菌、抗病毒范围广泛,素有"天然抗生素"的美称,可以广泛用于各种急性感染性疾病的治疗。①上呼吸道感染:感冒、急性咽喉炎、肺炎,临床常用著名经典方银翘散。②急性传染病:流行性感冒、流行性脑脊髓膜炎、流行性乙型脑炎、腮腺炎等,可用银翘散、银翘白虎汤。③肠道感染:细菌性痢疾、肠炎、阑尾炎、婴幼儿腹泻,可用银翘散、五味消毒饮。④皮肤化脓性感染:各种疔毒及痈疮疖肿,颌面部化脓、炎症等,可用银翘散、五味消毒饮。⑤五官科感染性疾病:结膜炎、角膜炎、角膜溃疡、舌炎、鼻窦炎等,可用银翘散。⑥其他感染性疾病:如阑尾炎穿孔、局限性腹膜炎、胆道或伤口感染、泌尿系统感染、风湿性关节炎、乳腺炎等,亦可用银翘散、五味消毒饮。

2. 皮肤病　金银花用于面部湿疹、急性湿疹、接触性皮炎、荨麻疹等,均有较好疗效。临床处方可用银翘散、五味消毒饮,或用金银花配伍黄芩、龙胆、苦参等,内服外洗。

3. 妇科疾病　金银花浸膏涂搽,用于治疗宫颈糜烂,或制成外阴洗剂,用于淋菌性、霉菌性、滴虫性、老年性阴道炎及瘙痒症等。临床处方可辨证选择配伍连翘、蒲公英、野菊花、紫花地丁等,亦可用银翘散、五味消毒饮,内服外洗。

【不良反应】

金银花不良反应较少,但有报道称金银花和银黄注射液可致过敏反应。金银花提取物有一定的溶血作用。

大青叶和板蓝根 Daqingye he Banlangen

【来源采制】　大青叶为十字花科植物菘蓝 *Isatis indigotica* Fort. 的干燥叶。夏、秋二季分 2～3 次采收,除去杂质,晒干。板蓝根为菘蓝的干燥根,秋季采挖,除去泥沙,晒干。

【性味归经】　味苦,性寒。归心、胃经。

【功能主治】　大青叶具有清热解毒,凉血消斑的功能。用于温病高热,神昏,发斑发疹,痄腮,喉痹,丹毒,痈肿。板蓝根具有清热解毒,凉血利咽的功能。用于瘟疫时毒,发热咽痛,温毒发斑,痄腮,烂喉丹痧,大头瘟疫,丹毒,痈肿。

【主要成分】　大青叶的主要化学成分有菘蓝苷、靛蓝、靛玉红、色胺酮以及挥发油等。板蓝根主要含靛苷、靛蓝、靛玉红、菘蓝苷 B,另含 β-谷甾醇、腺苷、多种氨基酸等。

【药理作用】

1.抗病原微生物

(1)抗菌:大青叶与板蓝根具有广谱抗菌作用。板蓝根煎剂、丙酮提取物、氯仿提取物、乙酸乙酯提取物、正丁醇提取物对各种革兰氏阳性菌和革兰氏阴性菌均有抑制作用。体外实验显示其对金黄色葡萄球菌、溶血性链球菌、肺炎球菌、脑膜炎奈瑟菌、铜绿假单胞菌、白喉棒状杆菌、大肠杆菌等常见致病菌均有不同程度的抑制作用,且对金黄色葡萄球菌耐药菌株有抑制作用。板蓝根对多种致病性皮肤真菌也有抑制作用,还能抗细菌内毒素。

(2)抗病毒:大青叶与板蓝根抗病毒作用确切。体内外实验显示其对流行性乙型脑炎病毒、腮腺炎病毒、流感病毒及乙型肝炎病毒表面抗原(HBsAg)均有一定抑制作用。板蓝根注射液对肾病综合征出血热病毒在体外有杀灭作用,还能对抗流感病毒、腺病毒对人胚肾原代单层上皮细胞的损伤作用。初步认为靛蓝、靛玉红是其抗菌、抗病毒的有效成分。

2.抗炎、解热　大青叶煎剂和板蓝根注射液对二甲苯等致炎剂所致炎症反应有明显抑制作用;对实验性发热家兔也有明显解热作用,且降温快,毒性小。

3.增强免疫功能　板蓝根多糖对特异性和非特异性免疫功能均有一定促进作用,腹腔注射可使正常小鼠脾脏重量增加,并可使氢化可的松所致脾脏萎缩恢复正常水平,可明显增强小鼠抗体形成细胞的功能,并可提高小鼠静脉注射炭粒的廓清速度。

4.抑制血小板聚集　大青叶与板蓝根所含的尿苷、次黄嘌呤、尿嘧啶、水杨酸等均对二磷酸腺苷(ADP)诱导的家兔血小板聚集有显著的抑制作用。板蓝根能清热解毒凉血,用于热毒发斑、丹毒等热毒炽热之症,这与其能抑制血小板聚集存在一定关系。

5.抗白血病　大青叶与板蓝根所含成分靛玉红有显著的抗白血病作用,可以治疗慢性粒细胞白血病。体外实验显示其对白血病细胞有强大的直接杀伤作用,可使死亡细胞表面皱缩、破碎并完全丧失原有细胞形态。体内实验时仅皮下注射便有一定杀伤作用,可使实体瘤缩小。

6.保肝　大青叶与板蓝根具有显著保肝作用,靛蓝混悬液灌胃对四氯化碳引起的动物肝损伤有明显保护作用。

此外,板蓝根还有抗氧化、降血脂等作用。

【现代应用】

1.呼吸道感染　板蓝根冲剂、注射液、煎剂或配伍贯众、甘草等,广泛用于流行性感冒、腮腺炎、急性支气管炎、急性扁桃体炎等呼吸道感染,尤其是病毒性感染性疾病的防治。

2.急性传染性肝炎　板蓝根为治疗急性肝炎的常用药物,其煎剂、糖浆剂、冲剂、注射液均有效,对乙型肝炎、慢性迁延性肝炎也有一定疗效。用于急性黄疸性肝炎、病毒性肝炎流行期间的防治。

3.其他病毒性感染　板蓝根可用于治疗和预防流行性乙型脑炎、病毒性皮肤病(带状疱疹、玫瑰糠疹、扁平疣、单纯疱疹、水痘等)、眼科疾病(单纯疱疹病毒性眼病、沙眼等)。

【不良反应】

大青叶和板蓝根口服不良反应少,偶可引起恶心、呕吐、食欲不振等消化道症状。板蓝根注射液可引起过敏反应,如皮疹、头晕、呼吸急促等。严重时有过敏性休克和肾损伤。

青蒿 Qinghao

【来源采制】　本品为菊科植物黄花蒿 *Artemisia annua* L. 的干燥地上部分。秋季花盛开时采割,除去老茎,阴干。

【性味归经】 味苦、辛,性寒。归肝、胆经。

【功能主治】 具有清虚热,除骨蒸,解暑热,截疟,退黄的功能。用于温邪伤阴,夜热早凉,阴虚发热,骨蒸劳热,暑邪发热,疟疾寒热,湿热黄疸。

【主要成分】 青蒿中的化学成分主要有 4 类化合物:挥发油类、倍半萜类、黄酮类和香豆素类。倍半萜类化合物是青蒿抗疟的有效成分,从中可以分离出多种倍半萜内酯类成分,如青蒿素,青蒿甲、乙、丙、丁、戊素,青蒿酸,青蒿酸甲酯,青蒿醇等。

【药理作用】

1. 抗疟原虫 青蒿素是青蒿中的主要抗疟成分,对各种疟疾均有效,具有高效、低毒、安全等特点。青蒿素对疟原虫配子体有杀灭作用,其强度和剂量与配子体成熟度相关。青蒿素类药能快速杀灭疟原虫早期配子体,并能抑制各期配子体,对未成熟配子体可中断其发育。青蒿素选择性杀灭红内期疟原虫的机制主要是作用于疟原虫的膜系结构,影响表膜-线粒体的功能,阻断疟原虫营养的供应。此外,青蒿素的衍生物蒿甲醚、青蒿酯钠也具有良好的抗疟作用。

 知识链接

　　1969 年,中国中医研究院接受抗疟药研究任务,屠呦呦带领课题组从系统收集整理历代医籍、本草、民间方药入手,并对 200 多种中药开展了实验研究,但失败接踵而来。此后她再次翻阅古籍,东晋葛洪的《肘后备急方·治寒热诸疟方》中的"青蒿一握,以水二升渍,绞取汁,尽服之"引起了她的注意。屠呦呦因此想到,高温可能会破坏药效,随后改用沸点较低的乙醚在 60 ℃制取青蒿提取物。1971 年 10 月 4 日,她在实验中观察到这种提取物对疟原虫的抑制率达到了 100%。青蒿素有效降低了疟疾患者死亡率,挽救了数百万人生命。2015 年 10 月 5 日,诺贝尔生理学或医学奖在瑞典卡罗林思卡医学院揭晓,屠呦呦也因青蒿素的发现而获得诺贝尔生理学或医学奖。

2. 抗血吸虫 青蒿素的衍生物蒿甲醚和青蒿琥酯具有抗血吸虫的作用。蒿甲醚能选择性地攻击童虫,阻止虫卵沉积。青蒿素还能杀灭进入宿主体内的幼虫,对疫水接触者具有保护作用,用于感染日本血吸虫尾蚴后的早期治疗,可降低血吸虫感染率和感染程度,并可预防血吸虫病的发生。青蒿素抗血吸虫的作用机制是影响虫体的糖代谢。青蒿素预防血吸虫病具有高效、安全、方便等特点,是目前较理想的防治药物。此外,双氢青蒿素等还具有抗卡氏肺孢子虫、弓形虫的作用。

3. 抗病原微生物 青蒿水煎剂对金黄色葡萄球菌、炭疽杆菌、白喉杆菌、痢疾杆菌、铜绿假单胞菌、结核分枝杆菌、大肠杆菌等均有一定的抑制作用。青蒿酯钠对铁锈色小芽孢癣菌、絮状表皮癣菌有抑制作用,青蒿挥发油也可抑制多种皮肤癣菌。青蒿素可抑制流感病毒、流行性出血热病毒。青蒿中的谷甾醇和豆甾醇也有抗病毒作用。

4. 调节免疫 青蒿素用于皮质激素引起的免疫功能低下的动物,可增高淋巴细胞转化率,使升高的 cAMP 水平降低,促进机体细胞免疫。青蒿琥酯可促进睾酮(Ts)细胞增殖,抑制辅助性 T(Th)细胞增殖,阻止白细胞介素和各种炎症介质的释放,具有免疫调节作用和抗过敏作用。

5. 解热、镇痛、抗炎 青蒿多种提取物都有显著的解热作用,能使实验性发热动物的体温下降。其中青蒿水提取物解热作用最为突出,可使正常动物体温下降。在花前期采收的青蒿的解热作用更强。青蒿水提取物能明显抑制化学刺激法和热刺激法引起的疼痛反应。青蒿水提取物对实验性小鼠耳肿胀有明显的抑制作用。

6. 抗组织纤维化 青蒿素对实验性硅沉着病(矽肺、硅肺)有预防和治疗作用,能显著降低肺重、肺胶原和肺组织矽。用青蒿素乳膏局部治疗增生性瘢痕可使瘢痕厚度、硬度明显降低,皮肤色泽好转。青蒿素抗纤维化作用与其抑制成纤维细胞增殖、降低胶原合成、抗组胺、促胶原分解有关。

此外,青蒿素还有抗心律失常、抗肿瘤、祛痰、镇咳、平喘等作用。

【现代应用】

1.疟疾 青蒿素及其衍生物用于治疗间日疟、恶性疟、脑型疟疾等,已经成为全球最权威的抗疟药。

2.高热 青蒿水煎剂或注射液对各种发热均有一定疗效。

3.皮肤病 单独用青蒿琥酯治疗皮肤病,对湿疹、多形红斑、夏令水疱病、寻常型银屑病、皮肤炎等有效。可用青蒿配伍栀子、黄柏、蒲公英、金银花等外洗。

4.组织纤维增生 青蒿素乳膏局部治疗增生性瘢痕。

5.系统性红斑狼疮 青蒿琥酯对系统性红斑狼疮有一定的治疗作用,其在改善临床症状和体征、降低病情评分、改善实验指标,以及减少激素用量、降低并发症等方面均有明显优势。临床上,芩丹片与青蒿琥酯联用用于治疗系统性红斑狼疮。

6.预防日本血吸虫病 青蒿琥酯可用于预防日本血吸虫病。

【不良反应】

青蒿毒性低,其浸膏片口服偶可引起恶心、呕吐、腹痛、腹泻等症状。青蒿注射液偶可引起过敏反应。青蒿琥酯能抑制骨髓造血功能。青蒿酯钠还有明显的胚胎毒性。

栀子 Zhizi

【来源采制】 本品为茜草科植物栀子 *Gardenia jasminoides* Ellis 的干燥成熟果实。9—11 月果实成熟呈红黄色时采收,除去果梗和杂质,蒸至上气或置沸水中略烫,取出,干燥。

【性味归经】 味苦,性寒。归心、肺、三焦经。

【功能主治】 具有泻火除烦、清热利湿、凉血解毒的功能;外用消肿止痛。用于热病心烦,湿热黄疸,淋证涩痛,血热吐衄,目赤肿痛,火毒疮疡;外治扭挫伤痛。

【主要成分】 主要成分为苷类,如栀子苷、去羟栀子苷(京尼平苷)及其水解产物京尼平和山栀苷等。此外,还含有 β-谷甾醇、藏红花苷、栀子素、藏红花酸、熊果酸等。

【药理作用】

1.抗病原微生物 栀子对金黄色葡萄球菌、溶血性链球菌、卡他球菌、淋病奈瑟菌、脑膜炎奈瑟菌等有不同程度的抑制作用。水煎液对多种致病性皮肤真菌,如毛癣菌、黄癣菌、小芽孢癣菌等有抑制作用。栀子提取物体外能抑制柯萨奇病毒 B_3、甲型流感病毒等,对乙型肝炎病毒-DNA 聚合酶(HBV-DNAP)也有抑制作用。

2.解热 栀子生品或炮制品醇提取物对酵母所致发热大鼠有明显解热作用,以生品作用更强。栀子醇提取液腹腔注射可使正常小鼠、大鼠的体温显著下降,且作用持久。其中,熊果酸是其降低体温的有效成分之一。

3.抗炎 栀子水提取物对二甲苯所致小鼠耳肿胀,醋酸所致小鼠腹腔毛细血管通透性增高,甲醛及角叉菜胶所致大鼠足肿胀,大鼠棉球肉芽组织增生等均有明显的抑制作用。京尼平苷是其抗炎的主要物质基础。

4.镇静、镇痛 栀子醇提取物腹腔注射或灌胃均能减少小鼠自发活动,延长环己烯巴比妥钠的睡眠时间,表明其有镇静作用。熊果酸是其镇静作用的有效成分。栀子醇提取物及京尼平苷能抑制醋酸诱发的小鼠扭体反应,显示其有镇痛作用。

5.保肝、利胆 栀子具有显著的保肝作用,对四氯化碳所致小鼠急性肝损伤及 D-半乳糖胺所致大鼠急性重型肝炎有明显保护作用,可降低死亡率。栀子可使 α-萘异硫氰酸酯所致急性黄疸模型大鼠的血清胆红素、ALT 和 AST 含量均明显减少,对 α-萘异硫氰酸酯引起的肝局灶性坏死、胆管周围炎和片状坏死等病理变化有明显保护作用。栀子醇提取物和藏红花苷、藏红花酸、栀子苷、栀子素、京尼平苷在不同给药途径时均可促进胆汁分泌,具有显著的利胆作用。栀子苷、京尼平苷是其保肝、利胆的物质基础。

此外,栀子还有抗胰腺炎、调节胃肠运动、降压等作用。

【现代应用】

1.急性感染性发热 细菌、病毒感染等急性感染性发热,可用栀子辨证配伍柴胡、葛根、大黄、知母等,或用清瘟败毒饮、防风通圣散、凉膈散,或用黄连解毒汤。

2.急性黄疸性肝炎 以栀子为主的复方制剂,如栀子配伍大黄、茵陈组成著名的茵陈蒿汤,或配伍黄柏等药组成的栀子柏皮汤,治疗急性病毒性肝炎、高胆红素血症均有显著疗效。

3.急性胆囊炎、急性胰腺炎 临床处方可辨证选择配伍柴胡、大黄、黄芩等,或用龙胆泻肝汤、当归龙荟丸。

4.急性盆腔炎 可用栀子配伍黄连、黄柏、黄芩等治疗,或用龙胆泻肝汤,或用黄连解毒汤。

【不良反应】

栀子服用过量可发生毒性反应,常见头昏、心悸、腹痛、恶心、呕吐、小便量多、全身乏力、冷汗、头目眩晕不能直立,甚至昏迷等。

鱼腥草 Yuxingcao

【来源采制】 本品为三白草科植物蕺菜 *Houttuynia cordata* Thunb. 的新鲜全草或干燥地上部分。鲜品全年均可采割。干品夏季茎叶茂盛花穗多时采割,除去杂质,晒干。

【性味归经】 味辛,性微寒。归肺经。

【功能主治】 具有清热解毒、消痈排脓、利尿通淋的功能。用于肺痈吐脓,痰热喘咳,热痢,热淋,痈肿疮毒。

【主要成分】 含挥发油 0.1% 左右,另含槲皮苷、异槲皮苷等。挥发油中含抗菌成分鱼腥草素(癸酰乙醛)、甲基正壬酮、月桂烯、月桂醛及大量钾盐等。

【药理作用】

1.抗病原微生物

(1)抗菌、抗内毒素:鱼腥草对多种革兰氏阳性及阴性菌均有明显的抑制作用,以金黄色葡萄球菌及其耐青霉素菌株、肺炎球菌、溶血性链球菌较为敏感,对卡他球菌、伤寒杆菌、大肠杆菌和结核分枝杆菌等也有一定的抑制作用。癸酰乙醛对钩端螺旋体及多种皮肤致病性真菌亦有效。鱼腥草注射液体外还有直接抗内毒素作用。鱼腥草抗菌有效成分为挥发油中的癸酰乙醛,其性质不稳定,加热后作用减弱,故鱼腥草鲜品抗菌作用优于干品。人工合成癸酰乙醛亚硫酸氢钠加成物,称为鱼腥草素,性质稳定并保持了原有的抗菌活性。

(2)抗病毒:鱼腥草煎剂、醇提取物、注射液及合成鱼腥草素的衍生物等对孤儿病毒、流感病毒、艾滋病病毒、单纯疱疹病毒等多种病毒有抑制作用。鱼腥草还有抑制乙型肝炎病毒的作用。

2.抗炎 鱼腥草煎剂能明显抑制大鼠甲醛性足肿胀,使浆液分泌减少,促进组织再生和愈合。鱼腥草素、槲皮素、槲皮苷及异槲皮苷能显著抑制巴豆油、二甲苯所致小鼠耳肿胀或皮肤毛细血管通透性增强,对醋酸所致腹腔毛细血管染料渗出也有显著的抑制作用。其抗炎机制与抑制环氧酶影响花生四烯酸的代谢有关。

3.抗过敏 鱼腥草挥发油具有显著的抗过敏作用。对卵白蛋白、组胺、乙酰胆碱(ACh)等所致豚鼠离体回肠的过敏性收缩有明显的拮抗作用,也能明显减少喷雾卵白蛋白所致豚鼠过敏性哮喘的发生。

4.增强免疫功能 鱼腥草能明显促进白细胞和巨噬细胞的吞噬功能,提高血清备解素水平。合成鱼腥草素也有提高慢性气管炎患者白细胞吞噬金黄色葡萄球菌的能力和提高血清备解素水平的能力。这一作用对感染性疾病的治疗有重要意义。

5.抗肿瘤 鱼腥草可通过提高巨噬细胞的吞噬能力而发挥抗肿瘤作用,也可直接部分抑制艾氏腹水癌细胞的有丝分裂而发挥抗肿瘤作用。

【现代应用】

1.呼吸道感染 鱼腥草注射液、复方鱼腥草片等可用于治疗呼吸道感染,如肺脓肿、小儿肺炎、大叶性肺炎、迁延性肺炎、急慢性支气管炎等。

2. 发热 鱼腥草注射液静脉滴注治疗急性发热、小儿上呼吸道感染发热、腮腺炎发热等有良好疗效。

3. 宫颈糜烂 鱼腥草素、冰片和椰油脂基质制成栓剂外用,可用于治疗轻、中度宫颈糜烂,亦可用于治疗盆腔炎、附件炎。

4. 皮肤病 鱼腥草蒸馏液局部外敷,可用于治疗单纯性疱疹、脓皮病、疖痈和创口感染,尤以治疗单纯性疱疹效果为佳,对红皮病、银屑病亦有效。

5. 术后感染 鱼腥草注射液或鱼腥草加黄连素能防治胃全切除术或其他外科手术后的感染,疗效显著而无毒副作用,并可用于治疗静脉炎。

【不良反应】

鱼腥草注射液可引起过敏反应,输液反应,呼吸系统损伤,血液系统、呼吸系统、消化系统及皮肤等严重不良反应。

苦参 Kushen

【来源采制】 本品为豆科植物苦参 *Sophora flavescens* Ait. 的干燥根。春、秋二季采挖,除去根头和小支根,洗净,干燥,或趁鲜切片,干燥。

【性味归经】 味苦,性寒。归心、肝、胃、大肠、膀胱经。

【功能主治】 具有清热燥湿,杀虫,利尿的功能。用于热痢,便血,黄疸尿闭,赤白带下,阴肿阴痒,湿疹,湿疮,皮肤瘙痒,疥癣麻风;外治滴虫性阴道炎。

【主要成分】 主要成分为生物碱与黄酮类化合物。已分离出 20 余种生物碱,合称苦参总碱。主要为苦参碱、氧化苦参碱、异苦参碱、槐果碱、槐胺碱、异槐果碱、槐定碱、槐醇碱等。还含有异苦参酮、苦参醇、新苦参醇等黄酮类化合物,以及游离氨基酸、脂肪酸、蔗糖等。

【药理作用】

1. 抗病原微生物

(1)抗菌:苦参水煎液对金黄色葡萄球菌、乙型溶血性链球菌、痢疾杆菌、大肠杆菌、变形杆菌、结核分枝杆菌等均有一定抑制作用,对絮状毛癣菌、黄癣菌、红色表皮癣菌等常见的皮肤致病性真菌也有不同程度的抑制作用。

(2)抗病毒:苦参提取物抗乙型肝炎病毒 e 抗原(HBeAg)有较好效果,与 ALT 的恢复正常呈平行关系。苦参碱、氧化苦参碱有直接抗乙型肝炎病毒(HBV),抑制 HBV 及丙型肝炎病毒(HCV)增殖的作用,对柯萨奇 B 组病毒也有较强抑制作用。干扰素是机体对抗病毒感染最重要的淋巴因子,具有广谱抗病毒及免疫调节作用,苦参生物碱可诱导人白细胞产生 α-干扰素,这是其抗病毒感染的主要因素。

2. 抗炎 苦参碱对多种致炎剂(巴豆油、角叉菜胶和冰醋酸等)诱发的急性渗出性炎症有显著的对抗作用。苦参碱的抗炎机制可能与其抑制环核苷磷酸二酯酶的活性从而阻止肥大细胞释放组胺,稳定溶酶体膜减少炎性细胞因子的释放等有关。

3. 免疫抑制 苦参碱的免疫抑制作用最强。氧化苦参碱对Ⅰ型过敏反应、反相皮肤过敏反应(Ⅱ型)、阿蒂斯反应(Ⅲ型)及绵羊红细胞(SRBC)诱导的迟发型过敏反应(Ⅳ型)均有显著的抑制作用。氧化苦参碱显著降低肥大细胞膜流动性,加强膜稳定性是其抑制肥大细胞组胺释放的重要原因。

4. 抗肿瘤 苦参、苦参总碱、苦参碱、氧化苦参碱、苦参煎剂等均有明显的抗肿瘤活性,对恶性葡萄胎、绒毛膜癌、子宫癌、肉瘤 S_{180}、艾氏腹水癌等均有不同程度的抑制作用。其作用机制是多方面的:①选择性杀伤肿瘤细胞;②抑制肿瘤细胞增殖,其作用有时间和剂量依赖性;③促进肿瘤细胞良性分化;④诱导肿瘤细胞的凋亡,为一种有效的端粒酶活性抑制剂;⑤抑制黏附因子的表达,减轻内皮细胞的通透性,减少肿瘤细胞转移;⑥抑制肿瘤血管形成,可减少肿瘤细胞转移。苦参抗肿瘤特点是毒性低,对骨髓和机体免疫功能没有抑制作用。

5. 保肝 苦参碱能降低化学性和免疫性肝损伤动物血清 ALT 和 AST 水平,减轻肝细胞脂肪变性

61

和炎症反应；对 CCl₄ 诱导的实验性肝纤维化，苦参碱能减轻肝细胞变性、坏死及纤维组织的形成。

6. 对心血管系统的作用

（1）抗心律失常：苦参注射液、苦参总碱、苦参碱、氧化苦参碱、苦参总黄酮等多种成分对乌头碱、哇巴因、氯化钡、肾上腺素等诱发的动物实验性心律失常均有对抗作用。苦参碱等生物碱对心脏具有负性频率、负性传导和延长有效不应期的作用，是其抗心律失常作用的药理学基础。因苦参生物碱还具有正性肌力作用，可通过影响心肌细胞膜 L 型钙通道，促进钙内流，故用于慢性心力衰竭合并心律失常有较好的疗效。

（2）抗心肌缺血：苦参总碱能扩张冠状动脉，减轻垂体后叶素引起的急性心肌缺血，增加冠状动脉血流量，抑制 S-T 段下降和 T 波低平等心电图缺血变化。苦参还能扩张外周血管，降低外周阻力，从而可减轻心脏负荷，降低心肌耗氧量。氧化苦参碱有降低心率的作用，使心肌舒张期供血时间延长，因此可明显改善心脏泵血功能。

此外，苦参尚有一定的解热、镇痛、镇静、平喘、升高白细胞、抗寄生虫等作用。

【现代应用】

1. 心律失常 苦参总碱肌内注射治疗有效。临床处方可辨证选择配伍山豆根、北豆根、黄连、葛根等。

2. 肿瘤 以苦参碱为主要成分的抗肿瘤新药可用于治疗呼吸及消化系统肿瘤，尤其适用于肿瘤晚期不能耐受化疗的恶性肿瘤患者。

3. 肝炎 氧化苦参碱对慢性乙型肝炎轻中度病例有较好的疗效，而且其安全性良好。不同制剂苦参碱可能使 HBcIgM、HBV DNA、HBeAg 转阴。

4. 急慢性肠炎 各种复方苦参制剂可用于治疗滴虫性肠炎、慢性结肠炎、急性胃肠炎、细菌性痢疾等。

5. 感染性疾病 苦参注射液肌内注射用于治疗急性扁桃体炎、急性结膜炎、急性乳腺炎、牙周炎、外科感染和疖肿、肾盂肾炎、急性气管炎、急性淋巴结炎等。

6. 寄生虫病 苦参粉与等量葡萄糖、硼酸粉及枯矾粉混合，阴道局部外用治疗滴虫性阴道炎。苦参碱制成阴道栓剂治疗真菌性及滴虫性阴道炎也有良效。50% 苦参煎剂保留灌肠可用于治疗肠蛔虫、鞭毛虫病。

7. 皮肤病 苦参片、苦参总碱、苦参注射液可用于治疗急慢性湿疹、荨麻疹、接触性皮炎、药物性剥脱性皮炎等。

【不良反应】

苦参内服量过大时会出现中毒，对中枢神经系统先兴奋后麻痹。症状可见头昏、头痛、烦躁、肢体麻木、呼吸急促、心率加快，继而见流涎、步伐不稳、痉挛、呼吸缓慢，最终因呼吸衰竭而死亡。

知母 Zhimu

【来源采制】 本品为百合科植物知母 *Anemarrhena asphodeloides* Bge. 的干燥根茎。春、秋二季采挖，除去须根和泥沙，晒干，习称"毛知母"；或除去外皮，晒干。

【性味归经】 味苦、甘，性寒。归肺、胃、肾经。

【功能主治】 具有清热泻火、滋阴润燥的功能。用于外感热病，高热烦渴，肺热燥咳，骨蒸潮热，内热消渴，肠燥便秘。

【主要成分】 根茎主含皂苷及其苷元。如知母皂苷 A-Ⅰ、A-Ⅱ、A-Ⅲ、A-Ⅳ、B-Ⅰ 和 B-Ⅱ，菝葜皂苷元。另含芒果苷、异芒果苷等。

【药理作用】

1. 抗病原微生物 知母煎剂对金黄色葡萄球菌、肺炎球菌、痢疾杆菌、伤寒杆菌、副伤寒杆菌、大肠杆菌、结核分枝杆菌等有不同程度的抑制作用，对常见致病性皮肤真菌也有一定的抑制效果。

2. 解热、抗炎 知母浸膏皮下注射，能预防和治疗大肠杆菌所致的高热，其解热作用慢而持久。知母解热的作用机制可能涉及多个环节：抑制细胞膜 Na^+-K^+-ATP 酶,使产热减少；抑制单胺氧化酶活性,减少 5-HT 代谢而影响体温调节中枢；抑制 COX,减少 PG 的合成。解热的有效成分为知母皂苷和菝葜皂苷元。知母还有抗炎作用,对角叉菜胶性足肿胀及棉球肉芽肿均有显著抑制作用。

3. 降血糖 知母水提取物能降低正常兔的血糖水平,对四氧嘧啶糖尿病兔的作用更为明显。知母多糖灌胃,可使正常小鼠血糖及肝糖原含量明显降低,并可使四氧嘧啶高血糖小鼠血糖浓度降低,腹腔注射也有明显效果。

4. 减少激素的副作用 知母单味或加生地黄、甘草煎液灌服,均能使受地塞米松抑制的大鼠血浆皮质酮浓度升高,使之接近正常血浓度,并可防止肾上腺萎缩。给兔灌服知母水煎剂,亦有同样作用。临床亦发现生地知母甘草汤与皮质激素同服时,能减少激素的副作用。

5. 抑制交感神经 β 受体功能 知母及其皂苷元可使阴虚证患者心率减慢,血清、肾上腺和脑内多巴胺 β-羟化酶活性降低,使 NA 合成和释放减少；使阴虚模型动物脑、肾中 β 受体功能下降,血中 cAMP 含量减少,从而导致交感-肾上腺功能降低。知母为滋阴泻火的要药,其药理作用基础可能与调节交感神经 β 受体功能有密切关系。

6. 改善学习记忆 知母皂苷元能提高东莨菪碱、亚硝酸钠、乙醇所致记忆障碍小鼠的学习记忆功能,改善多种痴呆动物模型的学习记忆功能,上调痴呆动物模型脑内 M 受体密度,升高脑组织脑源性神经生长因子(BDNF)的水平,保护胆碱能神经元,从而改善学习记忆能力。

此外,知母还有抗氧化、抗肿瘤、抑制血小板聚集、降血脂、降压等作用。

【现代应用】

1. 慢性消耗性疾病 用于恶性肿瘤、结核病、甲状腺功能亢进症(甲亢)、术后等体质衰弱,身体消瘦,伴潮热、汗出、舌红少苔,属于阴虚证患者,知母及复方可缓解化疗、放疗、手术副作用,提高疗效,增强体质。

2. 肺结核潮热 单用知母或者用二母丸治疗。临床处方可辨证配伍百部、黄连、黄柏等,也可选用知柏地黄丸。

3. 糖尿病 以知母为重要组成的著名经典方剂知柏地黄丸、人参白虎汤对糖尿病均有较好的疗效。

4. 感染性发热 以知母为重要组成的著名清热泻火方白虎汤,常用于流行性乙型脑炎、流行性出血热、肺部感染以及其他多种感染性疾病发热的治疗。

【不良反应】

知母易引起胃肠道反应,如食欲减退、恶心、呕吐等。

牛黄 Niuhuang

【来源采制】 本品为牛科动物牛 Bos taurus domesticus Gmelin 的干燥胆结石,称天然牛黄。宰牛时,如发现有牛黄,即滤去胆汁,将牛黄取出,除去外部薄膜,阴干。人工牛黄则由牛胆粉、胆酸、猪去氧胆酸、牛磺酸、胆红素、胆固醇、微量元素等加工制成。

【性味归经】 味甘,性凉。归心、肝经。

【功能主治】 天然牛黄具有清心,豁痰,开窍,凉肝,息风,解毒的功能。用于热病神昏,中风痰迷,惊痫抽搐,癫痫发狂,咽喉肿痛,口舌生疮,痈肿疔疮。人工牛黄具有清热解毒,化痰定惊的功能。用于痰热谵狂,神昏不语,小儿急惊风,咽喉肿痛,口舌生疮,痈肿疔疮。

【主要成分】 天然牛黄和人工牛黄的主要成分有胆汁酸(包括胆酸、去氧胆酸)、胆红素、牛磺酸等 19 种氨基酸,并含胆固醇、麦角固醇、卵磷脂及铜、铁、锌、镁等金属盐。

【药理作用】

1. 抗病原微生物

(1)抗菌：牛黄所含的胆汁酸盐对肺炎球菌、溶血性链球菌、结核分枝杆菌有抑制作用。人工牛黄对金黄色葡萄球菌有抑制作用。

(2)抗病毒：体外实验中牛黄能直接灭活流行性乙型脑炎病毒,人工牛黄、去氧胆酸钠、胆酸与胆红素都有一定的保护效果。牛黄可灭活毒血症阶段的流行性乙型脑炎病毒,不可灭活脑内繁殖阶段的流行性乙型脑炎病毒,故对脑内感染的流行性乙型脑炎病毒无效。

2.解热 牛黄有解热作用,可明显降低酵母、2,4-二硝基苯酚引起的大鼠发热,腹腔注射牛黄可使正常大鼠体温下降,其解热主要有效成分为牛磺酸。

3.抗炎 牛黄、人工培育牛黄、人工合成牛黄以及牛黄的成分胆酸、去氧胆酸和牛磺酸对多种致炎剂引起的炎症反应有明显抑制作用,这是牛黄治疗感染性疾病的药理学基础之一。

4.镇静、抗惊厥 人工培育牛黄、人工合成牛黄、胆酸、胆酸钙均有不同程度的镇静效果,可显著减少小鼠自发活动,增强水合氯醛、吗啡及巴比妥类的镇静作用,对抗咖啡因、樟脑等引起的中枢兴奋作用。牛黄和牛磺酸可对抗多种致惊剂的惊厥作用,能明显延长小鼠由士的宁引起惊厥的潜伏期。牛黄的镇静、抗惊厥作用是其"凉血热、息肝风"功能的药理学基础。

5.降压 牛黄、牛磺酸水溶液可降低自发性或肾性高血压大鼠的血压,并可延缓高血压发展,作用显著而持久。胆酸钙、去氧胆酸、胆红素以及牛磺酸等成分均有不同程度的降压作用,其降压机制可能与扩张血管,抗肾上腺素作用,或中枢抑制性降压有关。

6.强心 天然牛黄具有显著强心作用,能明显增强离体蛙心、豚鼠心脏及猫心乳头肌的心肌收缩力,同时使心率增加。牛磺酸可能是强心的主要有效成分。

7.抗心律失常 天然牛黄具有调节心脏节律的作用,能防治多种实验性心律失常,并能增强多种抗心律失常药的作用,主要成分是牛磺酸。牛磺酸能稳定细胞膜,对心肌 Ca^{2+} 内流有双向调节作用。

此外,牛黄还有抗凝血、祛痰、镇咳、平喘、保肝、利胆等作用。

【现代应用】

1.高热、惊厥 临床可用传统中成药安宫牛黄丸、紫雪丹、牛黄清心丸等治疗支气管肺炎、上呼吸道感染、流行性脑脊髓膜炎、流行性乙型脑炎等所致小儿高热、惊厥,疗效显著。

2.急性呼吸道感染 流行性感冒等上呼吸道感染、急性肺炎、支气管炎伴发热及局部炎症的疾病常用牛黄配制的成药如牛黄清心丸、牛黄上清丸等治疗。

3.高血压 牛黄、安宫降压丸、牛黄降压丸在心脑血管疾病中的应用广泛,有降压的效果。

4.其他 含牛黄的六神丸、片仔癀胶囊可用于急性咽炎、扁桃体炎、病毒性肝炎。牛黄醒脑注射液可用于新生儿和婴儿呼吸暂停、抢救农药中毒。

【不良反应】

个别患者服用牛黄解毒丸(片)后会发生皮肤过敏反应,甚至过敏性休克。

牡丹皮 Mudanpi

【来源采制】 本品为毛茛科植物牡丹 *Paeonia suffruticosa* Andr. 的干燥根皮。秋季采挖根部,除去细根和泥沙,剥取根皮,晒干;或刮去粗皮,除去木心,晒干。前者习称"连丹皮",后者习称"刮丹皮"。

【性味归经】 味苦,辛,性微寒,归心、肝、肾经。

【功能主治】 具有清热凉血,活血化瘀的功能。用于热入营血,温毒发斑,吐血衄血,夜热早凉,无汗骨蒸,经闭痛经,跌扑伤痛,痈肿疮毒。

【主要成分】 主要成分含牡丹酚、牡丹酚苷、牡丹酚原苷、牡丹酚新苷、芍药苷等。

【药理作用】

1.抗菌 牡丹皮煎剂体外对金黄色葡萄球菌、溶血性链球菌和肺炎球菌、痢疾杆菌、伤寒杆菌、副伤寒杆菌、大肠杆菌、变形杆菌、铜绿假单胞菌、百日咳杆菌、枯草杆菌、霍乱弧菌等有不同程度的抑制作用,对铁锈色小芽孢癣菌等多种皮肤真菌也有一定抑制作用。牡丹酚是抗菌的有效成分之一。

2.解热、镇痛 牡丹酚或其水溶性衍生物牡丹酚磺酸钠腹腔注射可使正常小鼠体温下降,对霍乱、伤寒、副伤寒三联菌苗引起的发热有解热作用。牡丹酚有镇痛作用,能提高热板刺激和压尾的痛阈值,减少醋酸所致的扭体反应次数。

3.抗炎 牡丹酚对二甲苯、角叉菜胶、甲醛、蛋清、组胺、5-羟色胺等多种致炎剂引起的实验性动物炎症有显著的抑制作用,能减少炎性渗出,还可抑制佐剂性关节炎。

4.抗过敏 牡丹皮水煎液及牡丹酚均有抗过敏反应作用,能抑制绵羊红细胞引起的小鼠迟发型超敏反应和二硝基氟苯(DNFB)引起的小鼠耳廓接触性皮炎。对大鼠反向皮肤过敏反应(RCA),牡丹酚亦有明显的抑制作用。

5.增强免疫功能 牡丹皮能增强非特异性免疫功能。牡丹皮的甲醇提取物、牡丹酚灌胃能显著增强小鼠网状内皮系统的吞噬功能,使腹腔渗出液中细胞数明显增加。牡丹皮的正丁醇提取物或其中分离出的单萜苷,也能增强体外培养巨噬细胞的吞噬能力。

此外,牡丹皮还有镇静、抗惊厥、抗癫痫、降压、抗血栓形成、抗动脉粥样硬化、抗心律失常等作用。

【现代应用】

1.高热、惊厥 用于治疗支气管肺炎、上呼吸道感染等所致小儿高热、惊厥,临床可用牡丹皮配伍牛黄、熊胆、生地黄等,如犀角地黄汤、清瘟败毒饮。

2.原发性血小板减少性紫癜 重用牡丹皮(30 g),与生地黄、玄参、赤芍配伍,如犀角地黄汤。或临床辨证选择配伍活血、补血中药组成复方使用,如配伍当归、熟地黄、黄芪等,或加入四物汤使用。

3.疼痛 牡丹酚注射液肌内注射或穴位注射治疗术后疼痛、肌肉痛、神经痛、关节痛、痛经及风寒痹痛等有一定疗效。

4.过敏性鼻炎 牡丹皮水煎液滴鼻。临床处方可辨证选择配伍大蓟、小蓟、白芷、辛夷等,或加入玉屏风散预防发作。

5.湿疹类皮肤病、皮肤瘙痒症 对湿疹样皮炎、神经性皮炎、慢性湿疹、皮肤瘙痒症、皮肤淀粉样病变等有一定疗效,临床处方可辨证选择配伍防风、紫草、青蒿等,内服外洗。

【不良反应】

毒性较低。动物实验中,不同剂量对肝肾功能均无明显影响,各脏器无异常病理改变,大剂量组胃黏膜出现水肿,但无溃疡发生。

穿心莲 Chuanxinlian

【来源采制】 本品为爵床科植物穿心莲 *Andrographis paniculata* (Burm. f.) Nees 的干燥地上部分。秋初茎叶茂盛时采割,晒干。

【性味归经】 味苦,性寒。归心、肺、大肠、膀胱经。

【功能主治】 具有清热解毒,凉血,消肿的功能。用于感冒发热,咽喉肿痛,口舌生疮,顿咳劳嗽,泄泻痢疾,热淋涩痛,痈肿疮疡,蛇虫咬伤。

【主要成分】 主要化学成分为二萜内酯类化合物,有穿心莲内酯(穿心莲乙素)、去氧穿心莲内酯(穿心莲甲素)、新穿心莲内酯(穿心莲丙素)等;另含有黄酮类化合物。

【药理作用】

1.抗病原微生物 在体外实验中,穿心莲水煎液对金黄色葡萄球菌、铜绿假单胞菌、大肠杆菌、淋病奈瑟菌等均有抑制作用,但作用弱。根据体外实验和临床疗效观察比较发现,穿心莲内酯体外对痢疾杆菌、金黄色葡萄球菌等作用弱,但临床用于痢疾和呼吸道感染效果明显;穿心莲黄酮类化合物体外有较强抗痢疾杆菌活性,但临床疗效却不佳。可见穿心莲并不仅仅是通过直接作用于病原微生物来抗感染的,所以不能仅靠体外抗菌活性衡量其抗感染作用。

2.抗炎 穿心莲甲素、乙素、丙素等对多种致炎物(二甲苯、巴豆油等)引起的急性渗出性炎症均有显著的抑制作用,可以降低毛细血管的通透性,但对肉芽组织增生无明显影响,穿心莲丁素的抗炎作用最强。

3.对免疫功能的影响 肌内注射含穿心莲内酯及黄酮类化合物的穿心莲注射液能显著增强小鼠腹腔巨噬细胞及外周血中性粒细胞吞噬金黄色葡萄球菌和白色念珠菌的能力,并提高外周血溶菌酶活性,可见穿心莲能增强机体的非特异性免疫。但是穿心莲内酯灌胃却可使小鼠胸腺萎缩,网状内皮系统的功能受到抑制,显示免疫抑制作用。说明不同给药途径对穿心莲药理作用的影响较大。

4. 解热　穿心莲甲素、乙素、丙素等对伤寒杆菌或副伤寒杆菌引起的家兔发热有显著解热作用,对 2,4-二硝基苯酚引起的大鼠发热也有明显解热作用。其中以穿心莲丁素的解热作用最强。

此外,穿心莲还有保肝、利胆、抗肿瘤、抗血小板聚集、抗心肌缺血等药理作用。

【现代应用】

1. 肠道感染　临床常用穿心莲内酯片、穿心莲乙素片、穿心莲甲素注射液等治疗急性肠炎和急性细菌性痢疾,疗效显著。

2. 呼吸道感染　穿心莲内酯片、穿心莲苷片、穿心莲甲素注射液等多种制剂是治疗上呼吸道感染的常用药,对急性扁桃体炎和咽炎也有较好疗效。穿琥宁注射液对病毒性肺炎等疗效显著。

3. 皮肤病　穿心莲内酯注射液对湿疹、顽固性荨麻疹、神经性皮炎、带状疱疹等均有效。

【不良反应】

口服制剂的不良反应主要为胃部不适、食欲不振等消化道症状,大剂量会使血清 ALT 水平升高,停药后恢复正常。注射液偶可引起过敏反应甚至过敏性休克,应慎重使用。

地骨皮 Digupi

【来源采制】　本品为茄科植物枸杞 *Lycium chinense* Mill. 或宁夏枸杞 *Lycium barbarum* L. 的干燥根皮。春初和秋后采挖根部,洗净,剥取根皮,晒干。

【性味归经】　味甘,性寒。归肺、肝、肾经。

【功能主治】　具有凉血除蒸,清肺降火的功能。用于阴虚潮热,骨蒸盗汗,肺热咳嗽,咯血,衄血,内热消渴。

【主要成分】　根皮含甜菜碱、枸杞酰胺、β-谷甾醇、柳杉酚、蜂蜜酸、亚油酸和桂皮酸。

【药理作用】

1. 抗病原微生物　地骨皮煎剂对金黄色葡萄球菌、伤寒杆菌、甲型副伤寒杆菌与福氏痢疾杆菌有较强的抑制作用;对亚洲甲型京科 68-1 株流感病毒所致细胞病变也有抑制作用。

2. 解热　地骨皮煎剂、乙醇、水、乙醚残渣水提取物对实验性发热家兔有退热作用;对结核病引起的低热,有解热作用。

3. 降血糖　口服地骨皮煎剂可使正常家兔血糖浓度下降,其短时间内先使血糖浓度升高,然后持续降低,可维持 7～8 小时。地骨皮对小鼠葡萄糖性及肾上腺素性高血糖有降低作用,对糖尿病模型小鼠胰岛 B 细胞形态结构的损害有一定减轻作用。

4. 降压　地骨皮煎剂对麻醉和正常动物均有降压作用,并伴有心率减慢、呼吸加快现象,其降压作用与中枢神经系统有关,可能是通过阻断交感神经末梢而直接舒张血管。提取的成分地骨皮甲素、枸杞素亦有降压作用。

5. 降血脂　地骨皮浸膏能使家兔血清胆固醇含量下降,但对甘油三酯含量影响不大,甜菜碱可抑制脂肪肝。

6. 调节免疫功能　地骨皮煎剂可抑制正常小鼠脾细胞产生白细胞介素-2(IL-2),对环磷酰胺所致小鼠脾细胞 IL-2 降低有显著增强作用,对硫唑嘌呤所致 IL-2 异常增高有抑制作用。

此外,地骨皮还有镇静、兴奋子宫等作用。

【现代应用】

1. 糖尿病　地骨皮文火水煎液代茶饮。临床处方可辨证选择配伍知母、葛根、人参、黄芪、黄连等,或加入知柏地黄丸,或加入玉女煎、人参白虎汤。

2. 高血压　单味煎液服。临床处方可辨证选择配伍银杏叶、罗布麻叶、牡丹皮、夏枯草、决明子等,或加入天麻钩藤饮,或加入当归补血汤。

3. 肺结核　用于肺结核低热、肺热咳嗽。临床处方可辨证选择配伍百部、知母、白果、黄连等,或加入知柏地黄丸,或加入黄连解毒汤。

【不良反应】

地骨皮毒性较小，大剂量煎剂口服后，可能出现恶心、呕吐、四肢无力、头晕、心悸等。

黄连解毒汤 Huanglian Jiedu Tang

【方剂组成】 本方出自《肘后备急方》，名见《外台秘要》引崔氏方。本方由黄连 9 g，黄芩 6 g、黄柏 6 g、栀子 9 g 组成。

【功能主治】 泻火解毒，清化湿热。用于三焦火毒证，症见壮热烦躁，口燥咽干，错语不眠；或热病吐血、衄血，或热甚发斑，或身热下利，或湿热黄疸，或外科痈疡等，小便黄赤，舌红苔黄，脉数有力。

【与功能主治相对应的主要药理作用】

1. 抗病原微生物 动物实验表明黄连解毒汤对金黄色葡萄球菌所致小鼠感染有保护作用，能降低小鼠死亡率。体外抗菌实验也发现黄连解毒汤对金黄色葡萄球菌、表皮葡萄球菌、痢疾杆菌等多种细菌有抑制作用，方中各药在抗菌作用上有协同作用。

2. 抗内毒素 黄连解毒汤对细菌内毒素有明显的对抗作用，不仅可降低金黄色葡萄球菌溶血素、凝血酶的效价，还可使内毒素血症时肾、脑等重要器官的营养血流量增加，死亡率降低。降低白细胞介素-6(IL-6)、肿瘤坏死因子(TNF)水平可能是其抗内毒素的重要原因。

3. 解热 黄连解毒汤具有明显的解热作用。临床上运用黄连解毒汤治疗各种发热性疾病如脑卒中后发热、关节炎等均有较好疗效。实验研究也表明黄连解毒汤对内毒素所致家兔发热，酵母所致大鼠发热，伤寒、副伤寒菌苗所致小鼠体温升高等均有显著解热效果，其解热作用缓慢持久。

4. 抗炎 黄连解毒汤有明显抗炎作用，对二甲苯所致小鼠耳肿胀、角叉菜胶性、卵白蛋白性、甲醛性大鼠足肿胀及醋酸所致小鼠腹腔毛细血管增加均有抑制作用。

5. 抗脑缺血损伤 黄连解毒汤能明显延长双侧颈总动脉结扎小鼠存活时间，提高小鼠在常压密闭状态下对氧的利用能力，以抗脑缺血缺氧。黄连解毒汤对脑缺血小鼠脑组织有较强的抗氧化作用，能显著降低脑缺血小鼠大脑皮质及海马组织中丙二醛含量，提高脑缺血小鼠大脑皮质及海马组织中超氧化物歧化酶、谷胱甘肽过氧化物酶及过氧化氢酶活力。

此外，黄连解毒汤还具有明显的抗血栓形成、抗黏膜损伤、抗胃溃疡、降压、降血糖、镇静等作用。

【现代应用】

1. 感染性疾病 黄连解毒汤对上呼吸道感染的治疗作用非常肯定，可治疗上呼吸道感染，预防患者在放疗、化疗中的感染。对外科感染性疾病、金黄色葡萄球菌感染合并脓毒血症，肾病腹水并发性腹膜炎也均有作用。临床所用多为传统汤剂、胶囊剂。

2. 脑血管疾病及脑血管后遗症 黄连解毒汤治疗脑血管疾病具有良好效果，可改善患者脑损伤恢复期头昏、失眠、烦躁等症状。

3. 其他 黄连解毒汤加味可用于顽固性湿疹、宫颈糜烂、带状疱疹及高血压等。

白虎汤 Baihu Tang

【方剂组成】 本方出自《伤寒论》。本方由知母 18 g、石膏 50 g、甘草 6 g、粳米 9 g 组成。

【功能主治】 清热泻火。用于外寒入里化热或温邪入气分所致的大热、大汗、大渴、脉洪大等实热证。

【与功能主治相对应的主要药理作用】

1. 解热作用 临床报道白虎汤对大叶性肺炎引起的壮热不解，小儿外感发热、风湿热等疗效较好。动物实验也表明白虎汤腹腔注射对内毒素所致发热家兔有显著解热作用。白虎汤的解热作用与石膏所含钙密切相关，钙离子有很强的抑制产热中枢的作用，能抑制出汗和烦渴感，解除高热患者的大热、大汗和大渴。石膏退热作用快但短暂，与知母合用可使体温下降快而持久。

2. 抗病原微生物 白虎汤煎剂不仅对金黄色葡萄球菌、溶血性链球菌、肺炎球菌等有一定的抑制作用，还能显著降低流行性乙型脑炎病毒皮下感染小鼠的死亡率。

3.增强免疫功能 白虎汤水煎醇沉制成的注射液能增强腹腔巨噬细胞的吞噬功能,显著提高吞噬率和吞噬指数,提高血清溶菌酶含量,促进淋巴细胞转化,提高再次免疫抗体滴度。

此外,白虎汤还有降血糖、降血脂等作用。

【现代应用】

1.急性感染性疾病 本方常用于抑制感染性疾病,如流行性乙型脑炎、流行性出血热、细菌性或病毒性肺炎等属里热炽盛者,可降低死亡率,减少后遗症。

2.糖尿病 白虎汤常用于消渴病的治疗,消渴病相当于西医的糖尿病。

在线答题

目标检测
答案解析

 目标检测

一、名词解释

1.清热药

2.里热证

二、简答题

1.试述清热药的主要药理作用。

2.试述黄连的抗病原微生物作用特点及作用机制。

3.试述黄芩的抗炎作用、有效成分及作用机制。

4.试述苦参的抗肿瘤作用特点及作用机制。

5.试述青蒿的抗疟原虫作用特点及作用机制。

(贾彦敏)

第七章 泻 下 药

泻下药
PPT

大黄

第一节 概　　述

凡能引起腹泻、促进排便或攻逐水饮的药物,称为泻下药。泻下药具有泻下通便、消除积滞、通腑泄热、祛除水饮等功效,主要用于大便秘结及里实积滞证。根据其作用特点和适应证的不同,可分为润下药、攻下药和峻下逐水药3类。主要作用包括:①通利大便,以排除肠道内宿食积滞,常用润下药和攻下药;②荡涤实热,使实热壅滞通过泻下而解除,常用攻下药;③攻逐水饮,使湿邪从大、小便排出,以消除水肿,常用峻下逐水药。

里实证因其病机分为热结、寒结、燥结和水结,其临床表现主要是由于肠胃实热内结、阴亏津枯或水饮内停所致的一类症候群。从现代医学角度来看,里实证的证候见于便秘、急性肠梗阻、急性胆囊炎、急性胰腺炎、胸膜炎、肝硬化腹水等,也见于某些急性感染性疾病。所以泻下药的现代研究应围绕"里实证"的中医内涵,以调节胃肠道蠕动功能、抗病原微生物感染等为核心,结合泌尿、血液系统以及抗炎、免疫功能主治来开展研究。

【与功能主治相对应的主要药理作用】

泻下药的泻下作用是其治疗里实证的药理学基础,同时还具有抗炎、抗菌、抗病毒、利尿、抗肿瘤等作用。

1.泻下作用 本类药及其复方均能使肠蠕动增强,具有不同程度的泻下作用,根据其作用特点,可分为刺激性泻药、容积性泻药及润滑性泻药。

(1)刺激性泻药:攻下药如大黄、番泻叶、芦荟等的致泻成分均为结合型蒽苷,口服抵达大肠后在细菌酶的作用下水解为苷元,刺激大肠黏膜下神经丛,使肠管蠕动增加而排便。峻下逐水药巴豆所含巴豆油以及芫花中芫花酯均能强烈刺激肠黏膜,产生剧烈的泻下作用。

(2)容积性泻药:攻下药芒硝主要成分为硫酸钠,口服后在肠道内分解成硫酸根离子和钠离子,硫酸根离子不能被吸收,使肠腔形成高渗状态,从而保留大量水分,肠容积增大,刺激肠壁,促进肠蠕动而泻下。

(3)润滑性泻药:润滑性泻药如火麻仁、郁李仁等含有大量的脂肪油,使肠道润滑,软化粪便,同时脂肪油在碱性肠液中能分解产生脂肪酸,可对肠壁产生温和的刺激作用而具有润肠通便作用。

2. 利尿作用 峻下逐水药如芫花、甘遂、牵牛子、商陆等均有较强的利尿作用。用芫花煎剂给大鼠灌胃可见尿量明显增加,同时排钠量亦增加;大戟可使实验性腹水大鼠产生明显利尿作用。这些药临床应用时,有明显的利尿消肿效果,大黄中所含蒽醌亦有轻度利尿作用,其机制与抑制肾小管上皮细胞 Na^+-K^+-ATP 酶有关。

3. 抗病原微生物作用 大黄、芦荟中所含大黄酸、大黄素、芦荟大黄素对多种致病菌、真菌、病毒有抑制作用。大戟、巴豆、商陆等对肺炎球菌、流感杆菌、痢疾杆菌分别具有不同程度的抑制作用。大承气汤对伤寒杆菌、痢疾杆菌等均有抑制作用,其机制可能是抑制细菌蛋白质与核酸的合成。

4. 抗炎作用 大黄和商陆均有明显的抗炎作用,能抑制炎症早期的水肿及后期的肉芽组织增生。大黄素可抑制炎症介质的合成和代谢,从而发挥抗炎作用;商陆皂苷能兴奋垂体-肾上腺皮质系统,从而发挥抗炎作用。

5. 抗肿瘤作用 大黄、芦荟、商陆、芫花、大戟均有抗肿瘤作用。大黄酸、大黄素及芦荟大黄素能抑制小鼠黑色素瘤、乳腺癌和艾氏腹水癌。芫花酯甲对小鼠白血病 P388、商陆对小鼠肉瘤 S_{180} 均有抑制作用,抗癌机制可能是抑制肿瘤细胞蛋白质的合成。

综上,泻下药具有泻下、利尿、抗菌、抗炎、抗肿瘤、免疫调节等多种药理作用,从而可消除六腑之瘀、热、结、厥等里实证的病理变化。

【常用药物与方剂】 泻下药常用药物有大黄、芒硝、番泻叶、芫花、火麻仁、甘遂、芦荟、大戟、牵牛子、商陆等。常用的方剂有大承气汤、当归龙荟丸、麻子仁丸、小承气汤、调胃承气汤、增液承气汤等。常用药物与方剂的主要药理作用见表 7-1。

表 7-1 泻下药常用药物与方剂的主要药理作用简表

类别	传统功能	泻下通便	清热泻火	逐水消肿			
	药理作用	泻下	利尿	抗菌	抗肿瘤	抗炎	调节免疫
攻下药	大黄	+	+	+	+		+
	芒硝	+	+	+		+	
	番泻叶	+		+			
	芦荟	+		+	+		+
	大承气汤	+	+	+	+		+
	当归龙荟丸	+	+	+	+	+	+
润下药	火麻仁	+					
	郁李仁	+					
	麻子仁丸	+					
峻下逐水药	甘遂	+		+			
	芫花	+	+	+	+	+	
	商陆	+	+	+	+	+	+
	大戟	+	+	+			
	牵牛子	+	+	+			
	增液承气汤	+	+	+	+		+

第二节 常用药物

大黄 Dahuang

【来源采制】 本品为蓼科植物掌叶大黄 *Rheum palmatum* L.、唐古特大黄 *Rheum tanguticum* Maxim. ex Balf. 或药用大黄 *Rheum officinale* Baill. 的干燥根和根茎。秋末茎叶枯萎或次春发芽前采挖,除去细根,刮去外皮,切瓣或段,绳穿成串干燥或直接干燥。

【性味归经】 味苦,性寒。归脾、胃、大肠、肝、心包经。

【功能主治】 具有泻下攻积,清热泻火,凉血解毒,逐瘀通经、利湿退黄的功能。用于实热积滞便秘,血热吐衄,目赤咽肿,痈肿疔疮,肠痈腹痛,瘀血经闭,产后瘀阻,跌打损伤,湿热痢疾,黄疸尿赤,淋证,水肿;外治烧烫伤。

【主要成分】 大黄根状茎和根中蒽醌衍生物的总量为 2%～5%。蒽醌衍生物以两种形式存在,大部分与葡萄糖结合成蒽苷,小部分呈游离状态。结合型蒽醌衍生物主要有番泻苷 A、B、C、D、E、F,双蒽酮苷;游离型蒽醌衍生物包括大黄酸、大黄酚、大黄素、芦荟大黄素和大黄素甲醚等。大黄还含有鞣质,约 5%,内含没食子酸、D-儿茶素及大黄四聚素。大黄脂类成分中棕榈酸含量为 38.17%,亚油酸占 10.47%。

【药理作用】

1. 泻下与止泻 大黄泻下作用显著。大黄结合型蒽醌衍生物具有致泻作用,游离型蒽醌衍生物不具致泻作用。蒽醌苷和二蒽醌苷为大黄的主要泻下成分,尤以二蒽醌苷中番泻苷 A、B、C、D、E、F 的致泻作用强,但含量较低。口服番泻苷或大黄浸膏后 6～10 小时即可排出稀便。此外,大黄酸蒽酮具有胆碱样作用,通过兴奋肠平滑肌上的 M 受体,使肠蠕动增强,同时又能抑制肠细胞膜上 Na^+-K^+-ATP 酶,阻碍 Na^+ 转运,使肠内渗透压增高,保留水分,增加肠道容积,促进肠蠕动引起腹泻。生大黄中结合状态蒽醌苷含量高,所以泻下作用强。大黄所含鞣质及没食子酸为止泻成分。生大黄大剂量使用,可出现先腹泻后便秘;大黄经炒炭或煎药时间过长,可致蒽醌苷分解而鞣质成分保留,只具有止泻作用。这与大黄炒炭用于止泻的传统临床应用相吻合。

2. 解热 给肺炎球菌感染发热的家兔灌服大黄水煎液,可使家兔的肛温明显下降,并同时观察到第三脑室灌流液中前列腺素 E(PGE)含量由发热时的显著升高变为灌服大黄水煎液后的明显降低。大黄对内毒素所致家兔发热也有明显的抑制作用,并可影响其血浆中环磷酸腺苷(cAMP)和环磷酸鸟苷(cGMP)的含量及比值。大黄水煎液灌胃,对发热家兔脑室附近的环核苷酸水平也具有降低的作用。综合分析,大黄解热作用机制,与减少中枢致热介质 PGE 和 cAMP,抑制细胞膜上 Na^+-K^+-ATP 酶活性及机体氧化磷酸化过程,减少三磷酸腺苷(ATP)生成和产热,降低能量代谢水平等因素有关。

3. 抗菌、抗病毒 大黄对多种细菌、致病性真菌及病毒有抑制作用。大黄具有广谱抗菌作用,尤其对葡萄球菌、链球菌和淋球菌较敏感,其次是痢疾杆菌、白喉杆菌、伤寒杆菌、炭疽杆菌。大黄主要的抑菌成分是芦荟大黄素、大黄素、大黄酸、棕榈酸,其中芦荟大黄素抗菌作用最强。作用途径是通过抑制细菌核酸和蛋白质的生物合成以及抑制细菌生物氧化酶系,从而抑制细菌生长繁殖。体外实验发现,大黄对流感病毒、单纯疱疹病毒、乙型肝炎病毒、柯萨奇病毒等均有抑制作用。大黄能促进病毒诱生干扰素,提高干扰素水平,间接发挥抗病毒作用。

4. 抗炎 大黄对多种实验性炎症模型均具有显著的抗炎作用。大黄煎剂灌胃能明显抑制巴豆油所致小鼠耳肿胀以及蛋清、甲醛所致大鼠足肿胀和棉球肉芽肿,提示大黄对炎症早期渗出、水肿和后期结缔组织增生均有抑制作用。大黄对于切除双侧肾上腺的大鼠仍有抗炎作用,说明其抗炎作用不依赖于垂体-肾上腺系统。其抗炎作用主要是抑制花生四烯酸代谢,抑制环氧化酶活性,减少 PGE 合成。大黄还可抑制炎症反应的重要介质白三烯 B_4。

5. 抗胰腺炎　大黄能抑制多种胰酶活性,可以减轻胰酶对于胰腺细胞的自我消化作用,能防止糜蛋白酶、酒精诱发的急性水肿型或出血坏死型胰腺炎的发生、发展。大黄水溶性成分对胰蛋白酶、胰糜蛋白酶、胰脂肪酶、胰弹性蛋白酶、胰激肽酶、胰淀粉酶活性有明显抑制作用。大黄素对胰蛋白酶,大黄酸对胰激肽酶,芦荟大黄素对胰弹性蛋白酶,大黄酚和大黄素甲醚对胰蛋白酶和胰激肽酶抑制作用均较强,能促进急性胰腺炎模型动物胰腺病理损伤恢复。用药后腺细胞胞体充盈,腺泡细胞间隙紧密,纤维化减轻,胞核、内质网、线粒体均接近正常。有报道称,大黄不同炮制品对不同胰酶活性的影响也不尽相同。酒炒大黄可明显抑制胰淀粉酶活性,醋炒大黄对胰蛋白酶有很强的抑制作用,而大黄炭和酒炖大黄则能抑制胰脂肪酶活性。

6. 利胆、降血脂　静脉滴注大黄注射液可促进犬和猫胆汁的分泌,使胆红素和胆汁酸含量增加。大黄可疏通肝内毛细胆管,促进胆汁分泌,可加强胆管舒缩功能,缓解胆小管内胆汁的淤积。大黄煎剂及大黄水、醇提取物均能明显增加大鼠胆汁流量。大黄素、大黄酸可促进胆红素及胆汁酸分泌,舒张奥迪括约肌,收缩胆囊,促进胆汁排出。服用大黄可降低血清和肝脏总胆固醇、甘油三酯、低密度脂蛋白、极低密度脂蛋白及过氧化脂质含量。大黄降血脂作用机制与其泻下通便而影响胆固醇的吸收,以及促进胆汁的分泌排泄有关。大黄所含亚油酸具有降血脂作用。利胆、降血脂作用是大黄"除湿热、利湿退黄"功效的药理作用基础。

7. 保肝　大黄对 CCl_4 所致大鼠的肝损伤有明显的保护作用,可使 ALT 水平下降,减轻肝细胞的肿胀、变性与坏死,增加肝细胞内糖原含量,促进 RNA 的合成和肝细胞再生,改善肝纤维化。大黄可促进肝脏血液循环,改善肝内微循环。大黄还可促进肝脏合成白蛋白和谷氨酰胺合成酶,使氨与谷氨酸结合生成谷氨酰胺而发挥解毒作用。大黄煎剂对乙型肝炎病毒表面抗原(HBsAg)有明显抑制作用,并可激发人体产生干扰素,抑制病毒繁殖,提高抗乙型肝炎病毒能力。肝炎多与中医湿热有关,大黄的保肝作用是其"除湿热、利湿退黄"功效的药理作用基础。

8. 抗溃疡　大黄有胃黏膜保护作用,可以促进溃疡的愈合。大黄有类似于甲氰咪胍的作用,能抑制胃液分泌量,降低胃液游离酸度及胃蛋白酶活性,从而减轻出血程度,减少溃疡数及溃疡面积。其机制可能与促进胃黏膜前列腺素 E_2(PGE_2)生成,明显升高胃壁的 PGE_2 含量有关。PGE_2 系胃黏膜保护因子,大黄通过促进胃黏膜生成 PGE_2 来减轻酒精等对胃黏膜的破坏,增强胃黏膜屏障功能。大黄素、芦荟大黄素、大黄酚、大黄酸等对幽门螺杆菌均有抑制作用,是大黄抗消化性溃疡的另一个机制。

9. 抗肿瘤　大黄蒽醌衍生物、大黄酸、大黄素和芦荟大黄素对黑色素瘤、乳腺癌、艾氏腹水癌均有抑制作用,大黄 D-儿茶素能抑制淋巴肉瘤的生长。大黄可影响肿瘤细胞代谢的多个环节,能抑制肿瘤细胞的呼吸及氨基酸、糖代谢的氧化和脱氢过程,也能使肿瘤细胞的 DNA、RNA 核蛋白的生物合成降低,抑制肿瘤细胞的增殖,对宿主正常细胞无明显影响。大黄还能显著提高小鼠的细胞免疫,促进淋巴细胞增殖和 IL-2 的合成,起到间接抗肿瘤作用。抗肿瘤作用与大黄"活血化瘀"功效相一致。

10. 改善血液流变学　服用大黄后,全血黏度、血细胞比容等血液流变学指标均下调。大黄能抑制细胞膜 Na^+-K^+-ATP 酶活性,提高血浆渗透压,促使组织内水分向血管内转移,使血液稀释,血液黏度降低,改善微循环障碍。降血脂也是大黄改善血液流变学的机制之一。改善血液流变学指标也是大黄"活血化瘀"功效与临床应用的药理作用基础。

11. 止血　大黄止血作用确切、见效快,止血有效成分是没食子酸、D-儿茶素。止血作用机制与以下几个环节有关:增加血小板和纤维蛋白原含量,缩短凝血时间;促进血小板的黏附与聚集,有利于血栓形成;降低抗凝血酶Ⅲ(AT-Ⅲ)的活性等。没食子酸还能增 α_2-巨球蛋白(α_2-MG)含量,降低纤溶酶活性,加速血液凝固;收缩局部损伤血管,降低血管通透性和改善脆性,缩短出血时间。

12. 利尿、改善肾功能　大黄的多种成分如大黄素、大黄酸、芦荟大黄素给动物灌胃都有明显的利尿作用,给药后 $2\sim4$ 小时达到高峰,尿中 Na^+、K^+ 排出增加。作用机制为抑制肾髓质 Na^+-K^+-ATP 酶,使 Na^+ 重吸收减少,排出增加。大黄能显著降低氮质血症和慢性肾功能衰竭患者血中非蛋白氮含量,延缓肾功能衰竭的发展。大黄可降低腺嘌呤所致肾功能衰竭的动物血中的尿素氮、肌酐含量。其抗肾功能衰竭的机制可能有以下几方面:泻下作用使肠内氨基酸吸收减少;血中必需氨基酸含量增高使蛋白质合成增加;抑制体蛋白分解减少了尿素氮来源;促进尿素和肌酐排出;抑制肾代偿性肥大,缓解高代谢状态。大黄可减少残余肾中肾组织 RNA 合成,抑制肾小球系膜细胞增生,减少系膜上纤维连接蛋白的沉积,降低残余肾组织的耗氧量,使残余肾代偿性肥大和高代谢状态得到缓解,延缓肾功能衰竭的发展。利尿及抗肾功能衰竭的作用是大黄"除湿"功效的微观依据。

13.其他 大黄还有调节免疫,抗氧化,强心,降压,抗精神病等作用。大黄对阿米巴原虫、阴道滴虫、血吸虫和钩端螺旋体也有抑制作用。

【现代应用】

1.急性感染性疾病 急性扁桃体炎、口腔炎、普通急性肠炎、急性出血性坏死性肠炎、菌痢,单用大黄水煎服,或用大黄醇提取物。

2.急腹症 急性胆囊炎、胆石症、胆道蛔虫、肠梗阻、急性阑尾炎,单用大黄水煎服,或用大承气汤,或配伍其他药物。

3.急性黄疸性肝炎、重症肝炎、肝性脑病、急性胰腺炎 用生大黄煎汤顿服,或口服精制大黄片或用 50％大黄注射液,或用大柴胡汤。

4.急慢性出血 胃溃疡、胃癌、肝硬化所致上消化道出血、急性出血性坏死性肠炎等,用单味大黄粉或生大黄粉加 0.8％去甲肾上腺素溶液。支气管扩张咯血用大黄醇提片有止血作用。鼻衄、痔疮等出血局部使用生大黄粉有效。大黄还用于大量肺出血、蛛网膜下腔出血、产后出血、便血、血崩等。

5.急慢性肾功能衰竭 大黄制剂口服、静滴或灌肠等可改善肾功能。口服大黄、人参浸出液治疗急性肾功能衰竭有较好效果。长期口服小剂量大黄制剂,或以大黄为主的复方制剂保留灌肠,能有效延缓慢性肾功能衰竭的发展。

6.便秘、急性中毒、肠道清洁、术后腹部胀气 用大黄可促进排便、排出肠内容物和毒物。口服生大黄煎剂或大黄流浸膏、大黄通便冲剂,可促进肠道手术后运动功能的恢复。或用开水浸泡或取汁顿服或灌肠,用于缓解便秘或清洁肠道。

7.高脂血症、肥胖症 大黄粉、浸膏片、冲剂及醇提片用于降血脂,或治疗肥胖症。

8.烧伤 大黄醇浸液喷涂,对于烧伤有良好的抗感染、减少渗出、促进愈合的作用。

【不良反应】

大黄毒性较低,常规应用较安全。生大黄尤其是鲜大黄服用过量可引起恶心、呕吐、腹痛、黄疸、头昏,长期服用可引起肝脏毒性反应。

芒硝 Mangxiao

【来源采制】 本品为芒硝经加工精制所得,主含含水硫酸钠($Na_2SO_4 \cdot 10H_2O$),为白色粉末。

【性味归经】 味咸、苦,性寒。归胃、大肠经。

【功能主治】 具有泻下通便,润燥软坚,清火消肿的功能。用于实热积滞,大便燥结,腹满胀痛;外治咽喉肿痛,口舌生疮,牙龈肿痛,目赤,痈肿,丹毒。

【主要成分】 主要成分为含水硫酸钠($Na_2SO_4 \cdot 10H_2O$),占 96％～98％,尚含少量硫酸镁、硫酸钙和氯化钠等。

【药理作用】

1.泻下 芒硝口服后,硫酸钠水解产生大量硫酸根离子,不易被肠壁吸收,使肠内渗透压升高,阻止肠腔内水分吸收,致肠内容积扩大,肠腔扩大,刺激肠壁引起肠蠕动增加而致泻,同时硫酸钠本身对肠壁也有刺激作用。芒硝泻下作用速度与饮水量有关,饮水多,泻下作用出现快,反之则慢。芒硝口服后 4 ～6 小时排出稀便。

2.抗肿瘤 抗肿瘤机制可能与酸化肠内环境,减少脱氧胆酸含量,抑制肠上皮细胞 DNA 合成,降低对致癌物的敏感性有关。

3.抗炎 10％～25％硫酸钠外敷可加快淋巴循环,增强网状内皮系统的吞噬功能,而具有抗炎作用。

4. 利胆　口服小剂量芒硝,可刺激小肠壶腹部,反射性地引起胆囊收缩,胆道括约肌松弛,故能促进胆汁排出。

5. 利尿　4.3%无菌硫酸钠静脉注射,有利尿作用。

【现代应用】

(1)芒硝主要含有硫酸钠,尚有少量氯化钠、硫酸镁、硫酸钙等。其主要有致泻作用,其原理与所含硫酸根离子不易被肠壁吸收,存留肠内形成高渗溶液,阻止肠内水分吸收,使肠内容积增大,引起机械刺激,促进肠蠕动有关。现代用于急性乳腺炎、睾丸炎、角膜翳、肠梗阻等。

(2)芒硝传统用于实热积滞,可治疗各种原因引起的便秘。

(3)临床上,芒硝制剂可作为消化造影剂,用于镜检前清洁肠道。

番泻叶 Fanxieye

【来源采制】　本品为豆科植物狭叶番泻 *Cassia angustifolia* Vahl 或尖叶番泻 *Cassia acutifolia* Delile 的干燥小叶。通常于 9 月采收,晒干。生用。

【性味归经】　味甘、苦,性寒。归大肠经。

【功能主治】　具有泻热行滞,通便,利水的功能。用于热结积滞,便秘腹痛,水肿胀满。

【主要成分】　番泻叶含蒽醌衍生物及二蒽酮类衍生物,主要成分为番泻叶苷 A、B、C、D、E、F,芦荟大黄素双蒽酮苷、大黄酸葡萄糖苷、芦荟大黄素葡萄糖苷及少量的大黄酸、芦荟大黄素。此外,尚含有山奈素及番泻叶山奈苷、蜂花醇、水杨酸、棕榈酸、硬脂酸、植物甾醇及其苷。

【药理作用】

1. 泻下　番泻叶中含蒽醌衍生物,有效成分主要为番泻苷 A、B,番泻苷在胃肠道的吸收很少,到达大肠后,肠道菌群能使番泻苷迅速分解转变成大黄酸蒽酮、大黄酸等活性物质,这些活性物质可使肠道对水、电解质的吸收明显减少,增加肠腔的分泌,使肠内容积增大,同时引起结肠强烈蠕动、增加蠕动的频率、抑制非推进性收缩、加速肠道内容物的运输及大肠的排空。少量番泻苷吸收后,在肝中分解,分解产物经血行至大肠下部,通过兴奋骨盆神经节以收缩大肠,也可产生泻下作用。番泻叶的泻下作用及刺激性较含蒽醌衍生物的其他泻药更强,用于急性便秘比慢性者更适合。番泻叶的泻下作用与 5-羟色胺(5-HT)有关。番泻叶可能通过增加 5-HT 的释放,作用于肠道嗜铬细胞 5-HT 自身受体以及肠神经元的 5-HT 受体,促进大肠的分泌及蠕动。此外,5-HT 还可以作用于肠上皮细胞的 5-HT 受体,通过增加前列腺素(PG)的合成和释放,促进钙内流,诱发肠分泌细胞的分泌和肠道的运动。

2. 抗菌　番泻叶对多种细菌有抑制作用,对大肠杆菌、痢疾杆菌、变形杆菌、甲型链球菌和白色念珠菌均有明显抑制作用。

3. 止血　番泻叶粉口服后可增加血小板和纤维蛋白原,能缩短凝血时间、复钙时间、凝血活酶时间与血块收缩时间,有助于止血。番泻叶有局部止血作用,30%番泻叶水浸出液在胃镜直视下喷洒于出血病灶,可即刻止血。番泻苷是促凝血的有效成分,生药粉中晶纤维、草酸钙簇晶与其局部止血作用有关。

4. 其他　番泻叶有箭毒样肌肉松弛作用,能在运动神经末梢和骨骼肌神经肌肉接头处阻断乙酰胆碱,从而使肌肉松弛。番泻叶中某些羟基蒽醌类成分具有一定的解痉作用,能使胆管等松弛。

【现代应用】

1. 便秘　对老年性及顽固性便秘、药物性便秘以及损伤后腹胀、便秘疗效较好。

2. 腹部手术恢复　番泻叶浸剂灌肠可用于腹部手术恢复,改善手术后胃肠迷走神经紊乱造成的肠蠕动减慢,消除消化运动障碍,恢复胃肠功能。番泻叶开水冲服可预防术后腹胀。

3. 急性胃及十二指肠出血　番泻叶口服对胃溃疡、十二指肠溃疡、胃癌等疾病引起的急性出血有效,平均止血时间为 2.63~2.68 天。番泻叶可增加大肠蠕动,有利于肠内瘀血排出。

4. 治疗急性胰腺炎　以番泻叶 15 g 开水泡服,治疗急性胰腺炎有效,一般用药后 42 小时排出大量胃肠内容物,腹痛减轻。对重症患者除口服外,可用番泻叶保留灌肠。

5.胆囊炎与胆石症 以番泻叶粉胶囊口服,每次 1 g,每天 3 次,治疗阳明腑实证的胆囊炎、胆石症效果良好。

6.治疗急性菌痢 番泻叶 10～15 g,煮沸口服,一般 1～3 剂可获救,对慢性菌痢效果较差。

7.腹部 X 线摄片、肠道纤微镜检和手术前清洁肠道 番泻叶 10～15 g 泡水口服。

【不良反应】

大量服用番泻叶能引起腹痛、恶心、呕吐等胃肠道反应和血压下降、四肢湿冷等循环系统症状,或者颜面部麻木、三叉神经区痛觉减退等神经系统中毒反应以及低血钾。长期用药可致成瘾性,停药后可出现焦虑不安、全身疼痛、失眠、瞳孔放大、面热潮红、厌食、体温上升、呼吸加快、收缩压升高、体重下降等戒断症状。蒽醌苷一般单次给药最大剂量不宜超过 150 mg,对顽固性便秘每天最大剂量不得超过 30 mg,且连续服药不超过 2 周。对完全性肠梗阻、节段性回肠炎、溃疡性结肠炎、阑尾炎、原因不明的腹痛、10 岁以下儿童、孕妇及哺乳期和月经期妇女均应慎用或禁用。

芫花 Yuanhua

【来源采制】 本品为瑞香科植物芫花 *Daphne genkwa* Sieb. et Zucc. 的干燥花蕾。春季花未开放时采收,除去杂质,干燥。

【性味归经】 味苦、辛,性温;有毒。归肺、脾、肾经。

【功能主治】 具有泻水逐饮的功能。外用杀虫疗疮。用于水肿胀满,胸腹积水,痰饮积聚,气逆咳喘,二便不利;外治疥癣秃疮,痈肿,冻疮。

【主要成分】 含芫花素、羟基芫花素、芹菜素及谷甾醇;另含苯甲酸及刺激性油状物。

【药理作用】

1.利尿作用 大鼠灌胃 10 g/kg 的芫花煎剂组与对照组相比,排尿量与排钠率有明显增加,排钾量相近。剂量为 20 g/kg 时,排尿量、排钠率及排钾量均有显著增加,但剂量为 2.5 g/kg 或 5 g/kg 时则无效。另有报道显示,给麻醉犬静脉注射 50% 的芫花煎剂 0.4～1.0 g/kg,可使尿量增加一倍以上,约维持 20 分钟。3% 氯化钠液腹腔注射形成腹水的大鼠灌胃 10 g/kg 的芫花煎剂或醇浸剂,均有利尿作用。

2.镇咳、祛痰作用 氨水喷雾法引咳实验结果表明,小鼠灌胃 1.25 g/kg 醋制芫花与苯制芫花的醇提取液或 0.625 g/kg 羟基芫花素均有止咳作用。酚红试验表明,小鼠灌胃 5 g/kg 醋制芫花与苯制芫花醇提取液或 0.625 g/kg 羟基芫花素,均有一定祛痰作用,其祛痰机制可能与治疗后炎症减轻、痰液黏滞度降低有关。

3.对中枢神经系统的作用 选用体重 15～25 g 昆明小白鼠 90 只,雌雄皆有,随机分组,每组 10 只,共分 9 组,采用 YsD-4 药理生理实验多用仪、电刺激箱进行测记,观察不同时间内引起小白鼠尖叫时的电压(mV)。结果表明小白鼠口服 20 g/kg 单味甘草或炙芫花煎剂后有一定镇痛作用,且炙芫花优于甘草。合用后与同剂量的单味煎剂比较,镇痛作用优于甘草、次于炙芫花。在小鼠转棒实验中,腹腔注射 1000 mg/kg 的芫花乙醇提取物有明显镇静作用,在抗士的宁或苯甲酸钠咖啡因惊厥实验中,有明显抗惊厥作用,抗士的宁惊厥作用较强;此外,芫花还能明显增强异戊巴比妥钠对犬的麻醉作用。

4.抗菌作用 体外实验 1:50 浓度的醋制芫花及苯制芫花醇提取液对肺炎球菌、溶血性链球菌、流行性感冒杆菌均有抑制作用。芫花水浸液(1:4)在试管内对许兰毛癣菌、奥杜盎小芽孢癣菌、星形奴卡菌等皮肤真菌均有不同程度的抑制作用。而芫花素无抗菌作用。

【现代应用】 芫花的花蕾药用,为治水肿和祛痰药。

【不良反应】

芫花酯甲对胎盘、脐带毒性较大,对胎儿脏器和母体的毒性较小,宫腔给药的毒性小,能随羊水、胎儿而排出。黄芫花在动物体内能促进化学致癌物诱发肿瘤的作用。芫花与甘草同用能增加毒性。

火麻仁 Huomaren

【来源采制】 本品为桑科植物大麻 *Cannabis sativa* L. 的干燥成熟果实。秋季果实成熟时采收,除去杂质,晒干。

【性味归经】 味甘,性平。归脾、胃、大肠经。

【功能主治】 具有润肠通便的功能。用于血虚津亏,肠燥便秘。

【主要成分】 火麻仁含脂肪酸及其酯类(含脂肪油约 30%,脂肪油中主要含饱和脂肪酸、不饱和脂肪酸及其酯类等)、木脂素酰胺类、甾体类、大麻酚类、生物碱类、黄酮及其苷类、蛋白质、酶类、氨基酸及微量元素、B 族维生素、维生素 E、维生素 K 及挥发油等。

【药理作用】

1. 缓泻 火麻仁含大量脂肪油,可润滑肠道而利于排便。同时,脂肪油可在肠道内产生脂肪酸,刺激肠黏膜,使分泌增多,加快蠕动,减少大肠水分的吸收,产生泻下作用。火麻仁片对小鼠具有泻下作用,每天灌胃 1 次,连续给药 4 天后,能显著增加小鼠排便次数。25% 火麻仁丸丸液 4 滴对离体家兔肠管有兴奋作用,肠管蠕动幅度增大,频率加快而规则。火麻仁丸或火麻仁胶囊均可促进肠道收缩运动。

2. 降血脂 火麻仁能调节脂质代谢,减缓脂质过氧化物含量的增加,升高血清高密度脂蛋白胆固醇(HDL-C)含量,降低总胆固醇(TC)、甘油三酯(TG)、低密度脂蛋白胆固醇(LDL-C)含量,并减缓人体内脂质过氧化物含量的增加。研究表明,火麻仁油具有抗动脉硬化的作用,可以减轻动脉壁内膜细胞及平滑肌细胞的病变程度,延缓和抑制动脉粥样硬化斑块的形成。这一作用与火麻仁调节脂质代谢有关。

3. 降压 本品乳剂和醇提取物对麻醉猫、麻醉犬均有明显的降压作用。麻醉猫十二指肠内给火麻仁乳剂 2 g/kg,0.5 小时后血压开始缓慢下降,2 小时后约降至原水平一半,心率及呼吸无显著变化。麻醉犬股静脉注射火麻仁醇提取物,血压亦可显著降低,剂量-反应曲线平坦,降压持续时间随剂量增加而延长,静脉注射阿托品可对抗此降压作用,因此推测火麻仁的降压机制可能是通过兴奋 M 受体而引起血管舒张,使血压下降。高血压患者服用火麻仁也可以表现出降压作用,且无不良反应。

4. 抗肿瘤 口服火麻仁醇提取物能抑制小鼠 Lewis 肺癌的生长。火麻仁醇提取物对宫颈癌、小鼠肝癌和胃癌、白血病 P388 有明显的抑制作用。

5. 抗溃疡 火麻仁醇提取物 5 g/kg 和 15 g/kg 灌胃,能明显抑制小鼠水浸应激性溃疡、盐酸性溃疡和吲哚美辛-乙醇性溃疡的形成。

6. 利胆 火麻仁醇提取物经十二指肠注射麻醉大鼠,能显著促进胆汁分泌。

7. 抗炎、镇痛 火麻仁醇提取物 5 g/kg、15 g/kg 能抑制二甲苯引起的小鼠耳肿胀、角叉菜胶引起的小鼠足肿胀和醋酸引起的小鼠腹腔毛细血管通透性增高,也能减少醋酸引起的小鼠扭体反应次数。

【现代应用】

1. 便秘 包括习惯性便秘、产后便秘、手术后便秘、癌性便秘等,尤其适用于老年人、产妇及体质虚弱患者的便秘,也可用于糖尿病、冠心病、哮喘、不完全肠梗阻等继发性便秘。

2. 促进手术后胃肠功能恢复 采用麻仁汤加减治疗腹部手术后患者,能明显缩短胃肠功能恢复时间。

3. 高血压 麻仁丸加味治疗高血压,疗效显著。

4. 皮肤病 火麻仁馏油涂抹治疗神经性皮炎及慢性湿疹效果明显。

【不良反应】

火麻仁含有毒蕈碱和胆碱等,大量服用(60~120 g)可致中毒。服后 1~2 小时可发病,中毒程度与进食量的多少成正比。消化系统症状,如恶心、呕吐、腹泻等为初期表现,神经系统症状可出现四肢麻木、烦躁不安等,重者可发生精神错乱、手舞足蹈、血压下降、昏睡,甚至昏迷、抽搐、瞳孔散大等。

芦荟 Luhui

【来源采制】 本品为百合科植物库拉索芦荟 *Aloe barbadensis* Miller、好望角芦荟 *Aloe ferox* Miller 或其他同属近缘植物叶的汁液浓缩干燥物。前者习称"老芦荟",后者习称"新芦荟"。

【性味归经】 味苦,性寒。归肝、胃、大肠经。

【功能主治】 具有泻下通便,清肝泻火,杀虫疗疳的功能。用于热结便秘,惊痫抽搐,小儿疳积;外治癣疮。

【主要成分】 含芦荟苷、异芦荟苷、芦荟素、芦荟大黄素、芦荟多糖、多种维生素和微量元素。

【药理作用】

1. 泻下 犬、猫口服芦荟，可致泻，对离体小肠无促进蠕动的作用。其泻下的主要作用部位在大肠。泻下成分为芦荟苷、芦荟大黄素等蒽醌衍生物。

2. 抗炎 实验研究显示局部外用或口服芦荟时具有抗炎作用，可能是由于芦荟胶成分中的固醇类物质抑制花生四烯酸代谢途径而发挥作用。芦荟的缓激肽酶与血管紧张素联合应用可抗炎。

3. 杀菌 芦荟酊抗菌强，能杀灭真菌、细菌、病毒等，抑制和消灭病原微生物的发育繁殖。

4. 愈合创伤 芦荟水浸物（10％溶液）用于人工结膜水肿的兔，可缩短治愈天数；对人工创伤的鼠背，也有轻度促进愈合的作用。芦荟多糖类制剂，可修复皮肤或其他组织创伤以及烧伤。芦荟提取物制成油膏，对小鼠局部照射 X 线有轻度的保护作用。

5. 调节免疫与抗肿瘤 芦荟中的多糖类可增强吞噬细胞吞噬功能，增加因放射治疗而减少的白细胞数量，提高免疫力。芦荟提取物 1:500 醇浸出物，在体内可抑制肉瘤 S_{180} 和艾氏腹水癌生长。

6. 消化系统调节作用 芦荟能够有效改善消化道症状，如人们常以芦荟润肠通便，其作用的物质基础主要是蒽醌与蒽酮类化合物，该类化合物在消化系统中相对稳定，生物利用度较低，因此可以到达大肠内发挥作用，其中生物活性最强的是芦荟大黄素，能够有效刺激肠蠕动和肠液分泌，产生泻下作用。

7. 镇痛作用 芦荟具有一定的镇痛作用，但作用机制尚不明确。动物实验表明芦荟提取物对醋酸扭体、热板与热辐射诱导的疼痛反应有明显抑制效果，且无明显的毒副作用。同时，芦荟提取物能改善角叉菜胶与福尔马林导致的水肿，提示芦荟提取物可能是通过抑制外周的炎症反应而发挥镇痛作用。此外，芦荟多糖和氨基酸能够形成天然保湿剂，防止创伤部位水分流失，改善因活动引起的创面疼痛。

【现代应用】

（1）实热便秘。

（2）皮肤炎症、慢性肾炎、膀胱炎、支气管炎等慢性病症。

（3）保护皮肤，用于防晒、瘢痕、雀斑、痤疮；轻度的撞伤、挫伤、冻伤、皮肤皲裂、疣子等。

【不良反应】

芦荟主要适用于实证，不适用于虚证。

甘遂 Gansui

【来源采制】 本品为大戟科植物甘遂 *Euphorbia kansui* T. N. Liou ex T. P. Wang 的干燥块根。春季开花前或秋末茎叶枯萎后采挖，撞去外皮，晒干。

【性味归经】 味苦，性寒，有毒。归肺、肾、大肠经。

【功能主治】 具有泻水逐饮，消肿散结的功能。用于水肿胀满，胸腹积水，痰饮积聚，气逆咳喘，二便不利，风痰癫痫，痈肿疮毒。

【主要成分】 四环三萜类化合物 α-大戟醇和 γ-大戟醇、甘遂醇、大戟二烯醇、棕榈酸、柠檬酸、鞣质、树脂等。

【药理作用】

1. 峻泻 甘遂醇浸膏对小鼠有明显的泻下作用，可刺激肠黏膜，引起炎性充血和促进肠蠕动，导致峻烈泻下。

2. 利尿 甘遂及十枣汤都有一定的利尿作用，可显著增加实验动物和临床患者的尿量。

3. 抗癌 甘遂对胃癌、食管癌有抗癌作用。

【现代应用】

1. 水肿、胸水、腹水 由于其作用峻猛，多于正气未衰时使用。

2. 尿毒症 甘遂通过导泻可清除毒素，消除水肿，改善体内环境，改善氮质血症及肾功能。

3. 疮痈肿毒 可用甘遂末水调外敷患处治疗疮痈肿毒，消肿散结。

【不良反应】

甘遂毒副作用大,醋制后可减轻其泻下作用和毒性。孕妇及体虚者禁用。

大承气汤 Dachengqi Tang

【方剂组成】 出自《伤寒论》。本方由大黄(酒洗)、厚朴(去皮,炙)、枳实、芒硝组成。

【功能主治】 大承气汤是泻法的代表方剂,具有峻下热结的功能。主治阳明腑实证,症见大便不通,脘腹痞满,腹痛拒按,按之硬,甚或潮热谵语,手足汗出。舌苔黄燥起刺,或焦黑燥裂,脉沉实。

【与功能主治相对应的主要药理作用】

现代药理研究表明,本方峻下热结与泻下、抗菌、抗炎等有关,以消化系统和一些感染性疾病为主。

1. 泻下通便,消痞除满 大承气汤对离体肠管具有明显的兴奋作用,该作用不因阻断平滑肌内神经节、M 受体和黏膜表面神经感受器而产生影响。整体实验表明,大承气汤有明显的小鼠胃肠道推进作用,该作用不因切断双侧迷走神经或摘除肾上腺而减弱,说明大承气汤促进肠道蠕动的作用可能是直接作用于肠壁从而促进肠道蠕动。大承气汤能增大肠内容积,其机制为大承气汤对小肠葡萄糖转运电位具有抑制作用。大承气汤能明显抑制实验性肠梗阻大鼠离体结肠平滑肌 Ca^{2+} 内流,降低组织细胞内 Ca^{2+} 浓度,有利于减轻 Ca^{2+} 浓度升高对结肠组织的损伤,从而缓解肠梗阻相关症状。

2. 抗病原微生物 大承气汤在体内、体外均有抑制或杀灭金黄色葡萄球菌的作用,并能抑制由该菌引起的肠脓肿和肠粘连,对大肠杆菌及变形杆菌也有很好的抑制作用。近年来研究证明,大承气汤对乙型副伤寒杆菌、伤寒杆菌、福氏痢疾杆菌、沙门菌有抑制作用。其抗菌成分主要是大黄中所含的蒽醌衍生物。

3. 抗内毒素 大承气汤在体内对能引起大鼠、家兔产生内毒素的肠道常见革兰氏阴性杆菌有抑制作用;能降低内毒素所致家兔发热的幅值;在体外对大肠杆菌内毒素结构有直接破坏作用。

4. 活血化瘀,疏通血脉 体外实验表明,大承气汤可明显增加空肠、回肠、胃黏膜、胃浆膜层的血流量。大承气汤可抑制透明质酸酶,防止透明质酸解聚,从而降低毛细血管通透性,减少炎性渗出。大承气汤可抑制肠梗阻和急性腹膜炎时门静脉中血管活性肠肽(VIP)水平的升高,从而抑制肠壁充血、水肿及肠腔渗液增加。

【现代应用】

(1)大承气汤传统用于阳明腑实证,症见大便不通、脘腹痞满,可治疗消化系统疾病,如便秘、肠梗阻等。

(2)临床上,大承气汤可治疗急性胰腺炎,急、慢性肝炎,胆囊炎,胆石症,肾功能衰竭,急性脑出血等。大承气汤在治疗急腹症、肾功能衰竭和急性脑血管疾病方面有较好的应用前景,开发新剂型将有助于提高疗效。

【不良反应】

大量服用大承气汤可引起较重的腹痛、腹泻。

→ **目标检测**

一、名词解释

泻下药

二、简答题

1. 泻下药的功效及主要作用是什么?

2. 大黄的主要药理作用有哪些?大黄的主要有效成分是什么?

3. 试述芒硝的药理作用和现代应用。

(邹 利)

第八章 祛风湿药

祛风湿药
PPT

秦艽

第一节 概　述

凡以祛除风湿、解除痹痛为主要作用的药物称为祛风湿药。祛风湿药大多味苦、辛,性温,归肝、脾、肾经。辛能祛风、苦能燥湿、温以散寒,故祛风湿药大多能祛风散寒除湿,部分药能舒筋活络、止痛、强筋骨。祛风湿药可分为祛风湿散寒药、祛风湿清热药和祛风湿强筋骨药,临床主要用于治疗痹证。痹证外因以风、寒、湿邪为主,内因多因气血不足,脾肾亏虚,卫阳不固,腠理不密,以致外邪入侵,痹阻经络关节,气血运行不畅,引起肌肉、筋骨、关节等部位出现酸楚、麻木、肿胀、疼痛、屈伸不利,甚至关节肿胀变形等症状。痹证临床特征类似于现代医学的结缔组织疾病、自身免疫性疾病、骨与骨关节病及软组织疾病等,如风湿热、风湿性关节炎、类风湿性关节炎、硬皮病、系统性红斑狼疮、强直性脊柱炎、慢性纤维组织炎、肩关节周围炎等。

【与功能主治相对应的主要药理作用】

祛风湿药共同的药理作用特点:抗炎、镇痛、免疫调节或抑制等。

1. 抗炎　祛风湿药对炎症不同病理模型及不同阶段(急、慢性炎症)都有抑制作用。如秦艽可抑制甲醛、蛋清、角叉菜胶所致大鼠关节肿胀,主要通过兴奋垂体-肾上腺皮质功能发挥抗炎作用。青风藤对因注射减毒结核分枝杆菌菌液造成的大鼠佐剂性关节炎、注射甲基化小牛血清蛋白造成的大鼠抗原性关节炎均具有明显改善作用,使关节炎指数及关节肿胀程度明显下降,明显减轻关节破坏程度和抑制新骨形成。由臭梧桐和鬼针草等量混合制成的"关节灵",实验和临床都证明其有抗炎作用。

2. 镇痛　秦艽、青风藤、独活、粉防己、五加皮等都有一定的镇痛作用,既可提高动物对热刺激、电刺激、化学刺激所致疼痛反应的阈值,也可减少醋酸诱发的小鼠扭体次数。青风藤碱镇痛作用部位在中枢,结构与吗啡相似,其作用强度为吗啡的 1/10~2/5,但无成瘾性。粉防己总碱的镇痛效力为吗啡的 1/8。

3.免疫调节或抑制 五加皮、独活对机体免疫功能有明显抑制作用。本类药中少部分成分对免疫功能有促进作用,如细柱五加总皂苷和多糖可提高小鼠网状内皮系统的吞噬功能和小鼠血清抗体滴度。一些清热药还兼有镇静、抗惊厥、止血、抗凝血、降压等其他药理作用。

【常用药物与方剂】 祛风湿药常用药物有秦艽、独活、五加皮、防己、川乌、青风藤、威灵仙、木瓜等。常用复方有羌活渗湿汤、独活寄生汤等。祛风湿药常用药物与方剂主要药理作用见表 8-1。

表 8-1　祛风湿药常用药物与方剂主要药理作用简表

类别	传统功能	祛风湿	止痹痛	祛风湿	清热
	药理作用	抗炎	镇痛	免疫	抗菌
祛风湿散寒药	独活	＋	＋	＋	
	威灵仙	＋	＋		
	川乌	＋	＋	＋	＋
	木瓜	＋			
	青风藤	＋	＋		
祛风湿清热药	秦艽	＋	＋	＋	＋
	防己	＋	＋	＋	＋
	雷公藤	＋	＋	＋	＋
	豨莶草	＋	＋	＋	
祛风湿强筋骨药	五加皮	＋	＋		
方药	羌活渗湿汤	＋	＋	＋	＋
	独活寄生汤	＋	＋	＋	＋

第二节　常用药物

秦艽 Qinjiao

【来源采制】 本品为龙胆科植物秦艽 *Gentiana macrophylla* Pall.、麻花秦艽 *Gentiana straminea* Maxim.、粗茎秦艽 *Gentiana crassicaulis* Duthie ex Burk. 或小秦艽 *Gentiana dahurica* Fisch. 的干燥根。前三种按性状不同分别习称"秦艽"和"麻花艽",后一种习称"小秦艽"。春、秋二季采挖,除去泥沙;秦艽和麻花艽晒软,堆置"发汗"至表面呈红黄色或灰黄色时,摊开晒干,或不经"发汗"直接晒干;小秦艽趁鲜时搓去黑皮,晒干,去芦头,切片用。

【性味归经】 味苦、辛,性平。归胃、肝、胆经。

【功能主治】 具有祛风湿,清湿热,止痹痛,退虚热的功能。用于风湿痹痛,中风半身不遂,筋脉拘挛,骨节酸痛,湿热黄疸,骨蒸潮热,小儿疳积发热。

【主要成分】 主要有效成分有秦艽碱甲(龙胆碱)、秦艽碱乙(龙胆次碱)、秦艽碱丙、龙胆苦苷、挥发油及糖类。

【药理作用】

1.抗炎 秦艽水提取物、醇提取物灌胃大鼠,可明显抑制角叉菜胶所致足肿胀,也能明显抑制巴豆油引起的小鼠耳肿胀。龙胆苦苷能减轻二甲苯所致小鼠耳肿胀,减轻小鼠注射冰醋酸和大鼠注射蛋清所致的腹腔毛细血管通透性增加,也能减轻角叉菜胶、酵母多糖 A 所致大鼠足肿胀,但对切除肾上腺的大鼠则无此抗炎作用,对制霉菌素所致的炎症模型也无明显作用。粗茎秦艽的抗炎作用较强。秦艽抗炎的主要有效成分是秦艽碱甲。大鼠连续 10 天腹腔注射秦艽碱甲 90 mg/kg,可抑制大鼠甲醛性及蛋清性关节肿和足肿,肿胀消退速度与注射水杨酸钠 200 mg/kg 时相似。对切除两侧肾上腺及戊巴比妥钠麻醉大鼠无上述作用。正常大鼠腹腔注射秦艽碱甲 30 mg/kg、60 mg/kg 及 90 mg/kg,肾上腺内维生素 C 含量明显下降,切除垂体和麻醉大鼠注射秦艽碱甲则作用消失。推测秦艽碱甲抗炎作用机制与通过神经系统兴奋垂体-肾上腺系统有关。

2. 镇静、镇痛 秦艽对热刺激和电刺激所致疼痛均有显著抑制作用。秦艽碱甲对大鼠和小鼠有一定镇痛作用,大鼠腹腔注射秦艽碱甲 20 分钟后即能提高对光热刺激的痛阈值,但作用持续时间短暂,无剂量依赖关系,延胡索和草乌可增强其镇静作用。小剂量秦艽碱甲对小鼠和大鼠有镇静作用,能增强戊巴比妥钠对小鼠及大鼠的催眠作用。较大剂量秦艽碱甲对中枢神经系统有兴奋作用,最后导致动物麻痹而死亡。

3. 抑菌 体外实验显示,秦艽醇浸液对金黄色葡萄球菌、肺炎球菌、流感杆菌、副伤寒杆菌、肺炎杆菌、痢疾杆菌、炭疽杆菌、霍乱弧菌均有不同程度的抑制作用。水浸液对堇色毛癣菌、同心性毛癣菌、许兰黄癣菌、奥杜盎小芽孢癣菌等皮肤真菌均有一定的抑制作用。

4. 利胆、保肝 龙胆苦苷对 CCl_4 诱发的小鼠肝损伤模型和脂多糖/芽孢杆菌(LPS/BCG)肝损伤模型均有保护作用,可使血清 ALT 和 AST 活性降低。在 LPS/BCG 模型中,肿瘤坏死因子(TNF)的浓度随 ALT 活性增强而增高,龙胆苦苷治疗后,血清中 TNF 浓度显著下降,该作用可能为其抗肝损伤作用的原因之一。龙胆苦苷有利胆作用。

5. 利尿、抗尿酸 秦艽水煎剂给家兔灌胃有利尿作用,能促进尿酸排泄,可减轻痛风所致肌肉酸痛和关节肿胀。

6. 升压 秦艽有促进肝糖原分解的作用,并使肝糖原明显下降,使动物血糖浓度显著升高。大鼠和小鼠腹腔注射秦艽碱甲可引起血糖浓度升高,切除肾上腺的动物不出现血糖浓度升高,其升高血糖浓度的作用可被麦角胺阻断,此作用与肾上腺素释放有关。

7. 降压 秦艽碱甲能降低豚鼠血压,静脉注射对麻醉犬、兔有明显及短时的降压作用,使心跳频率减慢,作用强度随剂量的增加而增强。使用阿托品或切断迷走神经对秦艽碱甲降压作用均无明显影响,说明该作用可能与迷走神经无关。

【现代应用】

1. 关节炎 秦艽注射液、秦艽复方醇制剂、秦艽碱甲用于治疗风湿性关节炎、类风湿性关节炎以及肩周炎、滑膜炎,对疼痛、肿胀、关节功能的恢复和退热均有显著疗效。

2. 流行性脑脊髓膜炎 肌内注射秦艽注射液可改善流行性脑脊髓膜炎患者的颈强直及角弓反张。

3. 小儿急性黄疸性肝炎 以秦艽为主药随证配伍,对小儿急性黄疸性肝炎的疗效显著。

【不良反应】

分别以秦艽碱甲 50 mg/kg、90 mg/kg、120 mg/kg 的剂量给大鼠腹腔注射,每天 1 次,连续 14 天,各组动物外观无改变,病理切片发现肾小球及肾小管内均有蛋白质出现,部分动物有肺水肿现象。秦艽碱甲口服治疗类风湿性关节炎,患者可见恶心、呕吐、心悸及心率减缓等反应,但很快恢复。

独活 Duhuo

【来源采制】 本品为伞形科植物重齿毛当归 *Angelica pubescens* Maxim. f. *biserrata* Shan et Yuan 的干燥根。初苗刚发芽或秋末茎叶枯萎时采挖,除去须根和泥沙,烘至半干,堆置 2~3 天,发软后再烘至全干。生用。

【性味归经】 味辛、苦,性微温。归肾、膀胱经。

【功能主治】 具有祛风除湿、通痹止痛的功能。用于风寒湿痹、腰膝疼痛,少阴伏风头痛,风寒挟湿头痛。

【主要成分】 独活含若干香豆素类化合物。主要成分为香豆素,包括东莨菪素、二氢欧山芹醇、二氢欧山芹醇乙酸酯、甲氧基欧芹酚、二氢欧山芹素、欧芹酚甲醚、花椒毒素、香柑内酯、毛当归醇、当归醇等。独活还含有挥发油,主要成分为 α-蒎烯和 L-柠檬酸烯。此外还含当归酸、γ-氨基丁酸等。

【药理作用】

1. 抗炎　甲氧基欧芹酚腹腔给药可抑制角叉菜胶所致的大鼠后足肿胀,抑制率为 63.3%,剂量为 50 mg/kg 时抑制作用强于 10 mg/kg 吲哚美辛。

2. 镇痛、镇静　小鼠热板法实验证明独活煎剂可明显提高痛阈值。甲氧基欧芹酚腹腔注射可减轻小鼠扭体反应,疼痛抑制率为 61.2%。独活煎剂、醇浸膏均表现为镇静作用,可使小鼠、大鼠自主活动减少,也可对抗士的宁所致蛙的惊厥作用。当归酸、伞形花内酯有明显镇静作用,为其镇静作用主要有效成分。上述独活的抗炎、镇痛、镇静作用与独活祛风湿、止痹痛功效吻合。

3. 抗凝血　独活的某些香豆素类成分,对血小板聚集和血栓的形成有明显抑制作用。独活醇提取物 0.4 g/kg 可明显抑制大鼠动静脉血栓的形成,使血栓重量减轻,抑制率为 38.4%;也可抑制大鼠体外血栓形成,使血栓重量减轻、血栓长度缩短,并延长特异性血栓形成时间。独活水浸出物、乙醇浸出物、甲醇浸出物对 ADP 诱导的大鼠及家兔血小板聚集有明显抑制作用,其有效成分为二氢欧山芹醇、二氢欧山芹醇乙酸酯、二氢欧山芹素、欧芹酚甲醚,其抑制率分别在 20%～50% 范围内。独活抑制血小板聚集的作用是其抗血栓形成的主要环节。

4. 降压、抗心律失常　欧芹酚甲醚具有扩血管、降压作用,可使猫动脉血压降低 30%,持续 1～2 小时。从独活中分离出的 γ-氨基丁酸可对抗多种实验性心律失常,延迟室性心动过速的发生,降低室性心动过速的发生率和缩短持续时间。心室肌灌注 γ-氨基丁酸后 5 分钟,心室肌动作电位的振幅减小,动作电位时程缩短。独活能抑制血管紧张素 II 受体和 α 受体,这可能与其降压和抗心律失常作用有关。

5. 抗肿瘤　东莨菪素对化学物质所致大鼠乳腺肿瘤有抑制作用。花椒毒素等对艾氏腹水癌癌细胞有杀灭作用。伞形花内酯对鼻咽癌有一定疗效。

6. 解痉　独活挥发油对离体豚鼠回肠有解痉作用,可明显抑制组胺和乙酰胆碱所致肠肌痉挛,并且有剂量依赖性,对在体和离体大鼠子宫痉挛也有解痉作用。

【现代应用】

1. 风湿性关节炎　用独活汤、独活寄生汤治疗风湿性关节炎有效。

2. 神经性疼痛　独活寄生汤,配合循经按摩,治疗三叉神经痛、坐骨神经痛。

3. 腰椎间盘突出、骨质疏松　以热熨法加服独活寄生汤治疗。

4. 银屑病　饭后服用独活片剂配合长波紫外线照射治疗,可于照射前在皮损局部外用独活软膏或酊剂。独活传统用于风湿痹痛,可治疗类风湿性关节炎、骨关节炎、坐骨神经痛等。

【不良反应】

服用独活煎剂治疗气管炎时,曾出现头晕、头痛、舌发麻、恶心呕吐、胃部不适等副作用。

防己 Fangji

【来源采制】　本品为防己科植物粉防己 *Stephania tetrandra* S. Moore 的干燥根。秋季采挖,洗净,除去粗皮,晒至半干,切段,个大者再纵切,干燥。

【性味归经】　味苦,性寒。归膀胱、肺经。

【功能主治】　具有祛风止痛,利水消肿的功能。用于风湿痹痛,水肿脚气,小便不利,湿疹疮毒。

【主要成分】　防己含十余种生物碱,含量在 2.5% 以上,有粉防己碱(汉防己甲素),防己诺林碱(汉防己乙素),汉防己丙素,轮环藤酚碱,氧化防己碱,防己菲碱,小檗胺,粉防己碱 A、B、C、D 等。此外,汉防己中尚含有黄酮类、苷类、酚类、有机酸类、挥发油。

【药理作用】

1. 免疫抑制　粉防己碱对细胞免疫和体液免疫均有抑制作用。粉防己碱能选择性抑制 T 细胞依赖性免疫反应,尤其是在淋巴细胞增殖和分化阶段。粉防己碱体外实验能显著抑制植物血凝素 (PHA)、刀豆素 A(ConA) 等诱导的人外周血淋巴细胞增殖和转化、混合淋巴细胞反应和 NK 细胞的细胞毒作用,在体内外都能抑制抗体形成。粉防己碱通过时间与剂量依赖方式抑制 ConA 刺激的人淋巴细胞磷酸肌醇代谢、细胞质 Ca^{2+} 浓度的升高和蛋白激酶 C 的活性,从而抑制了以磷酸肌醇分解产物三磷酸肌醇和二酰甘油为第二信使的跨膜信号传递系统,这可能是粉防己碱免疫抑制和抗炎的共同机制。

2. 抗过敏 粉防己碱有广泛的抗过敏作用,对动物的被动和主动皮肤过敏反应、豚鼠的皮肤血管炎、大鼠和家兔阿蒂斯反应、羊红细胞致敏小鼠足肿胀和 2,4-二硝基氟苯致敏小鼠皮肤过敏反应均有显著的抑制作用,表明粉防己碱对 I ～ IV 型过敏反应均有对抗作用。家兔皮下注射粉防己碱能明显降低蛋清所致过敏性休克的发生率,减轻病理损伤。粉防己碱对慢反应物质 A(SRS-A)引起的豚鼠离体气管条的收缩以及组胺(HA)、乙酰胆碱(ACh)引起的豚鼠喘息反应均有明显抑制作用,并能抑制天花粉等诱导的大鼠肥大细胞脱颗粒,阻止肥大细胞释放组胺。粉防己碱的抗过敏作用与钙通道的阻滞有关。

3. 抗炎 防己对炎症反应的多个环节都有不同程度的抑制作用。粉防己碱、防己诺林碱皮下注射能明显减轻大鼠甲醛性关节肿和家兔耳壳烧伤所致的炎性水肿。静脉注射粉防己碱可使大鼠背部气囊角叉菜胶性炎症血管通透性降低,中性粒细胞的游出和 β-葡萄糖醛酸酶(B-GCD)释放显著减少。体外实验证明,粉防己碱能抑制中性粒细胞的黏附、游走、趋化、吞噬功能。粉防己碱腹腔注射,可降低大鼠肾上腺中维生素 C 的含量和末梢血中嗜酸性粒细胞数,切除垂体后此作用不变,切除肾上腺后此作用消失,说明粉防己碱直接作用于肾上腺,使肾上腺皮质功能增强而发挥抗炎作用。粉防己碱可通过抑制炎症白细胞磷脂酶 A_2(PLA$_2$)的活性,从而减少炎症介质(PG、LT)、血小板活化因子(PAF)、氧自由基等的产生和释放。粉防己碱降低炎症白细胞 PLA$_2$ 活性的作用与其拮抗钙和钙调素有关。

4. 抗肝纤维化 粉防己碱对 CCl_4 诱导的大鼠肝纤维化有良好的防治作用,可显著改善肝功能,减轻肝脏组织及细胞结构病理性损伤,降低大鼠血清转氨酶活性,降低血清前胶原、血清及肝透明质酸酶含量,减少肝内胶原沉积,从而减少肝纤维化的发生。在体实验显示,粉防己碱能抑制 CCl_4 诱导的大鼠肝纤维化胶原蛋白合成的增加,使肝总胶原、I 型胶原和 III 型胶原显著减少。粉防己碱防治肝纤维化的机制为抑制储脂细胞的增殖及转化,减少胶原在肝组织中的沉积。

5. 抗肿瘤 体外实验显示粉防己碱对肉瘤 S_{180} DNA、RNA 合成有很强的直接抑制作用,对人体肝癌细胞的抑制作用具有剂量依赖关系,并可增强其他抗癌药的作用,明显提高柔红霉素及三尖杉酯碱对耐药白血病细胞的细胞毒作用。

6. 镇痛 小鼠热板法、刺激甩尾实验说明防己水煎剂有镇痛作用,给药 1.5 小时作用明显,可使痛阈值提高达 59%,作用持续时间可达 4 小时,与川乌合用可使作用持续时间延长。汉防己总碱、粉防己碱、汉防己乙素、汉防己丙素均有镇痛作用。粉防己碱作用强于汉防己乙素、汉防己丙素。

【现代应用】

1. 高血压 粉防己碱口服治疗高血压患者,可使患者血压稳定在较低水平。

2. 心绞痛 粉防己碱静脉注射治疗心绞痛患者,可使患者心肌耗氧指数明显改善,对劳累型心绞痛效果最好。

3. 矽肺 粉防己碱口服给药治疗矽肺患者,可使患者胸痛症状明显好转。

4. 神经性疼痛 粉防己碱对腰骶神经根炎、椎间盘合并骶神经根炎、三叉神经痛等均有疗效。

5. 慢性肝病及肝纤维化 粉防己碱口服治疗肝纤维化患者,可使患者肝脏 I 型胶原、III 型胶原显著减少。

【不良反应】

粉防己碱静脉注射可引起注射部位疼痛,大剂量出现血红蛋白尿、头晕、恶心、呼吸紧迫。连续服用 7～8 个月,个别患者出现指甲、面部、口腔黏膜、下肢紫褐色斑,可出现肝功能异常、食欲下降等症状。

五加皮 Wujiapi

【来源采制】 本品为五加科植物细柱五加 *Acanthopanax gracilistylus* W. W. Smith 的干燥根皮,夏、秋季采挖根部,洗净,剥取根皮,晒干。

【性味归经】 味辛、苦,性温。归肝、肾经。

【功能主治】 具有祛风除湿,补益肝肾,强筋壮骨,利水消肿的功能。用于风湿痹病,筋骨痿软,小儿行迟,体虚乏力,水肿,脚气。

【主要成分】 含硬脂酸、芝麻素、β-谷甾醇、紫丁香苷、β-谷甾醇葡萄糖苷、挥发油、鞣质、棕榈酸、亚麻酸以及维生素 A、维生素 B 等。

【药理作用】

1. 抗炎 五加皮水煎醇沉液、正丁醇提取物能明显抑制角叉菜胶所致大鼠足肿胀,连续给药一周也能明显抑制小鼠棉球肉芽组织增生。五加皮的抗炎作用可能是减少炎症介质的释放及抑制其致炎作用所致。

2. 抗疲劳活性 在细柱五加果实乙醇提取物对小鼠负重游泳时间的研究中,低剂量组(0.7 g/kg)、中剂量组(1.4 g/kg)及高剂量组(2.8 g/kg)与空白组和阳性对照组(冬虫夏草组,剂量为 2.0 g/kg)相比,差异均有统计学意义,提示该提取物能够显著延长小鼠的负重游泳时间,具有较强的抗疲劳作用。细柱五加中苷类提取物腹腔注射时,不仅能协同戊巴比妥钠对小鼠的抑制作用,还能拮抗苯丙胺的中枢兴奋作用,从而表现出一定的抗疲劳作用。

3. 对免疫系统的作用 五加皮水煎醇沉液对免疫功能有抑制作用,可明显降低小鼠腹腔巨噬细胞的吞噬率和吞噬指数,明显抑制小鼠脾脏抗体形成细胞。乳鼠半心移植实验证明五加皮有一定抗排异作用,可使移植心肌平均存活时间显著延长。五加皮总皂苷和多糖则有提高机体免疫功能的作用,灌胃给药能促进小鼠网状内皮系统的吞噬功能,使血清炭末廓清速度明显提高,并增加小鼠血清抗体的浓度,增强体液免疫。

4. 镇静、镇痛 五加皮醇浸膏可对阈值下戊巴比妥钠产生协同作用,使小鼠睡眠时间明显延长。其正丁醇提取物能提高痛阈值,具有明显的镇痛作用。

5. 促进核酸合成 五加皮水提醇沉物可增加幼年小鼠肝脾细胞 DNA 合成,五加皮多糖对 CCl_4 中毒性肝损伤小鼠肝细胞的 DNA 合成有促进作用。

6. 性激素样作用 五加皮多糖有性激素样作用,连续给药 7 天能促进未成年大鼠副性器官的发育,使睾丸、前列腺、精囊腺的重量增加。

7. 抗应激作用 五加皮总皂苷可明显延长小鼠游泳时间、热应激存活时间和常压耐缺氧时间。

【现代应用】

1. 风湿痹痛,腰膝酸痛 肝肾不足有风湿者,可单用浸酒服,也可与羌活、秦艽、威灵仙等配伍应用。

2. 腰膝痿弱无力、小儿行迟 常与牛膝、木瓜、续断等药同用。

3. 水肿、小便不利 常配合茯苓皮、大腹皮、生姜皮、地骨皮等药同用。

独活寄生汤 Duhuo Jisheng Tang

【方剂组成】 本方出自《备急千金要方》,由独活、桑寄生、杜仲、牛膝、细辛、秦艽、茯苓、肉桂心、防风、川芎、人参、甘草、当归、芍药、干地黄组成。

【功能主治】 具有祛风湿,止痹痛,补肝肾,益气血等功能。主要用于治疗肝肾两亏,气血不足,风寒湿邪外侵,腰膝冷痛,酸重无力,屈伸不利,或麻木偏枯,冷痹日久不愈。

【与功能主治相对应的主要药理作用】

1. 抗炎 小鼠灌服独活寄生汤或外涂左耳,对二甲苯或巴豆油混合致炎液所致的小鼠耳廓炎症反应有明显的抑制作用。大鼠灌服独活寄生汤,对大鼠角叉菜胶性关节炎有明显抑制作用;但对棉球肉芽增生未见明显作用。小鼠灌服独活寄生汤,对 0.5% 醋酸所致腹腔毛细血管通透性增加有明显抑制作用。独活寄生汤灌胃能显著降低关节炎指数和抗 CII 抗体水平。

2. 镇痛 独活寄生汤能明显提高小鼠热板痛阈值,且持续时间较长,在给药后 30 分钟,小鼠热板痛阈值即有明显提高,90 分钟痛阈值提高非常显著,直至 180 分钟仍具有显著的镇痛作用;对小鼠扭体反应有一定的抑制作用,在给药后 40 分钟和 50 分钟的抑制率分别为 40.4% 和 33%。

3. 调节免疫功能 独活寄生汤可明显增加免疫器官胸腺和脾脏重量,但对肾上腺重量无明显影响;显著增加单核巨噬细胞对血中胶粒炭的廓清速度,提高单核巨噬细胞吞噬功能;对迟发型超敏反应有明显抑制作用,其作用强度与氢化可的松(25 mg/kg)相似,提示该方药对非特异性炎症的抑制作用可能与其明显提高机体特异性免疫功能、调节免疫平衡有关。

4.扩张血管、改善微循环 独活寄生汤能显著降低麻醉猫、犬脑血管阻力,增加脑血流量,作用维持30分钟以上;能明显增大集合毛细血管管径,增加毛细血管开放数,延长肾上腺素引起血管收缩的潜伏期,对抗肾上腺素引起的毛细血管闭合。

此外,独活寄生汤还可增强肾上腺皮质功能,产生皮质激素样作用,有助于治疗自身免疫性疾病,在体外对多种致病性细菌及脊髓灰质炎病毒等分别有不同程度的抑制作用。

【现代应用】

(1)独活寄生汤传统用于痹证,可治疗风湿性关节炎、类风湿性关节炎、坐骨神经痛、骨关节炎、腰椎骨质增生、腰肌劳损、腰椎间盘突出、强直性脊柱炎、颈椎病、骨质疏松等。

(2)临床上,本方对冠心病、闭塞性动脉硬化、颈源性眩晕有一定疗效。

目标检测

一、名词解释

祛风湿药

二、简答题

1.祛风湿药的功效及分类有哪些?各类代表药物有哪些?

2.秦艽的主要药理作用有哪些?秦艽的主要有效成分是什么?

3.祛风湿药的主要药理作用有哪些?

（邹　利）

在线答题

目标检测
答案解析

第九章 芳香化湿药

学习目标

知识目标

掌握 芳香化湿药的概念、分类及芳香化湿药与功能主治相对应的主要药理作用。掌握厚朴、苍术、广藿香的主要药理作用。

熟悉 芳香化湿药的常用中药和方剂。

了解 芳香化湿药常用药物的主要成分、现代应用及不良反应。

能力目标

能正确地使用芳香化湿药防病治病。

课程思政目标

提高学生自主分析问题的能力,培养学生沟通协作的能力。

第一节 概　　述

凡以祛除脾胃湿浊,促进中焦运化,主要用于治疗湿浊困脾证的药物,称为芳香化湿药。芳香化湿药味苦而辛,性温香燥,主归脾、胃、大肠或膀胱经。具有燥湿化浊、运化脾胃的功能。主要治疗湿浊困脾证,临床以头身困重、胸脘痞满、纳呆、呕吐、泄泻等为主要症状。也可用于治疗湿温病、暑湿病如霍乱、瘟疫、中暑等所致上述症状者。湿浊困脾证的现代临床症状常见于消化系统疾病,如急慢性胃肠炎、肝炎、胃肠型感冒、胃肠功能紊乱、消化不良、胃肠过敏、消化性溃疡、胃下垂以及痢疾、霍乱等。

本类药物的药理作用特点是兼有改善消化系统功能和抗消化道常见致病性病原微生物。

【与功能主治相对应的主要药理作用】

1. 调节胃肠运动 芳香化湿药均含有挥发油,有刺激或调整胃肠运动功能的作用。厚朴、苍术、砂仁等对乙酰胆碱、氯化钡等引起的动物离体肠肌痉挛有解痉作用。砂仁有促进肠管推进运动的作用。佩兰、白豆蔻能提高肠道紧张度。对胃肠运动的不同影响,与机体的功能状态有关,如苍术煎剂既能对抗乙酰胆碱所致小肠痉挛,又能对抗肾上腺素所致平滑肌抑制。此外,药物作用与剂量也有一定关系,如小剂量厚朴煎剂对小鼠和豚鼠离体肠管有兴奋作用,而大剂量厚朴煎剂对其则有抑制作用。藿香正气散在低浓度时对家兔离体小肠运动有双向调节作用,如肠段基础活动较强的多表现为抑制,肠段基础活动较弱的多表现为兴奋。

2. 促进消化液分泌 厚朴、广藿香、白豆蔻、草豆蔻、草果等均含有挥发油,通过刺激嗅觉、味觉感受器,或温和地刺激局部黏膜,反射性地增加消化腺分泌,增强胃肠道吸收功能。

3. 抗溃疡 苍术、厚朴、砂仁等芳香化湿药,具有较强的抗溃疡作用。其主要作用环节包括两方面:一方面芳香化湿药具有保护胃黏膜的作用,从苍术中提取的氨基己糖具有促进胃黏膜修复的作用,关苍术提取物还能增加氨基己糖在胃液和黏膜中的含量,砂仁能促进胃黏膜细胞释放前列腺素,保护胃黏膜免遭许多外源性因素的损伤。另一方面芳香化湿药能抑制胃酸分泌,厚朴酚能明显对抗四肽胃泌素及卡巴胆碱所致胃酸分泌增多,茅苍术所含 β-桉叶醇具有抗 H_2 受体作用,能抑制胃酸分泌,并能对抗皮质激素对胃酸分泌的刺激作用。

4. 其他药理作用

(1)保肝:厚朴酚、苍术及 β-桉叶醇、茅术酮、苍术酮等对病毒性肝炎、肝脏中毒模型、肝纤维化及肝硬化具有降低血清 ALT,提高血浆 SOD 活性,降低 LPO 含量,促进肝脏蛋白质合成等作用。

(2)抗菌:芳香化湿药具有不同程度的抗菌作用。厚朴酚、苍术提取物、广藿香酮对金黄色葡萄球菌、溶血性链球菌、肺炎球菌、百日咳杆菌、大肠杆菌、枯草杆菌、变形杆菌、痢疾杆菌、铜绿假单胞菌等具有抑制或杀灭作用。厚朴抗菌力强,抗菌谱广。苍术对黄曲霉菌及其他致病性真菌,藿香的乙醚及乙醇浸出液对白色念珠菌、许兰黄癣菌、趾间及足跖毛癣菌等多种致病性真菌有抑制作用。藿香正气散对金黄色葡萄球菌,甲、乙型副伤寒杆菌,痢疾杆菌,变形杆菌等均有明显的抑制作用。

(3)抗病毒:厚朴、苍术、广藿香、砂仁、白豆蔻对腮腺炎病毒、流感病毒等有抑制作用。

知识链接

胃肠型感冒就是指胃肠不适。造成胃肠不适的原因众多,包括细菌、病毒感染,环境不适应,药物反应等。常见的原因是细菌、病毒感染。细菌及病毒在喉部着床发炎后,即会顺着唾液被吞入胃肠中引起胃肠不适。其表现症状如下。

(1)呕吐:胃部因病媒菌或其他毒性物质进入,导致胃体肌肉刺激收缩,将胃内容物排出体外。

(2)腹泻:主要为肠道受到刺激而使分泌物大量增加,影响吸收功能,造成肠腔内的水分过多,外加肠蠕动也增加,所以排出的大便都是稀便。

(3)腹痛:因肠蠕动较正常时加倍增快而感觉到疼痛,或是肠壁上的黏膜因发炎而红肿、疼痛,红肿虽然看不到,但是可以感觉到疼痛。

【常用药物与方剂】 芳香化湿药常用药物有厚朴、苍术、广藿香、砂仁、白豆蔻、藿香正气散、平胃散等。芳香化湿药常见药物与方剂的主要药理作用见表 9-1。

表 9-1 芳香化湿药常用药物与方剂主要药理作用简表

传统功能	抗菌	抗病毒	调节胃肠运动	促进消化液分泌	抗溃疡
药理作用	燥湿化浊	燥湿化浊	化湿醒脾	化湿醒脾	化湿健胃
厚朴	+	+	+	+	+
苍术	+	+	+		+
广藿香	+	+	+	+	
砂仁		+	+		+
白豆蔻		+	+		
藿香正气散	+	+	+	+	+

第二节 常用药物

厚朴 Houpo

【来源采制】 本品为木兰科植物厚朴 *Magnolia officinalis* Rehd. et Wils. 或凹叶厚朴 *Magnolia officinalis* Rehd. et Wils. var. *biloba* Rehd. et Wils. 的干燥干皮、根皮及枝皮。四川、湖北所产质量较佳。4—6 月剥取,根皮和枝皮直接阴干;干皮置沸水中微煮后,堆置阴湿处,"发汗"至内表面变紫褐色或棕褐色时,蒸软,取出,卷成筒状,干燥。

【性味归经】 味苦、辛,性温。归脾、胃、肺、大肠经。

【功能主治】 具有燥湿消痰,下气除满的功能。用于湿滞伤中,脘痞吐泻,食积气滞,腹胀便秘,痰饮喘咳。

【主要成分】 厚朴主要含挥发油、木脂素类及生物碱类等成分。含挥发油约 1%,主要为 β-桉叶醇;木脂素类成分主要有厚朴酚、和厚朴酚、四氢厚朴酚及异厚朴酚;生物碱类成分主要为木兰箭毒碱;此外,尚含有鞣质及微量烟酸。

【药理作用】

1.调节胃肠运动 厚朴酚能抑制组胺所致十二指肠痉挛。厚朴煎剂对小鼠及豚鼠离体肠管的活动,低剂量可使其兴奋,高剂量则使其抑制。厚朴乙醇提取物能够明显对抗番泻叶性小鼠腹泻。

2.促进消化液分泌 厚朴所含的挥发油,通过刺激嗅觉、味觉感受器,或温和地刺激局部黏膜能反射性地增加消化腺分泌。

3.抗溃疡 厚朴酚对应激性溃疡有抑制作用,其机制与保护胃黏膜损伤、减少胃酸分泌有关。100%生品厚朴煎剂,100%姜制厚朴煎剂可抗大鼠幽门结扎性溃疡及应激性溃疡。厚朴姜制后抗胃溃疡作用增强。厚朴乙醇提取物对大鼠盐酸-乙醇所致溃疡有显著抑制作用。厚朴酚还能明显对抗因应激或静脉注射胃泌素、卡巴胆碱所致的胃酸分泌增多。厚朴抗溃疡作用与其抑制胃酸分泌过多有关。

4.保肝 厚朴对小鼠实验性病毒性肝炎有一定保护作用,可减轻细胞变性坏死等实质性病理损害。所含厚朴酚为抗肝炎病毒的有效成分。厚朴酚对急性实验性肝损伤,具有降低血清 ALT 水平的作用。厚朴酚能对抗免疫性肝纤维化损伤,能明显防止肝纤维化及肝硬化的形成,并能提高免疫性肝纤维化大鼠血浆 SOD 活性,降低 LPO 含量。

5.抗病原微生物 厚朴煎剂有广谱抗菌作用,其有效成分为厚朴酚及和厚朴酚,对金黄色葡萄球菌、溶血性链球菌、痢疾杆菌、乳酸杆菌、白喉杆菌、枯草杆菌及常见致病性皮肤真菌均有抑制作用,在豚鼠体内有一定的抗炭疽杆菌作用。厚朴的酚性成分、乙醚及甲醇提取物,对致龋齿的变形链球菌有十分显著的抑制作用。

6.镇痛、抗炎 厚朴对大鼠腹腔巨噬细胞合成白三烯 B_4 及 5-羟基二十碳四烯酸均有明显抑制作用。厚朴乙醇提取物灌胃能明显延长热痛刺激引起的小鼠甩尾反应潜伏期,明显减少醋酸引起的小鼠扭体反应次数和抑制腹腔毛细血管通透性的升高,并能明显抑制二甲苯引起的小鼠耳肿胀及角叉菜胶所致的小鼠足肿胀,具有明显的抗炎镇痛作用。

7.中枢抑制 厚朴酚与异厚朴酚有显著的中枢抑制作用。厚朴乙醚浸膏提取物按 0.5～1 g/kg 腹腔注射时可以抑制小鼠的自发活动,并能对抗甲基苯丙胺或阿扑吗啡所致的兴奋作用。厚朴乙醚提取物可使脑内 5-HT 及其代谢产物含量增加,但对儿茶酚胺含量无明显影响。厚朴酚与异厚朴酚具有特殊而持久的中枢性肌肉松弛作用,木兰箭毒碱能够麻痹运动神经末梢,引起全身松弛运动麻痹现象。

8.平喘 和厚朴酚浓度低于 100 μmol/L 时,磷酸二酯酶(PDE)活性急剧降低;浓度在 100～200 μmol/L时,对 PDE 活性抑制作用减弱。钙调素(CaM)浓度增高时,和厚朴酚抑制 PDE 的 IC_{50} 也增高。和厚朴酚在 Ca^{2+} 存在的条件下,与 CaM 结合,从而对抗其对靶酶 PDE 的激活。这可能是厚朴用于平喘的现代药理机制之一。

9.降压 低于肌肉松弛剂量的厚朴碱注射给药有明显的降压作用,这一作用不能被抗组胺药异丙嗪所对抗,表明该作用并非由组胺释放所致。厚朴提取物中活性成分厚朴酚及和厚朴酚,能对抗 K^+、Ca^{2+}、去甲肾上腺素等引起的大鼠主动脉收缩,这可能与钙通道阻滞作用有关。

10.抗血栓形成 厚朴 10 g/kg 能明显延长大鼠体内血栓形成时间,其抑制作用与抑制血栓素 A_2(TXA_2)的合成及细胞内的 Ca^{2+} 流动有关。

【现代应用】

1. 感冒 流行性感冒、普通感冒,均可用厚朴辨证选择配伍苍术、广藿香、茯苓、香薷、砂仁、陈皮、防风等药物治疗,也可选用藿香正气散、藿朴夏苓汤。

2. 消化系统疾病 急慢性肠炎、消化性溃疡、急性胰腺炎、胃肠功能紊乱、癔症,临床处方可辨证选用厚朴配伍苍术、白术、陈皮、柴胡、枳实、大黄,或用大承气汤、厚朴三物汤、平胃散等。

3. 术中鼓肠及术后腹胀 厚朴有明显的促进手术后患者胃肠功能恢复的作用。临床处方可以配伍枳实、大黄,或用大承气汤、小承气汤等。

4. 结肠炎 厚朴治疗慢性溃疡性结肠炎有效。临床处方可以配伍柴胡、黄芩、白头翁、枳实、大黄,或用厚朴三物汤等。

5. 细菌性痢疾 厚朴粉或制成注射剂治疗细菌性痢疾有效。临床处方可配伍黄连、木香、黄芩、茯苓等。

6. 肌强直 用厚朴9~15 g,水煎服,治疗肌强直有一定疗效。临床处方可配伍汉防己、白芍、炙甘草、熟地黄、当归。

7. 龋齿 厚朴酚凝胶、厚朴牙膏有预防龋齿发生的作用。

【不良反应】

厚朴中木兰箭毒碱有毒,厚朴大剂量可致患者因呼吸肌麻痹而死。

苍术 Cangzhu

【来源采制】 本品为菊科植物茅苍术 *Atractylodes lancea*（Thunb.）DC. 或北苍术 *Atractylodes chinensis*（DC.）Koidz. 的干燥根茎。前者主产于江苏、湖北、河南等地,以产于江苏茅山一带者质量最佳。后者主产于内蒙古、山西、辽宁等地。春、秋二季采挖,除去泥沙,晒干,撞去须根。

【性味归经】 味辛、苦,性温。归脾、胃、肝经。

【功能主治】 具有燥湿健脾、祛风散寒、明目的功能。用于湿阻中焦,脘腹胀满,泄泻,水肿,脚气痿躄,风湿痹痛,风寒感冒,夜盲,眼目昏涩。

【主要成分】 茅苍术根茎挥发油含量为5%~9%,北苍术根茎挥发油含量为1.5%,挥发油的主要成分为苍术醇,为β-桉叶醇和茅术醇的混合物。此外,还含有苍术酮、苍术素等。

【药理作用】

1. 调节胃肠运动 苍术对于胃肠运动功能有双向调节的作用。苍术煎剂、苍术醇提取物能明显缓解乙酰胆碱所致家兔离体小肠痉挛,而对肾上腺素所致小肠运动抑制,则有一定的对抗作用。苍术醇提取物还能对抗乙酰胆碱、氯化钡所致大鼠离体胃平滑肌痉挛,而对正常大鼠胃平滑肌则有轻度兴奋作用。苍术丙酮提取物、β-桉叶醇及苍术醇对卡巴胆碱、Ca^{2+}及电刺激所致大鼠在体小肠收缩加强,均有明显对抗作用。β-桉叶醇可使脾虚模型小鼠胃肠运动趋于正常,而对新斯的明负荷小鼠引起的胃肠运动加快有明显的拮抗作用。苍术煎剂对番泻叶所致"脾虚泄泻"模型大鼠的小肠推进运动亢进有明显对抗作用。

2. 抗溃疡 苍术有较强的抗溃疡作用,其水溶液部分与挥发油部分作用相当。苍术能显著抑制溃疡动物的胃液量、总酸度、总消化能力及胃黏膜损害,对大鼠实验性胃溃疡有预防作用。苍术抗溃疡作用机制主要有两个方面:①抑制胃酸分泌:北苍术挥发油中的苍术醇能抑制甾体激素的释放,减轻甾体激素对胃酸分泌的刺激作用,茅苍术所含β-桉叶醇有抗H_2受体作用,能抑制胃酸分泌,并能对抗皮质激素对胃酸分泌的刺激作用。②增强胃黏膜保护作用:北苍术可使胃黏膜组织血流量增加,从苍术中提取的氨基己糖具有促进胃黏膜修复的作用,关苍术还能明显增加氨基己糖在胃液和黏膜中的含量,从而增强胃黏膜保护作用。

3. 保肝 苍术及β-桉叶醇、茅术酮、苍术酮对四氯化碳及D-氨基半乳糖胺所致小鼠肝脏中毒具有一定的保肝作用,对过氧化物诱导的DNA损伤及大鼠肝细胞毒性有抑制作用。苍术煎剂对小鼠肝脏蛋白质合成有明显促进作用。

4. 抗菌、消毒　苍术浸膏对小芽孢癣菌、铁锈色小芽孢癣菌、粉小孢子菌等多种真菌都有不同程度的抑制作用。苍术提取物具有消除耐药福氏痢疾杆菌 R 质粒的作用,能减少细菌耐药性的产生。苍术烟熏法对空气中自然菌有显著杀灭作用,杀菌率达 93％以上。苍术消毒剂对金黄色葡萄球菌、枯草杆菌黑色变种芽孢具有良好杀菌效果和稳定性。苍术酒精浸泡消毒法消毒效果优于福尔马林、过氧乙酸、戊二醛空气消毒法。

5. 抗炎　关苍术乙酸乙酯提取物具有抑制急、慢性及免疫性炎症的作用,能明显抑制二甲苯和巴豆油所致小鼠耳肿胀、角叉菜胶所致大鼠足肿胀、小鼠棉球肉芽肿增生及福氏完全佐剂所致大鼠关节炎,可降低毛细血管通透性,增强小鼠单核巨噬细胞系统的吞噬功能,减少炎症部位前列腺素 E 的含量,增加小鼠血清中超氧化物歧化酶的含量。

6. 调节血糖　苍术煎剂灌胃给药或醇浸剂皮下给药,可使正常家兔血糖水平升高,但对四氧嘧啶性糖尿病家兔则有降血糖作用。苍术水提取物灌胃可使链脲霉素诱发的大鼠高血糖水平降低。有研究认为,苍术有效成分和腺嘌呤核苷酸在同一线粒体上有竞争性抑制作用,从而抑制细胞内氧化磷酸化作用,干扰能量的转移过程。

7. 镇静　茅苍术、北苍术、β-桉叶醇、茅术醇对小鼠有镇静作用,能抑制小鼠自发活动。小剂量的茅苍术提取物和挥发油,可使脊髓反射亢进,较大剂量则呈抑制作用,终致呼吸麻痹而死。茅苍术和北苍术的提取物能增强巴比妥镇静安眠作用,其药理活性成分主要是 β-桉叶醇和茅术醇。另外,β-桉叶醇能够通过降低重复性刺激引起的乙酰胆碱的再生释放来对抗新斯的明诱导的神经肌肉障碍,可以增强琥珀酰胆碱诱导的神经肌肉麻醉阻断作用,通过阻断烟碱的乙酰胆碱受体通道而起作用,这种作用在糖尿病患者中更明显。

8. 扩张血管、降压、抗心律失常　苍术对蟾蜍心脏有轻度抑制作用,对蟾蜍后肢血管有轻度扩张作用。苍术浸膏小剂量静脉注射,可使家兔血压轻度上升,大剂量则使血压下降。关苍术的乙醇提取物对乌头碱引起的室性心律失常、氯化钡所致大鼠心律失常、哇巴因引起的大鼠心律失常均有保护作用。苍术的抗心律失常作用可能与降低心肌细胞的自律性、延长不应期、保护心肌细胞膜上 Na^+-K^+-ATP 酶的功能等多种因素有关。

9. 其他

(1)促进骨骼钙化:苍术中含有与钙磷吸收有关的维生素 D,其挥发油具有促进骨骼钙化的作用。北苍术挥发油能在一定程度上改善患佝偻病的白洛克雏鸡的症状。

(2)抗缺氧:苍术丙酮提取物能明显延长氰化钾所致小鼠缺氧模型的存活时间。苍术抗缺氧的主要活性成分为 β-桉叶醇。

(3)抗肿瘤:苍术挥发油、茅术醇、β-桉叶醇在体外对食管癌细胞有抑制作用,其中茅术醇的作用较强。

【现代应用】

1. 感冒　流行性感冒、普通感冒,均可用苍术辨证选择配伍广藿香、厚朴、茯苓、香薷、陈皮、砂仁、防风等药物治疗,也可选用藿香正气散。

2. 小儿腹泻及脾胃失调症　用苍术、胡黄连粉外敷患儿脐部神阙穴,对小儿腹泻有较好疗效。苍术可治疗慢性溃疡性结肠炎等脾胃失调症。临床处方可辨证选择配伍白术、党参、茯苓、薏苡仁、陈皮、厚朴、枳实等,或者选用平胃散、藿香正气散。

3. 佝偻病　苍术挥发油微囊、苍术糖浆治疗儿童佝偻病有较好疗效。临床处方可辨证选择配伍党参、白术、茯苓、制首乌、熟地黄、当归、巴戟天、淫羊藿、仙茅,或加入十全大补汤、金匮肾气丸。

4. 夜盲症　苍术是中医治疗夜盲症要药。中医治疗夜盲症时,常将苍术与猪肝和羊肝配伍。动物肝脏中含大量维生素 A。苍术治疗夜盲症的有效成分和治疗机制尚不清楚。临床处方可配伍熟地黄、白芍、当归、制首乌、山茱萸、知母、紫河车、淫羊藿等,或加入知柏地黄丸、八珍汤等。

5. 皮肤病　苍术挥发油注射液肌内注射可治疗皮肤瘙痒症、多形性渗出性红斑、急慢性荨麻疹等皮肤病。临床处方可辨证选择配伍黄芩、金银花、紫草、秦艽、龙胆、苦参、紫花地丁等,或加入五味消毒饮中内服外洗。

6.空气消毒 苍术烟熏可使空气中菌落数显著减少,消毒效果优于乳酸,而与甲醛烟熏效果相似。在居住环境点燃苍术艾叶消毒香,对水痘、腮腺炎、猩红热、感冒和气管炎等有一定预防和治疗效果。

广藿香 Guanghuoxiang

【来源采制】 本品为唇形科植物广藿香 *Pogostemon cablin* (Blanco) Benth. 的干燥地上部分。主产于广东,枝叶茂盛时采割,日晒夜闷,反复至干。

【性味归经】 味辛,性微温。归脾、胃、肺经。

【功能主治】 具有芳香化浊,和中止呕,发表解暑的功能。用于湿浊中阻,脘痞呕吐,暑湿表证,湿温初起,发热倦怠,胸闷不舒,寒湿闭暑,腹痛吐泻,鼻渊头痛。

【主要成分】 主要含挥发油约 1.5%,挥发油的主要成分为广藿香醇和广藿香酮,占 52%~57%;另含苯甲醛、丁香油酚、桂皮醛、广藿香吡啶等。另外,全国各地产野生藿香,又名土藿香,也常作药用,主要挥发油约 0.28%,其主要成分为甲基胡椒酚,占 80%以上。

【药理作用】

1.促进胃液分泌 本品所含挥发油能刺激胃黏膜,促进胃液分泌,增强消化功能。

2.抗病原微生物作用 广藿香水煎液浓度为 15 mg/mL 时,对钩端螺旋体有抑制作用,当浓度增至 15 mg/mL 以上时,有杀死钩端螺旋体的作用。体外实验显示,广藿香的水煎液、乙醚浸出液及乙醇浸出液对许兰毛癣菌、趾间及足跖毛癣菌等多种致病性真菌有抑制作用。广藿香醚或醇浸出液比煎液的抗菌力强。广藿香中黄酮类物质有抗病毒作用。

【现代应用】

1.急性胃肠炎 广藿香用于治疗急性胃肠炎有一定疗效。

2.口臭 广藿香洗净,煎汤,时时漱口去臭。

藿香正气散 Huoxiang Zhengqi San

【方剂组成】 藿香正气散出自《太平惠民和剂局方》。本方由藿香 90 g、大腹皮 30 g、白芷 30 g、紫苏 30 g,茯苓 30 g、半夏 60 g、白术 60 g、陈皮 60 g、厚朴 60 g、桔梗 60 g、甘草 75 g 组成。

【功能主治】 具有解表化湿、理气和中的功能。用于外感风寒,内伤湿滞,恶寒发热,头痛,胸膈满闷,脘腹疼痛,恶心呕吐,肠鸣泄泻,舌苔白腻,以及山岚瘴疟等。

【与功能主治相对应的主要药理作用】

1.解痉作用 藿香正气散对家兔离体十二指肠有明显的抑制作用,并能对抗拟胆碱药所引起的肠痉挛;对水杨酸毒扁豆碱引起的犬及家兔在体肠管痉挛有抑制作用,其效果与阿托品相似。本方可能是通过阻断 M 受体而产生解痉作用的。藿香正气散对离体豚鼠十二指肠的自动收缩及对组胺、乙酰胆碱、氯化钡所致的回肠收缩均有良好的解痉作用。藿香正气散在低浓度时对家兔离体小肠运动有双向调节作用,如肠段基础活动较强的多表现为抑制,肠段基础活动较弱的多表现为兴奋,通过双向调节作用,可改善胃肠功能,减轻或消除脘腹满闷、呕吐腹泻等症状。

2.增加胃肠吸收功能 藿香正气散能明显提高腹泻模型小鼠对葡萄糖和水分的吸收,使动物在止泻后又可恢复胃肠对糖的吸收功能。

3.镇痛 藿香正气散对醋酸刺激性疼痛反应(扭体法)及热板法致病均有镇痛作用。

4.抗菌 藿香正气散对金黄色葡萄球菌,藤黄八叠球菌,甲、乙型副伤寒杆菌,痢疾杆菌,变形杆菌等均有明显的抑制作用。

5.增强细胞免疫功能 硫酸镁致腹泻的小鼠,经用藿香正气散治疗后,其外周血淋巴细胞渗入 ^{3}H-TdR 指数增高,给药组小鼠肠段组织渗入的 ^{3}H-TdR 比对照组高,而对照组比正常组(不致泻小鼠)低,给药组接近正常组水平。提示本方能提高小鼠的免疫功能并能促进受损伤肠段的修复。

【现代应用】

1.感冒 对夏季感冒,本方效果良好。

2.急性胃肠炎、结肠炎等 藿香正气散治疗非特异性急性肠炎,与西药对照组疗效相比,显效较快,各种症状消失所需平均天数较少。藿香正气丸治疗急性腹泻,显效较快,一般服药1~2天症状消失。

3.皮肤病 治疗夏季皮炎时,治愈率明显高于西药对照组。对荨麻疹也有较好疗效。

4.酸中毒 藿香正气散加减治疗酸中毒98例,总有效率为87.7%,其中以脱水性酸中毒疗效较好。

【不良反应】

极少数患者口服藿香正气散后出现过敏性药疹,停药或抗过敏处理后症状很快消失。

在线答题

目标检测
答案解析

目标检测

一、名词解释

1.芳香化湿药

2.胃肠型感冒

二、简答题

1.举例说明厚朴对胃肠运动的影响及其剂量相关性。

2.试述与芳香化湿药疏畅气机、燥湿化浊、健脾醒胃功效相关的药理作用。

3.简述芳香化湿药的主要药理作用。

(汪盈盈)

Note

第十章 利水渗湿药

利水渗湿
药 PPT

利水渗
湿药

第一节 概 述

凡能通利水道,渗除水湿,使水湿从小便而去,广泛用于各种水湿内停证的中药,称为利水渗湿药。利水渗湿药性味平淡,主归肾、膀胱经。具有利水渗湿、消除水肿的功能,主要用于治疗各种水湿内停的证候,如水肿、痰饮、淋证、癃闭、黄疸、鼓胀、湿疮、带下,临床表现为面浮肢肿、小便不利、淋漓涩痛、胸胁支满、身目黄染、心悸、舌苔白滑或黄腻、脉弦滑或滑数等。也可用于治疗风湿痹证、脾胃湿浊证。水湿内停证涉及西医临床众多病种。如泌尿系统疾病肾小球肾炎、肾病综合征、肾功能衰竭,泌尿系统感染或结石,也包括各种心血管疾病造成的心力衰竭、心源性水肿,消化系统的肝炎、胆囊炎、胆石症,以及各种病因所致的胸水、腹水、面目水肿、肢体水肿、妇科炎症、皮肤感染等。

本类中药以增加小便排出量、抗肾炎为主要药理作用,兼有抗尿道常见病原微生物感染,以及保肝、利胆作用。

【与功能主治相对应的主要药理作用】

1.利尿 茯苓、猪苓、泽泻、半边莲、玉米须、车前子、木通、萹蓄、瞿麦、金钱草、茵陈等均具有不同程度的利尿作用。其中猪苓、泽泻的利尿作用较强。利水渗湿药的利尿作用机制,不同的药物不尽相同,如猪苓、泽泻能抑制肾小管对钠离子的重吸收;茯苓能抗醛固酮;泽泻能增加心房钠尿肽(ANP)的含量等。

2.抗菌 本类药物中的多数药物具有一定的抗病原微生物作用,如茵陈、金钱草、木通、萹蓄、半边莲、猪苓等具有抗细菌作用;车前子、茵陈、萹蓄、木通具有抗真菌作用。

3.抗肾炎 泽泻、车前子、茯苓、猪苓、五苓散、柴苓汤、真武汤等具有消除水肿、抗炎、调节免疫等多

Note

种作用。近年来柴苓汤广泛用于肾炎、肾硬化的治疗,能减少肾炎患者血白蛋白、尿素氮(BUN)、IL-2 受体、补体 C_3、尿蛋白定量、1 小时尿红细胞排泄率、血尿素氮、血清肌酐、钾和钠的含量,可对抗激素副作用,减少尿畸形红细胞数和降低尿蛋白含量,降低 TNF 水平和血 IL-6、尿 IL-6 水平,改善慢性肾炎临床症状,改善肾功能。

4.利胆、保肝 本类药物中茵陈、金钱草、半边莲、玉米须等具有明显的利胆作用。茯苓、猪苓、泽泻、茵陈、垂盆草等有保肝作用。

知识链接

水肿分为心源性水肿、肝源性水肿和肾源性水肿以及局限性水肿。水肿是指组织间隙出现了液体增多,如胸腔、腹腔、鞘膜腔,或者是关节腔出现了积液。水肿属于临床症状,如果发生水肿,需要及时到医院就诊。多数水肿与患肾内科疾病、血中蛋白质的含量低以及发生感染有关。

【常用药物与方剂】 利水渗湿药常用药物有茯苓、猪苓、泽泻、车前子、玉米须、金钱草、茵陈、木通、萹蓄、瞿麦、五苓散、八正散、茵陈蒿汤等。利水渗湿药常见药物与方剂的主要药理作用见表 10-1。

表 10-1 利水渗湿药常用药物与方剂主要药理作用简表

传统功能	利尿	抗肾炎	抗菌	利胆	保肝	清热燥湿
药理作用	利水湿	利尿通淋	清利湿热	利湿退黄	调节免疫	清利肝胆湿热
茯苓	＋	＋			＋	＋
猪苓	＋	＋	＋		＋	
泽泻	＋	＋			＋	
车前子	＋	＋	＋			
半边莲	＋		＋	＋		
金钱草	＋		＋	＋		
茵陈	＋	＋	＋	＋	＋	
木通	＋		＋		＋	
萹蓄	＋		＋			
瞿麦	＋					
五苓散	＋	＋	＋		＋	
八正散	＋	＋	＋	＋	＋	
茵陈蒿汤	＋	＋	＋	＋	＋	

第二节 常 用 药 物

茯苓 Fuling

【来源采制】 本品为多孔菌科真菌茯苓 *Poria cocos*(Schw.)Wolf 的干燥菌核。多于 7—9 月采挖,挖出后除去泥沙,堆置"发汗"后,摊开晾至表面干燥,再"发汗",反复数次至现皱纹、内部水分大部散失后,阴干,称为"茯苓个";或将鲜茯苓按不同部位切制,阴干,分别称为"茯苓块"和"茯苓片"。主产于安徽、湖北等地。

【性味归经】 味甘、淡,性平。归心、肺、脾、肾经。

【功能主治】 具有利水渗湿,健脾,宁心的功能。用于水肿尿少,痰饮眩悸,脾虚食少,便溏泄泻,心神不安,惊悸失眠。

【主要成分】 主要含有β-茯苓聚糖,约占干重的93%。另含茯苓多糖、茯苓酸、茯苓素、组氨酸、胆碱、腺嘌呤、麦角固醇及无机成分钾、钠、镁、磷等。近年来,从茯苓中分离得到三萜类化合物。

【药理作用】

1. 利尿 茯苓具有利尿作用,用于治疗肾源性水肿和心源性水肿,有较好的疗效。但其利尿作用受动物种属、状态、给药途径等因素影响。家兔腹腔注射茯苓醇浸液5天,尿量明显增加,而茯苓煎剂灌胃则无利尿作用。茯苓对健康人的利尿作用不明显,但对肾源性和心源性水肿患者的利尿作用显著。茯苓素是茯苓利尿作用的有效成分,一方面可与肾小管浆膜的醛固酮受体结合,拮抗醛固酮活性,增大尿中 Na^+/K^+ 值;另一方面能通过增强细胞膜上的 Na^+-K^+-ATP 酶的活性和激活总 ATP 酶,促进机体水盐代谢,起到利尿作用。

2. 调节免疫 茯苓多糖具有显著增强机体免疫功能的作用,对于特异性和非特异性免疫都有促进效果。茯苓素和茯苓三萜类化合物对免疫功能具有调节作用。在机体非特异性免疫功能方面,茯苓多糖能增加免疫器官胸腺、脾脏、淋巴结的重量;增强正常腹腔巨噬细胞的吞噬功能,并能对抗免疫抑制剂对巨噬细胞吞噬功能的抑制作用;对抗 ^{60}Co 照射引起小鼠外周血白细胞的减少;增加非特异性脂酶染色阳性淋巴细胞数。在机体特异性免疫功能方面,茯苓多糖可使玫瑰花结形成率及植物血凝素(PHA)诱发的淋巴细胞转化率升高;使小鼠脾脏抗体分泌细胞数(PFC)明显增多。作用机制可能与其诱导产生 IL-2 有关。茯苓素、茯苓三萜类化合物低剂量时有明显的免疫增强作用,但高剂量时则表现为抑制作用。茯苓素能增强小鼠腹腔巨噬细胞的吞噬作用,提高机体的非特异性免疫功能,但对植物血凝素、大肠杆菌内毒素和刀豆球蛋白 A 诱导的淋巴细胞转化及小鼠血清抗体及脾细胞抗体的生成均有显著抑制作用。茯苓素对 IL-2 的产生有呈剂量依赖性的抑制作用。茯苓对免疫系统的调节作用可认为是其"益气扶正"的药理作用基础。

3. 松弛胃肠平滑肌 茯苓能对抗顺氨氯铂兴奋胃肠平滑肌的作用,使胃肠平滑肌运动频率减慢、强度减弱,有止吐作用。茯苓浸剂对兔离体肠管有直接松弛作用,使肠肌收缩振幅减小,张力下降。

4. 抗胃溃疡 对幽门结扎所致的溃疡有预防作用,并能降低胃酸含量。单用茯苓或与人参、金银花合用,对实验性溃疡有防治作用,可使胃液酸度降低,其有效成分为麦角固醇。上述作用与茯苓"健脾和中"的功能相关。

5. 保肝 皮下注射茯苓醇可明显减轻大鼠肝硬化的程度、降低肝内胶原含量、增加尿羟脯氨酸排出量,说明茯苓醇具有促进肝脏胶原蛋白降解,促进肝内纤维组织重吸收的作用。新型羧甲基茯苓多糖可减轻 CCl_4 所致小鼠肝损伤及其代谢障碍,降低 ALT 活性,加速肝细胞再生,减少肝细胞坏死。茯苓还可降低转氨酶、胆红素及尿素氮含量,使血浆支链氨基酸与芳香族氨基酸比值恢复正常,防止肝性脑病的发生。保肝作用是茯苓"益气健脾"的功能和临床疗效的药理作用基础。

6. 中枢抑制作用 茯神水煎剂可对抗咖啡因所致的兴奋过度,延长戊巴比妥的麻醉时间。羧甲基茯苓多糖能增强硫喷妥钠对小鼠的中枢抑制作用,使麻醉时间显著延长。上述作用与传统认为茯苓具有安神的功能相吻合。

7. 抗肿瘤 茯苓多糖与茯苓素有显著的抗肿瘤作用,能抑制小鼠实体肉瘤 S_{180} 生长,延长艾氏腹水癌小鼠存活时间。茯苓多糖能显著抑制体外培养的小鼠腹水型肉瘤 S_{180} 和人慢性骨髓性白血病 K_{562} 的细胞增殖,能使 Lewis 肺癌和肉瘤 S_{180} 荷瘤小鼠低下的巨噬细胞吞噬功能恢复正常。而茯苓素能显著抑制体外培养的小鼠白血病 L_{1210} 细胞的增殖。茯苓多糖抗肿瘤作用机制包括提高宿主的免疫系统功能及直接的细胞毒作用两个方面。茯苓素抗肿瘤作用机制可能是通过抑制肿瘤细胞的核苷转运而抑制肿瘤细胞 DNA 合成,并能提高巨噬细胞产生肿瘤坏死因子的能力,增强杀伤肿瘤细胞作用。

8. 抗氧化 茯苓合剂具有抗脂质过氧化,提高机体清除超氧自由基和羟自由基的能力,抗皮肤色素沉着等作用。

【现代应用】

1. 肾源性水肿 对肾源性水肿,临床处方可辨证选择配伍白术、党参、猪苓、山药、泽泻、薏苡仁、附子、肉桂等,或者采用金匮肾气丸、五苓散。

2. 心源性水肿 对心源性水肿,临床处方可辨证选择配伍附子、干姜、肉桂、人参、猪苓、泽泻等,或者采用真武汤。

3. 腹泻 单味茯苓粉可用于治疗由轮状病毒感染所致的婴幼儿秋冬季腹泻。临床常见的各种原因所致腹泻均可使用茯苓治疗,可辨证选择配伍薏苡仁、猪苓、泽泻、白术、山药、五味子、陈皮、半夏等,或者选用五苓散。

4. 肝炎 新型羧甲基茯苓多糖肌内注射,能明显改善慢性肝炎患者的肝功能。临床处方可辨证选择配伍五味子、水飞蓟、垂盆草、茵陈、栀子、柴胡、白术、白芍等,或者选用茵陈五苓散、逍遥散。

5. 肿瘤 新型甲基茯苓多糖静脉注射或肌内注射,并配合化疗治疗胃癌、肝癌、鼻咽癌,能改善症状。临床处方可辨证选择配伍黄独、白英、龙葵、当归、川芎、莪术、姜黄、冬凌草等,或者加入桃红四物汤。

泽泻 Zexie

【来源采制】 本品为泽泻科植物东方泽泻 *Alisma orientale*(Sam.)Juzep. 或泽泻 *Alisma plantago-aquatica* Linn. 的干燥块茎。冬季茎叶开始枯萎时采挖,洗净,干燥,除去须根和粗皮。主产于黑龙江、吉林、辽宁等地。

【性味归经】 味甘、淡,性寒。归肾、膀胱经。

【功能主治】 具有利水渗湿,泄热,化浊降脂的功能。用于小便不利,水肿胀满,泄泻尿少,痰饮眩晕,热淋涩痛,高脂血症。

【主要成分】 主要含四环三萜类及倍半萜类氧化物。四环三萜类包括泽泻醇 A、泽泻醇 A 乙酸酯、泽泻醇 B、泽泻醇 B 乙酸酯、泽泻醇 C、泽泻醇 C 乙酸酯;少量倍半萜类氧化物包括泽泻醇和泽泻醇氧化物。此外,尚含有糖醛、胆碱、乳糖六磷酸酯和内消旋肌醇六磷酯的钠盐。还含有挥发油、植物甾醇、生物碱、苷类、黄酮、天门冬素、胆碱、卵磷脂、氨基酸、糖类、多种脂肪酸及多种微量元素。

【药理作用】

1. 降血脂、抗动脉硬化 泽泻有降低高脂血症动物的血清胆固醇、甘油三酯的作用。泽泻提取物、醇浸膏及醇浸剂等可抑制实验性家兔动脉粥样硬化,血管内膜斑的生成和减轻病变的程度,缩小病变范围。泽泻能使主动脉内各种脂质减少,特别是胆固醇显著减少,从而导致主动脉斑块减小。泽泻的脂溶性部分腹腔注射,对口服棉籽油所引起的高脂血症大鼠,能使其血浆脂质澄清化,对实验性高胆固醇血症有明确的降胆固醇和抗动脉粥样硬化作用。其有效成分为泽泻醇 A 及泽泻醇 A 乙酸酯、泽泻醇 B 乙酸酯、泽泻醇 C 乙酸酯,尤以泽泻醇 A 乙酸酯作用最强。泽泻抗动脉粥样硬化的机制与降血脂,调整动脉壁内微量元素含量,调节 PGI_2/TXA_2 的动态平衡,降低脂质过氧化物的含量,降低动脉壁内钙异常升高,改善血液流变性有关。

2. 抗脂肪肝 泽泻经甲醇、苯和丙酮提取的组分对各种原因引起的动物脂肪肝均有良好效应,对低蛋白饮食、乙基硫氨酸所致脂肪肝均有不同程度的抑制作用。用含泽泻的脂肪性饲料喂养,可使大鼠的肝脂肪蓄积受到抑制,并能改善肝功能。泽泻中所含的胆碱、卵磷脂、氨基酸及苯丙酮可溶性部分均具有抗脂肪肝作用,对四氯化碳引起的急性肝损伤有保护作用,使肝脂肪量降低,抑制血浆和肝中磷脂质的下降并改善肝色素排泄功能。泽泻可使实验性高脂血症动物模型肝内总胆固醇、胆固醇酯、甘油三酯及总酯含量明显降低。其作用机制可能为影响与胆固醇代谢有关的酶及抑制肝内甘油三酯合成。

3. 减肥 泽泻水煎剂能使谷氨酸钠诱发的肥胖大鼠 Lee 指数明显降低,性器官(子宫及睾丸)周围脂肪蓄积减少,血清甘油三酯含量明显降低,并使肥胖大鼠体重有所减轻,而对正常大鼠体重、身长及

Lee 指数无明显影响。

4. 利尿　泽泻对人和动物均有显著的利尿作用,能使尿中钠、氯、钾及尿素的排泄增加。兔口服泽泻水煎液尿量增加 18.5%,泽泻流浸膏腹腔注射可使尿量增加 24%。健康成人临床剂量的泽泻水煎剂口服,可使尿量增加 63%,排钠量增加 34%。其利尿机制有人认为与螺内酯相似,直接作用于肾小管的集合管,抑制钾离子及酸的排泄,同时抑制钠离子的再吸收而起到利尿作用。另有实验显示,100% 泽泻煎剂 0.5 mL 给小鼠灌胃可明显升高心房钠尿肽(ANP)的含量,提示其利尿作用与 ANP 有关。泽泻提取物还具有剂量依赖性的抑制肾脏 Na^+-K^+-ATP 酶的活性。冬泽泻利尿效力最强,春泽泻效力稍差。生泽泻、酒炙泽泻均有一定的利尿作用,而盐泽泻则无。

5. 抗肾结石　泽泻水提取液能明显抑制乙二醇与活性维生素 D_3 诱导的大鼠实验性肾结石的形成。其作用机制为降低肾钙含量,减少肾小管内草酸钙结晶的形成。

6. 抗炎　泽泻具有抑制急慢性炎症反应的作用。泽泻煎剂可显著减轻二甲苯所致小鼠耳肿胀,可明显抑制大鼠棉球肉芽肿增生,但对胸腺、肾上腺重量及肾上腺中维生素 C 含量无显著影响。

7. 降低血糖　泽泻可使正常小鼠血糖降低,使四氧嘧啶诱发的糖尿病小鼠的高血糖水平明显降低。

8. 对心血管的影响　泽泻醇提取物能引起兔血压迅速下降,对离体兔主动脉有松弛作用,能显著增加离体兔心的冠状动脉血流量,对心率无影响,对心肌收缩力呈轻度抑制作用。

【现代应用】

1. 高脂血症　泽泻浸膏片对 Ⅱₐ、Ⅱ_b、Ⅳ 和 Ⅴ 型高脂血症均有疗效。临床处方可辨证选择配伍山楂、茵陈蒿、大黄、虎杖、姜黄、绞股蓝,或制首乌、灵芝、山茱萸、玉米须,或加入茵陈五苓散、茵陈蒿汤、六味地黄汤中使用。

2. 脂肪肝　可用泽泻配伍何首乌、决明子、丹参等组成降脂益肝汤。临床处方可辨证选择配伍柴胡、白芍、茵陈蒿、大黄、虎杖、姜黄、绞股蓝、川芎、当归、牡丹皮、红花等,或者加入茵陈蒿汤、茵陈五苓散、桃红四物汤中使用。

3. 单纯性肥胖　泽泻配伍番泻叶、山楂、决明子等组成轻身饮Ⅱ号。临床处方可辨证选择配伍决明子、茵陈蒿、大黄、虎杖、姜黄、绞股蓝使用。

4. 肾源性水肿　泽泻可用于治疗急慢性肾炎的尿少、水肿,也可用于治疗肝硬化腹水、脑水肿等。临床处方可辨证选择配伍茯苓、车前子、猪苓、白术、桂枝、玉米须,或用五苓散。

5. 泌尿系统疾病　泽泻广泛应用于泌尿系统结石、感染、肾盂肾炎。临床处方可辨证选择配伍茯苓、车前子、猪苓、萹蓄、瞿麦、木通、金钱草、海金沙、鸡内金、石韦、大黄、黄柏、苍术、栀子等,或加入八正散、二妙散、栀子柏皮汤等方中使用。

6. 耳源性眩晕　以泽泻汤(泽泻、白术)治疗有效。临床处方可辨证选择配伍茯苓、天麻、半夏、紫苏叶等。

茵陈 Yinchen

【来源采制】　本品为菊科植物滨蒿 *Artemisia scoparia* Waldst. et Kit. 或茵陈蒿 *Artemisia capillaris* Thunb. 的干燥地上部分。春季幼苗高 6～10 cm 时采收或秋季花蕾长成至花初开时采割,除去杂质和老茎,晒干。春季采收的习称"绵茵陈",秋季采割的称"花茵陈"。主产于陕西、山西、山东等地。

【性味归经】　味苦、辛,性微寒。归脾、胃、肝、胆经。

【功能主治】　具有清利湿热,利胆退黄的功能。用于黄疸尿少,湿温暑湿,湿疮瘙痒。

【主要成分】　滨蒿和茵陈蒿含有香豆素类、黄酮类、色原酮、有机酸、烯炔、三萜、甾体和醛酮等多种化学成分,均含有大量挥发油。挥发油类包括茵陈二炔、茵陈二炔酮、β-蒎烯等。香豆素类成分有茵陈素(6,7-二甲氧基香豆素)。黄酮类有蓟黄素、茵陈黄酮。还有香豆酸以及茵陈香豆酸 A、茵陈香豆酸 B、绿原酸、槲皮黄素、异鼠李黄素等。

【药理作用】

1. 利胆 本品水煎剂、水浸剂、去挥发油水浸剂、挥发油、醇提取物等对正常大鼠或 CCl_4 引起的肝损伤大鼠均具有明显的利胆作用,可增加胆汁分泌和排泄。茵陈中多种成分,如茵陈香豆酸 A、茵陈香豆酸 B、茵陈素(6,7-二甲氧基香豆素)、茵陈色原酮、茵陈黄酮、茵陈二炔、茵陈炔内酯、绿原酸、咖啡酸及对羟基苯乙酮等,均能不同程度增加胆汁流量,同时扩张胆管,收缩胆囊,使胆汁排泄加速。对羟基苯乙酮还能增加胆汁中胆酸、胆固醇等成分的分泌。茵陈能够提高肝 UDP-葡萄糖醛酸转移酶活性,促进胆红素代谢。

2. 保肝 茵陈煎剂对 CCl_4 所致动物实验性肝损伤有保护作用,能减轻肝细胞肿胀、气球样变、脂肪变及坏死的程度,降低血清转氨酶活性。茵陈色原酮、茵陈黄酮和 6,7-二甲氧基香豆素成分有抗 CCl_4 和半乳糖胺诱发的大鼠肝细胞毒性作用。茵陈素、茵陈多肽具有显著抗药物肝损伤作用,且强于茵陈蒿汤。茵陈的保肝作用机制与下列因素有关:①增加肝脏微粒体中的 P_{450} 含量,诱导肝药酶;②抑制 β-葡萄糖醛酸酶活性,减少葡萄糖醛酸的分解,增强肝脏的解毒功能;③保护肝细胞膜完整性和促进肝细胞再生;④抑制脂质过氧化反应。

3. 利尿、保护肾脏 茵陈及其成分绿原酸、咖啡酸、茵陈素均有不同程度的利尿作用。茵陈素可拮抗顺铂引起的家兔原代培养肾小管上皮细胞内游离钙超载,减轻钙超载对细胞的损伤;还可显著提高被顺铂抑制的家兔原代培养肾小管上皮细胞乳酸脱氢酶、碱性磷酸酶和 N-乙酯-β-氨基葡萄糖苷酶活力,使肾小管上皮细胞溶酶体免受损伤。

4. 解热、镇痛、抗炎 茵陈水煎剂和醇提取物对伤寒混合菌苗所致家兔体温升高有明显解热作用,茵陈醇提取物解热作用起效快、作用强。茵陈素对鲜啤酒酵母菌和 2,4-二硝基苯酚致热大鼠和伤寒混合菌苗致热家兔均有解热作用。茵陈素在小鼠醋酸扭体法、热板法致痛实验,角叉菜胶引起的大鼠足肿胀实验中均显示出抑制作用。

5. 抗病原微生物 茵陈对多种病原微生物有抑制作用,如体外对金黄色葡萄球菌、痢疾杆菌、溶血性链球菌、肺炎球菌、白喉杆菌、结核分枝杆菌、大肠杆菌、伤寒杆菌、铜绿假单胞菌、枯草杆菌以及病原性丝状体、黄曲霉菌、杂色曲霉菌、流感病毒等有不同程度的抑制作用。茵陈水溶性提取物能有效抑制巨细胞病毒在细胞内的繁殖。其主要抑菌活性成分有茵陈炔酮、对羟基苯乙酮和挥发油等。

6. 抗肿瘤 茵陈水煎剂能抑制致癌剂黄曲霉素 B_1 的致突变作用,对亚硝酸钠和 N-甲基苄胺的诱癌作用亦有阻断作用。茵陈色原酮对培养的 L-929 和 KB 细胞具有较强的细胞毒活性,在体内能抑制小鼠 Meth-A 肿瘤生长。茵陈色原酮和蓟黄素具有抑制 Hela 细胞和艾氏腹水癌细胞增殖的作用。茵陈素在体外对人肺癌细胞的增殖具有抑制作用,通过抑制 DNA 合成,将细胞阻滞于 G_0/G_1 期。

7. 其他作用 ①平喘。茵陈素可直接舒张离体豚鼠气管平滑肌,对应用组胺和乙酰胆碱引喘法制作的豚鼠哮喘模型有平喘作用。②改善心脑血管功能。茵陈素还具有降血脂、抗动脉粥样硬化、降压、抗心绞痛及改善脑血流量等作用。③抗缺氧。腹腔注射茵陈素能提高减压、常压、化学药物所致组织缺氧鼠的存活率或延长其存活时间。

【现代应用】

1. 胆石症、胆道蛔虫症 茵陈蒿汤水煎剂可扩张胆管,缓解疼痛。或配伍乌梅、五味子、山楂、酸枣仁、白芍、柴胡等安蛔止痛。或配伍金钱草、海金沙、鸡内金、柴胡、大黄、栀子、延胡索等利胆排石。或选用茵陈胆道汤,或用茵陈蒿汤。

2. 肝炎 肝炎患者应用茵栀黄口服液、注射液有退黄疸和降低转氨酶水平的作用。临床处方可根据辨证为湿热证、脾湿证、寒湿证患者选择配伍栀子、大黄、柴胡等,或茯苓、白术、白芍、五味子、水飞蓟、垂盆草、当归等,或熟附子、干姜等,方如茵陈蒿汤,或茵陈五苓散,或茵陈四逆汤。

3. 高胆固醇血症 每日用茵陈 15 g 煎汤代茶饮。临床处方可辨证选择配伍泽泻、山楂、银杏叶、制首乌、大黄、姜黄、虎杖等,或用茵陈蒿汤。

【不良反应】

茵陈超量使用可出现头晕、恶心、腹胀及灼热感等不良反应。茵陈二炔酮小鼠灌胃给药 LD_{50} 为

6.98 mg/kg。茵陈素小鼠灌胃给药 LD_{50} 为 497 mg/kg，死亡前有阵发性惊厥。对羟基苯乙酮小鼠腹腔注射的 LD_{50} 为 0.5 g/kg，口服 LD_{50} 为 2.2 g/kg。

猪苓 Zhuling

【来源采制】 本品为多孔菌科真菌猪苓 *Polyporus umbellatus*（Pers.）Fries 的干燥菌核。春、秋二季采挖，除去泥沙，干燥。主产于河北、山西等地。

【性味归经】 味甘、淡，性平。归肾、膀胱经。

【功能主治】 具有利水渗湿的功能。用于小便不利，水肿，泄泻，淋浊，带下。

【主要成分】 主要成分为猪苓多糖（猪苓葡聚糖）、麦角甾醇、蛋白质及钾盐等。

【药理作用】

1. 利尿作用 本品具有明显的利尿作用。健康人服猪苓 8 g 的煎剂，6 小时尿量及尿中氯化物均显著增加。动物灌服或注射猪苓煎剂亦有利尿作用，其利尿机制主要是抑制肾小管对电解质和水的重吸收。猪苓汤（猪苓、茯苓、泽泻）对大量水负荷条件下的大鼠有利尿作用，而在少量水负荷条件下则利尿作用不明显，故认为其利尿作用可能要在水滞留状态下才出现。慢性肾功能不全大鼠服用猪苓汤后可使生命延长，并可促进 Na^+、K^+、Cl^- 的排泄。

2. 对免疫功能的影响 猪苓提取物能增强网状内皮系统吞噬功能，猪苓多糖能显著提高荷瘤小鼠及化疗小鼠腹腔巨噬细胞的吞噬能力，当猪苓多糖与抗原同时作用于免疫系统时，可增强 B 细胞对抗原的刺激反应，使抗体形成细胞数目增多，是一种非 T 细胞促有丝分裂素。猪苓多糖可促进正常人及早期宫颈癌患者的淋巴细胞转化。

3. 抗肿瘤作用 猪苓多糖对小鼠肉瘤 S_{180} 有显著抑制作用。猪苓、猪苓汤对小鼠艾氏腹水癌有抑制作用，能显著延长小鼠的生存期。对大鼠膀胱癌亦有抑制作用。猪苓是通过抑制肿瘤细胞 DNA 的合成及提高肿瘤细胞内 cAMP 含量而抑制肿瘤细胞生长的。此外，抗肿瘤作用与猪苓增强机体免疫功能亦有关系。

4. 保肝作用 猪苓多糖能减轻 CCl_4、D-氨基半乳糖引起的动物组织损伤，促进其恢复和再生，能使 ALT 活性下降。猪苓多糖可促使豚鼠、熊、猴乙型肝炎病毒表面抗体产生，使正常小鼠和肝损伤小鼠腹腔巨噬细胞释放 H_2O_2 能力明显提高，进而提高细胞免疫功能。

【现代应用】

1. 肿瘤 用猪苓多糖口服或肌内注射配合化疗、放疗治疗肺癌、肝癌、鼻咽癌、急性白血病等，可以改善症状，使病灶缩小，减少化疗药物的毒性反应。

2. 病毒性肝炎 用猪苓多糖治疗慢性病毒性肝炎，有较好疗效，能改善症状，降低 ALT 活性并能抑制病毒复制，使 HBeAg 阴转。

3. 银屑病 猪苓注射液肌内注射治疗银屑病，近期疗效明显。

五苓散 Wuling San

【方剂组成】 五苓散出自《伤寒论》。本方由茯苓 9 g、泽泻 15 g、猪苓 9 g、桂枝 6 g、白术（炒）9 g组成。

【功能主治】 具有温阳化气、利湿行水的功能。用于阳不化气、水湿内停所致的水肿，症见小便不利、水肿腹胀、呕逆泄泻、渴不思饮。

【药理作用】

1. 利尿作用 实验证明，五苓散对多种动物及水肿患者均有利尿作用。用五苓散 50％ 醇提取物给大鼠连续灌胃 5 天有利尿作用。对输尿管瘘清醒大鼠静脉注射五苓散煎剂也可使其尿量明显增加，并可增加尿中 Na^+、K^+、Cl^- 的排出量。五苓散对健康人仅有轻微利尿作用而对患者利尿作用非常显著。五苓散可使烧灼肾皮质致实验性肾功能不全大鼠的尿量增加，并可促进 Na^+、K^+、Cl^-、Mg^{2+} 等电解质的排泄。研究表明，五苓散的利尿作用与方中各药剂量有关。实验证明，将五苓散按《伤寒论》原方剂量注入人工尿闭的动物模型体内,利尿作用很强。用均等量,则利尿作用减低,颠倒药量,则利尿作用减低得更多。另外,全方的利尿作用较方中任一单味药作用都强。方中以桂枝作用最明显,其是发挥利尿作用的重要药物,这与本方温阳利水的理论是一致的。

五苓散的利尿作用机制可能是抑制肾小管的重吸收功能,促进 Na^+ 与水的排出。也有研究表明,五苓散能增加大鼠心房肌细胞中的心房钠尿肽(ANP)颗粒数,在机体水肿时,血液中的 ANP 释放增加,可促进 Na^+ 和水的排出。

2. 对水、电解质代谢的影响 五苓散是用于治疗以汗出、烦闷欲饮、小便不利为辨证要点的方剂,这些证候与机体在脱水等病理情况下出现的既有脱水,又有体内水和电解质分布异常的综合征相似。脱水可引起血液渗透压升高,使丘脑下部渗透压感受器兴奋,同时促进抗利尿激素(ADH)分泌,使尿量减少。研究表明,五苓散作用于渗透压感受器,可使渗透压的调节作用恢复正常并可减少 ADH 分泌。另外,肾脏中的 PG 可在肾集合管阻碍 ADH 的作用。在手术后,由于醛固酮和 ADH 分泌增加,出现低钠血症,服用五苓散可使低钠血症症状得以缓解,缩短持续时间,同时,尿中 PGF_{1a} 排出量增多。因此,初步认为五苓散的调节水、电解质代谢的作用机制与 PGF_{1a} 在肾脏中的抗 ADH 作用有关。实验中给大鼠服用 10 倍于常用量的五苓散,连续 30 天,可使肾血流量增加,尿量增多,主要脏器含水量分布正常,使尿中 Na^+、K^+ 排出增多,但对全身水的分布、细胞内液及细胞外液基本无影响,提示本方有调节脱水后机体水盐平衡的作用。

3. 对乙醇代谢的影响 五苓散对乙醇代谢有明显影响。

(1)防治急性与慢性乙醇中毒:实验表明,小鼠长期灌服乙醇出现中毒症状,如水代谢异常、水肿、脂肪沉积、血细胞比容低下、白细胞减少以及平均红细胞容积减少等,但若同时服用五苓散则可预防中毒的发生。

(2)改善脂肪代谢、抗脂肪肝形成:五苓散可使饲喂乙醇加高脂饲料小鼠肝脏中升高的脂质过氧化物(LPO)、总胆固醇(TC)、甘油三酯(TG)水平明显下降。五苓散能增加乙醇的排出与加快乙醇的氧化速度,从而能抑制乙醇所致脂肪肝的形成。

(3)防止乙醇性肝损害:实验发现,乙醇加高脂饲料饲喂后小鼠的肝、肾、脑中谷胱甘肽(GSH)和氧化型谷胱甘肽(GSSG)水平均下降,与 GSH 代谢有关的酶如葡萄糖-6-磷酸脱氢酶(G6PD)的活性亦下降。五苓散可使降低的 GSH 和 GSSG 水平升高,使与 GSH 代谢有关酶的活性明显升高。GSH 在体内氧化还原反应系统中具有氧化作用,是体内解毒的重要物质,其耗竭可导致脂质过氧化,造成细胞损害和溶解。五苓散可改善高脂饲料和乙醇所致肝 GSH 代谢障碍,对乙醇引起的 GSH 耗竭有预防作用,从而能降低乙醇性肝损害。五苓散还可使乙醇中毒动物降低了的醇脱氢酶和醛脱氢酶活性得以增高,可促进乙醇氧化,加快消除,防止肝损害。

【现代应用】

1. 急、慢性肾炎 本方单独服用或随证加减治疗急、慢性肾炎有效。

2. 尿潴留 五苓散对多种原因所致急性尿潴留疗效显著,产后及手术后尿潴留服用本方后即能自解小便。前列腺肥大引起的尿潴留用本方加菖蒲根,或可重用桂枝并加入车前草。

3. 胸水、腹水、脑积水、心包积液、睾丸鞘膜积液以及关节腔积液等 有报道显示,用五苓散加商陆、党参、赤芍可治疗胸水,加大腹皮、牛膝、车前子可治疗脑积水。

4. 急性胃肠炎 《伤寒论》指出,霍乱头痛发热,身疼痛热多欲饮水者,五苓散主之。五苓散对急性胃肠炎吐泻有效。吐泻兼有脱水者本方尤为适宜。寒湿泄泻以本方加附子、干姜治疗。此外,对其他各种原因引起的呕吐如妊娠呕吐、新生儿呕吐、梅尼埃病引起的呕吐均可用本方加减治疗。

5. 慢性乙醇中毒性肝损伤 五苓散对慢性乙醇中毒性肝损伤有治疗效果,饮酒前后服本方可预防宿醉。

目标检测

一、名词解释

1.利水渗湿药

2.水肿

二、简答题

1.试述茯苓、猪苓、泽泻利尿的药理作用。

2.简述茵陈保肝作用的作用机制。

3.简述利水渗湿药的主要药理作用。

在线答题

目标检测
答案解析

（汪盈盈）

Note

第十一章 温 里 药

学习目标

知识目标

掌握　温里药的概念、分类及温里药与功能主治相对应的主要药理作用。掌握附子、干姜、肉桂等的主要药理作用。

熟悉　温里药的常用中药和方剂。

了解　温里药常用药物的主要成分、现代应用及不良反应。

能力目标

能正确地使用温里药防病治病。

课程思政目标

提高学生自主分析问题的能力，培养学生的文化自信。

第一节　概　　述

凡以温里祛寒为主要功效，用以治疗里寒证的方药称为温里药。温里药药性多温热，具辛味，主入脾、胃、肝、肾经，具有辛散温通、散寒止痛、温肾回阳的功效，临床用于寒邪内盛、心肾阳衰所致里寒证。里寒证常见两方面病症，一是寒邪入里，脾胃阳气受抑制，出现的脾胃虚寒证，症见脘腹冷痛、呕吐泄泻、食欲不佳等脏寒证；二是心肾阳虚，或心肾阳衰，症见腰膝冷痛、畏寒肢冷或四肢厥冷，脉微欲断的亡阳证，与现代医学中的心功能不全、休克相似。此外，寒邪侵犯肝脏，症见痛经、经闭、疝气疼痛等，与现代医学中的盆腔炎、疝气相似。寒邪伤于经络，症见手足厥冷、风寒湿痹痛等，多见于现代医学中的风湿性、类风湿性关节炎，神经、肌肉疼痛等。

【与功能主治相对应的主要药理作用】

里寒证主要与心血管系统、消化系统、肾上腺皮质系统、神经系统的疾病有关。现代药理研究表明，温里药治疗表证的作用主要涉及以下药理作用。

1.对心血管系统的作用

（1）强心作用：温里药对心脏的作用主要表现为正性肌力、正性频率和正性传导作用，如附子、干姜、肉桂、吴茱萸及其制剂可使心肌收缩力增强，心率加快，心输出量和耗氧量增加。

（2）抗心律失常：附子可改善实验性缓慢性心律失常动物的房室传导，恢复窦性心律。干姜、肉桂等也有加快心率的作用。

（3）扩张血管、改善微循环：附子、肉桂等可扩张冠状动脉，增加冠状动脉血流量，改善心肌供血，扩张心脑血管,增加脑血流量,改善脑循环。干姜、肉桂所含挥发油可使体表血管、内脏血管扩张,改善血液循环,使全身产生温热感。

(4)抗休克:抗休克作用主要与其强心、扩张血管、改善微循环药理作用有关。附子、肉桂、干姜及其复方四逆汤、参附汤等对多种原因所致休克有治疗作用,如失血性休克、内毒素性休克、心源性休克,可提高动脉压,延长存活时间,提高存活率。对纯缺氧性休克、血管栓塞性休克也有明显保护作用。

2.对消化系统的影响 干姜、肉桂、吴茱萸等含有挥发油,对胃肠道有温和刺激作用,可增强胃肠张力,促进蠕动,排出胃肠积气。附子能抑制小鼠胃排空,干姜、肉桂能缓解胃肠痉挛。干姜所含芳香性挥发油可刺激口腔和胃黏膜,促进胃液分泌,增加胃蛋白酶和唾液淀粉酶活性,提高食欲,促进消化。干姜、吴茱萸有止呕功效,干姜浸膏能抑制硫酸铜所致犬的呕吐。干姜、肉桂能促进胆汁分泌。附子、干姜、肉桂、吴茱萸具有抗溃疡作用。

3.对肾上腺皮质系统功能的影响 附子、干姜、肉桂可兴奋下丘脑-垂体-肾上腺皮质系统,促进肾上腺皮质激素合成,具有抗炎作用。

4.对神经系统的作用 温里药可兴奋交感神经,改善物质代谢,增加产热。附子可延缓寒冷环境下动物体温的下降速度,延长其存活期。附子、肉桂、吴茱萸有镇静、镇痛的作用。附子有局部麻醉的作用。

综上所述,温里药温里散寒,补火助阳功效与其强心、抗心律失常、扩张血管、改善微循环、抗休克等药理作用有关;温中止痛与其促消化、止呕、抗溃疡、镇痛、抗炎等药理作用有关。主要物质基础有去甲乌头碱、乌头碱、姜酚、姜烯酮、桂皮醛等。

知识链接

参附注射液由中医治疗厥脱症(休克)的著名古验方"参附汤"加工提炼而成,为红参、黑顺片(附子)的提取物,主要成分为人参皂苷和乌头类生物碱。人参成分可兴奋心肌,增加心肌收缩力,增加心输出量,改善心功能,扩张血管,起到升压稳压作用;附子温肾壮阳,其中的消旋去甲乌头碱具有双向调节血压作用。两药提取物混合而成的参附注射液,具有益气温阳、以化寒饮、振奋心阳、回阴救逆、益气固脱、温通心脉的多重作用,两药合用可强心、利尿、升压,能有较满意的纠正休克的功效。

【常用药物与方剂】 温里药常用药物有附子、干姜、丁香、肉桂等。常用复方有四逆汤等。温里药常用药物与方剂主要药理作用见表 11-1。

表 11-1 温里药常用药物与方剂主要药理作用简表

传统功效	补火助阳、温里散寒、回阳救逆				温中止痛			
药理作用	强心	扩张血管	抗休克	兴奋交感	健胃	镇吐	抗炎	镇痛
附子	+	+	+	+	+		+	+
干姜	+	+		+	+	+	+	+
肉桂		+		+	+	+	+	+
吴茱萸		+		+	+	+	+	+
丁香				+		+		
四逆汤	+	+	+	+				

第二节　常用药物

附子 Fuzi

【来源采制】　本品为毛茛科植物乌头 *Aconitum carmichaelii* Debx. 的子根的加工品。6月下旬至8月上旬采挖,除去母根、须根及泥沙,习称"泥附子",加工炮制为盐附子、黑顺片、白附片。主要分布于四川、陕西等地。

【性味归经】　味辛、甘,性大热;有毒。归心、肾、脾经。

【功能主治】　具有回阳救逆,补火助阳,散寒止痛的功能。用于亡阳虚脱,肢冷脉微,心阳不足,胸痹心痛,虚寒吐泻,脘腹冷痛,肾阳虚衰,阳痿宫冷,阴寒水肿,阳虚外感,寒湿痹痛。

【主要成分】　附子主要含生物碱类,以乌头碱、新乌头碱、次乌头碱等为主。乌头碱为二萜双酯类生物碱,易水解,具有强烈毒性,水解后生成毒性很小的乌头原碱。此外,还含有去甲乌药碱、氯化钾基多巴胺、去甲猪毛菜碱等,均为作用于心血管系统的有效成分。

【药理作用】

1. 对心血管系统的影响

(1)强心作用:附子强心的有效成分为去甲乌药碱、氯化钾基多巴胺、去甲猪毛菜碱,对在体、离体及衰竭心脏均有强心作用,可增强心肌收缩力,加快心率,增加心输出量和耗氧量,在一定浓度范围内有量效关系。去甲乌药碱是 β 受体部分激动剂,可兴奋 β 受体;氯化钾基多巴胺是 α 受体激动剂,具有强心作用;去甲猪毛菜碱对 α 受体和 β 受体都有激动作用,但对 α 受体激动作用较弱,能兴奋心脏,加快心率。

(2)对血管和血压的影响:附子有扩张血管,增加血流量,改善血液循环的作用,对实验性心肌缺血有保护作用。附子注射液和去甲乌药碱静脉注射可明显降低麻醉犬血管阻力,使心输出量、冠状动脉血流量、脑血流量、股动脉血流量增加,有扩张血管的作用。附子中的不同成分对血压有不同作用,多数表现为降压,或先降后升,然后再持续降压,这可能与不同的功能状态、不同成分有关。去甲乌药碱可兴奋β 受体,抑制 α 受体,这是附子降压作用的物质基础;氯化钾基多巴胺可兴奋 α 受体,去甲猪毛菜碱对 α 受体和 β 受体都有激动作用,这两种成分是附子升压作用的物质基础。

(3)抗休克:附子及其复方制剂对多种原因引起的休克均有治疗作用,可提高失血性休克、内毒素性休克、心源性休克等平均动脉血压,改善心功能,延长存活时间,提高不可逆休克存活率。附子抗休克作用与其强心、改善血液循环、升压等作用有关,有效成分为去甲乌药碱、氯化钾基多巴胺、去甲猪毛菜碱。

(4)抗心律失常:附子有显著的抗缓慢性心律失常的作用,可对抗钙通道阻滞及窦房结功能低下,这与去甲乌药碱兴奋 β 受体有关。附子还可抗维拉帕米所致小鼠缓慢性心律失常,改善房室传导,恢复窦性心律。临床可用于治疗窦性心动过缓、房室传导阻滞。此外,附子也有抗快速性心律失常的作用,附子剂量过大也可导致心律失常。

(5)抗心肌缺血:附子注射液静脉注射能对抗垂体后叶素引起的大鼠急性心肌缺血。去甲乌药碱能够扩张冠状动脉,降低心肌耗氧量,增加心肌血流灌注和心肌供氧量,对心肌缺血具有保护作用。

2. 抗炎　乌头碱、新乌头碱、次乌头碱是其抗炎作用的物质基础,附子对多种实验性炎症有抑制作用,这可能与兴奋垂体-肾上腺皮质系统功能有关,可促进皮质激素分泌。

3. 对免疫功能的影响　附子注射液可提高小鼠血清抗体滴度,增强体液免疫功能,增强脾脏抗体形成细胞功能。附子连续数日给药可使豚鼠 T 细胞转换率升高,增强细胞免疫功能。

4. 对神经系统的作用

(1)镇痛:生附子可提高实验动物痛阈值,提高镇痛效应。附子所含乌头碱是其镇痛作用的物质基础。

（2）镇静：附子煎剂可减少小鼠自发活动，延长环己巴比妥的睡眠作用时间。

（3）局麻作用：乌头碱作用于皮肤、黏膜感觉神经末梢，先兴奋产生瘙痒和灼热的感觉，后抑制产生麻醉作用，使机体丧失知觉。乌头碱可阻断神经肌肉接头活动及神经干复合电位冲动传导，产生局部麻醉作用。

（4）抗寒冷：附子冷浸液和水煎液能抑制寒冷引起的大鼠体温下降，延长生存时间，降低死亡率。

5.提高耐缺氧能力 附子可增强虚寒证患者新陈代谢功能。附子注射液腹腔注射能显著提高小鼠缺氧耐受力，延长存活时间。

【现代应用】

1.休克 以附子为主的复方制剂常用于各种原因所致休克。

2.缓慢性心律失常 附子注射液和以附子为主的复方常用于治疗窦性心动过缓、房室传导阻滞、窦房传导阻滞等缓慢性心律失常。

3.关节炎、疼痛 附子和以附子为主的复方常用于治疗风湿性关节炎、关节痛、神经痛、腰腿痛、头痛等。

4.消化道疾病 以附子为主的复方如附子理中丸，常用于急、慢性胃肠炎，胃及十二指肠溃疡，慢性腹泻等属脾胃虚寒的病症。

【不良反应】

附子为有毒中药，经炮制后，毒性明显降低。人口服附子0.2 mg即可导致中毒，致死量为3～4 mg，其毒性为乌头类生物碱，可抑制呼吸，致心律失常，对心脏毒性较大，中毒症状主要以神经系统、循环系统和消化系统为主，表现为恶心、呕吐、腹痛、腹泻、头昏眼花、四肢及全身发麻，严重者出现瞳孔散大、视物模糊、呼吸困难、心律失常、体温及血压下降。

干姜 Ganjiang

【来源采制】 本品为姜科植物姜 *Zingiber officinale* Rosc. 的干燥根茎。冬季采挖，除去须根和泥沙，晒干或低温干燥。趁鲜切片晒干或低温干燥者称为"干姜片"。主要分布于四川、贵州等地，尤以四川犍为产品最佳。

【性味归经】 味辛，性热。归脾、胃、肾、心、肺经。

【功能主治】 具有温中散寒，回阳通脉，温肺化饮的功能。用于脘腹冷痛，呕吐泄泻，肢冷脉微，寒饮喘咳。

【主要成分】 干姜主要含挥发油，多为萜类物质，其中 α-姜烯含量最高；姜辣素是姜中辣味的成分，分为姜酚类、姜烯酚类、姜酮类、姜二酮类、姜黄素等；此外，还含有多酚类物质二苯基庚烷、黄酮类、糖苷类、氨基酸等。

【药理作用】

1.对消化系统的影响

（1）对胃肠的影响：干姜浸膏对乙酰胆碱、组胺、氯化钡所致豚鼠离体肠管痉挛有抑制作用；干姜挥发油对消化道有轻度刺激作用，可增强胃肠蠕动，促进胃肠的消化功能；干姜醇提取物经口或十二指肠给药可明显增加胆汁分泌量。

（2）抗溃疡：干姜有保护胃黏膜，抗溃疡的作用，与抑制 TXA_2 的合成和促进 PGI_2 合成有关。干姜水煎液大鼠灌服，对应激性溃疡、醋酸诱发性胃溃疡、幽门结扎性胃溃疡均有明显抑制作用。

（3）止呕：干姜止呕的有效成分是姜酮和姜烯酮。采用干姜口含法对妊娠引起的恶心、呕吐有良好效果。

2.对心血管系统的影响 姜辣素能很好地改善心脑血管系统的功能。干姜醋酸乙酯提取物可降低室颤发生率，具有抗心律失常的作用；干姜醇提取物能增强心肌收缩力，加快心率，姜烯酮和姜酚是其强心的物质基础；姜酚静脉注射可使大鼠血压出现一过性降低后升高，随后持续下降的三相性变化；姜酚和姜烯酮有扩张血管的作用,可促进血液循环,为干姜回阳通脉功效提供现代药理依据;姜酚可抑制血小板聚集,延迟实验性血栓的形成,具有抗血栓、改善微循环的作用。

3.抗炎 干姜的抗炎作用可能与其促进肾上腺皮质功能有关,干姜中的姜酚类化合物有明显的镇痛消炎作用,其乙醇提取物能抑制二甲苯引起的小鼠耳肿胀。

4.镇痛 干姜醚提取物、水提取物均有镇痛作用,可使醋酸引起的小鼠扭体次数减少,且呈量效关系。

5.抗缺氧作用 干姜醚提取物可延长常压密闭缺氧和氰化钾中毒模型小鼠的存活时间,柠檬醛是干姜醚提取物中抗缺氧的有效成分。

6.抗病原微生物 姜酮、姜烯酮等对伤寒杆菌、葡萄球菌、链球菌、霍乱弧菌、肺炎球菌等有抑制作用。

【现代应用】

1.胃肠炎、胃及十二指肠溃疡 以干姜组成的复方制剂常用于急、慢性胃肠炎,胃及十二指肠溃疡。

2.晕动症 干姜粉常用于晕船、晕车等晕动症。

肉桂 Rougui

【来源采制】 本品为樟科植物肉桂 *Cinnamomum cassia* Presl 的干燥树皮。多于秋季剥取,阴干。主要分布于广西、广东等地。

【性味归经】 味辛、甘,性大热。归肾、脾、心、肝经。

【功能主治】 具有补火助阳,引火归原,散寒止痛,温通经脉的功能。用于阳痿宫冷,腰膝冷痛,肾虚作喘,虚阳上浮,眩晕目赤,心腹冷痛,虚寒吐泻,寒疝腹痛,痛经经闭。

【主要成分】 肉桂主要含挥发油,主要成分为桂皮醛,此外还含有肉桂酸、乙酸桂皮酯、乙酸苯丙酯等。

【药理作用】

1.对心血管系统的影响

(1)强心:肉桂中挥发油的主要成分桂皮醛可增强豚鼠离体心脏收缩力,增加心率,其强心作用与促进交感神经末梢释放儿茶酚胺有关。

(2)对血管和血压的影响:肉桂醛、肉桂酸钠等有扩张冠状动脉、脑血管和外周血管的作用,可使血流量增加明显,降低血管阻力,具有扩张血管、改善心肌供血、降压的作用。

(3)改善心肌供血:肉桂挥发油中的主要成分肉桂醛、肉桂酸等均能够保护伴发缺血性心肌损伤的模型大鼠,这与二者减少一氧化氮的生成、抗炎、抗氧化的活性有关。

2.对血液系统的影响 肉桂提取物、肉桂醛对体外 ADP 诱导的大鼠血小板聚集有抑制作用,有抗凝血和抗血小板聚集的作用。

3.对消化系统的影响

(1)对胃肠运动的影响:肉桂挥发油给家兔口服,能促进胃肠运动,使肠管兴奋,有促进胃肠蠕动的作用;肉桂醛可抑制胃肠平滑肌痉挛,具有解痉止痛的作用;肉桂水提取物对蓖麻油和番泻叶所致腹泻有明显抑制作用。

(2)抗溃疡:肉桂提取物对多种实验性溃疡模型有抑制作用,肉桂水提取物腹腔注射能抑制大鼠胃液分泌和胃蛋白酶活性,增加胃黏膜血流量,改善微循环,抑制溃疡的形成。

4.抗炎 肉桂提取物对多种实验性炎症反应,如二甲苯所致小鼠耳肿胀、角叉菜胶所致大鼠足肿胀具有显著抑制作用,肉桂提取物可成为炎症介导的神经性疾病的预防与治疗的潜在新型化合物。

5.对内分泌系统的影响 肉桂可提高肾上腺皮质功能,使幼年小鼠胸腺萎缩,阳虚型小鼠肾上腺中胆固醇含量降低。肉桂水煎液能提高性功能,提高血浆睾酮水平。

6.对神经系统的作用 肉桂醛、肉桂挥发油、肉桂酸钠等具有镇静、抗惊厥作用。肉桂水煎液可减少醋酸引起的小鼠扭体次数,延长小鼠热刺激反应潜伏期。肉桂水煎液对热刺激、化学刺激及压尾刺激等引起的疼痛具有显著抑制作用。

7. 延缓衰老　肉桂水煎液可提高老龄鼠血清总抗氧化能力、提高红细胞 SOD 活性,降低脑脂褐素和肝脏 MDA 含量。

8. 抗菌　桂皮水煎剂体外实验对皮肤真菌有较强的抑制作用,桂皮油对革兰氏阳性菌抑制作用较强,具有抗菌谱广、毒性低的特点。

【现代应用】

1. 支气管哮喘、慢性支气管炎　肉桂粉或以肉桂为主的制剂常用于老年人慢性支气管炎、肺气肿、气喘等。

2. 腰背疼　肉桂粉或以肉桂为主的制剂常用于风湿性脊柱炎、腰肌劳损、类风湿性关节炎等。

3. 肠胃炎、胃溃疡　以肉桂为主的复方制剂常用于治疗浅表萎缩性胃炎,急、慢性胃肠炎,食欲不振、溃疡等。

4. 面神经麻痹　肉桂粉外敷穴位用于治疗面神经麻痹。

【不良反应】

肉桂有小毒,常规剂量下水煎服较安全,可能有上火内热的症状。肉桂大剂量服用可能会引起胃痛和出血,如咳血、上消化道出血、齿鼻出血等。小剂量肉桂醛引起小鼠运动抑制,眼睑下垂,大剂量则引起强烈痉挛,运动失调,耳血管扩张,呼吸促迫,翻正反射消失甚至死亡。

吴茱萸 Wuzhuyu

【来源采制】　本品为芸香科植物吴茱萸 *Euodia rutaecarpa*（Juss.）Benth.、石虎 *Euodia rutaecarpa*（Juss.）Benth. var. officinalis（Dode）Huang 或疏毛吴茱萸 *Euodia rutaecarpa*（Juss.）Benth. var. bodinieri（Dode）Huang 的干燥近成熟果实。8—11 月果实尚未开裂时,剪下果枝,晒干或低温干燥,除去枝、叶、果梗等杂质。主要分布于贵州、广西、湖南、秦岭以南等地。

【性味归经】　味辛、苦,性热;有小毒。归肝、脾、胃、肾经。

【功能主治】　具有散寒止痛,降逆止呕,助阳止泻的功能。用于厥阴头痛,寒疝腹痛,寒湿脚气,经行腹痛,脘腹胀痛,呕吐吞酸,五更泄泻。

【主要成分】　吴茱萸所含挥发油主要为吴茱萸烯、罗勒烯、吴茱萸内酯、吴茱萸内酯醇等,含生物碱类物质,如吴茱萸碱、吴茱萸次碱、吴茱萸因碱、羟基吴茱萸碱等。此外,还含有吴茱萸酸、吴茱萸苦素等。

【药理作用】

1. 对心血管系统的影响　吴茱萸能明显增加在体兔心肌收缩幅度,增大心肌收缩功能指数,增加心输出量,轻度兴奋呼吸,增加颈动脉血流量,升压,具有强心作用,该作用的物质基础为吴茱萸碱和吴茱萸次碱;吴茱萸注射液大鼠静脉注射可升压,并具有后降压效果,对麻醉犬也有一过性的升压作用;吴茱萸次碱通过抑制磷脂酶 C 活性,减少磷酸肌醇的破坏,抑制血栓素 A2 形成和血小板聚集激动剂引起的钙内流,具有较明显的抗血小板聚集的作用。

2. 对消化系统的影响　吴茱萸次碱对由乙酰水杨酸引起的大鼠胃黏膜损伤有保护作用,吴茱萸水煎液能显著抑制小鼠胃溃疡的形成,保护胃黏膜;吴茱萸汤、吴茱萸乙醇提取物对硫酸铜诱导家鸽呕吐有显著的止呕作用;吴茱萸对抗番泻叶引起的小鼠腹泻作用随剂量的增大而提高,作用缓慢,持续时间长,具有止泻的作用。

3. 抗炎　吴茱萸 70% 甲醇提取物及生物碱对醋酸引起的血管通透性增加有抑制作用,对大鼠佐剂性关节炎有明显治疗效果,能降低大鼠非造模侧后肢肿胀度,其抗炎的物质基础有吴茱萸碱、吴茱萸次碱、去氢吴茱萸碱、柠檬苦素等。

4. 镇痛　吴茱萸水煎液对热刺激和醋酸所致的疼痛有抑制作用,可延长小鼠对热刺激的潜伏期,其镇痛成分主要为吴茱萸碱、吴茱萸次碱、异吴茱萸碱及吴茱萸内酯等。

此外,吴茱萸还具有升高体温、兴奋子宫、抗菌、镇静、驱蛔虫、抗肿瘤等作用。

【现代应用】

吴茱萸研粉外敷可治疗高血压、蛔虫病、消化不良、湿疹、神经性皮炎、复发性口腔溃疡、黄水疮等。

【不良反应】

吴茱萸有小毒,含有多种生物碱,对中枢神经有兴奋作用,大剂量可致神经错觉、视力障碍、胸闷、头疼、眩晕或皮疹。

丁香 Dingxiang

【来源采制】 本品为桃金娘科植物丁香 *Eugenia caryophyllata* Thunb. 的干燥花蕾。当花蕾由绿色转红时采摘,晒干。主产于坦桑尼亚、马来西亚、印度尼西亚等地,我国主产于广东等地。

【性味归经】 味辛,性温。归脾、胃、肺、肾经。

【功能主治】 具有温中降逆,补肾助阳的功能。用于脾胃虚寒,呃逆呕吐,食少吐泻,心腹冷痛,肾虚阳痿。

【主要成分】 丁香含挥发油,其中丁香酚占总挥发油的 $70\%\sim85\%$。

【药理作用】

1. 对消化系统的影响 丁香水浸液具有刺激胃酸和胃蛋白酶分泌的作用。丁香水煎剂可抑制兔离体空肠的自发收缩,可以对抗烟碱、毒扁豆碱、乙酰胆碱、组胺、利血平等 7 种肠平滑肌收缩药对离体肠管的兴奋作用,表现为抗胆碱样和抗组胺样。丁香水提取物可抑制番泻叶引起的大肠性腹泻,醚提取物可抑制蓖麻油引起的小肠性腹泻。通过对含丁香方剂的数据挖掘及其治疗腹泻的作用机制分析得出结论,含丁香核心药物组涉及的多成分、多靶点、多通路与炎症、神经系统密切相关,推测其可能是通过修复肠道屏障、调节神经递质水平来治疗腹泻的。丁香醚提取物十二指肠注射给药,具有增强麻醉大鼠胆汁分泌的作用。丁香酚和乙酰丁香酚是其利胆的活性成分。

2. 抗溃疡 丁香水提取物灌胃给药,可抑制水浸应激性小鼠胃溃疡和盐酸性大鼠胃溃疡的形成。丁香醚提取物灌胃给药,可抑制吲哚美辛加乙醇性小鼠胃溃疡和盐酸性大鼠胃溃疡的形成。丁香挥发油和丁香酚可使胃黏液分泌显著增加而不使酸度增加。丁香酚可能为抗溃疡的有效成分。

3. 抗炎 丁香水提取物、醚提取物灌胃给药,能抑制二甲苯引起的小鼠耳肿胀和大鼠角叉菜胶引起的足肿胀,对抗醋酸引起的腹腔毛细血管通透性增高,抑制小鼠扭体反应,延长小鼠热痛反应潜伏期。

4. 抗病原微生物 丁香挥发油在体外对较低浓度的大肠杆菌、痢疾杆菌、伤寒杆菌、金黄色葡萄球菌均有一定抑菌作用,对金黄色葡萄球菌抑菌作用最强。丁香酚在体外对多种皮肤癣菌、真菌、酵母菌及酵母样菌均有较强的抑制和杀灭作用。丁香酚在体内、体外均可抑制单纯疱疹病毒 HSV-1 和 HSV-2 的增殖。

5. 抗凝血、抗血栓形成 丁香水提取物可缩短凝血活酶原消耗时间,延长血浆凝血酶原时间(PT)、白陶土部分凝血活酶时间(KPTT)、V 因子。丁香水提取物与丁香油均具有预防血栓形成的作用,丁香油的作用强于丁香水提取物。丁香油酚、乙酰丁香油酚能可逆性抑制花生四烯酸、肾上腺素和胶原诱导的血小板聚集。

6. 抗氧化 丁香具有强抗氧化作用。丁香酚可抑制人红细胞膜脂质过氧化反应,清除氧自由基。丁香酚和没食子酸是其主要抗氧化成分。

此外,丁香尚具有解热、抗过敏、抗抑郁、改善学习记忆、耐缺氧、驱蚊和促进药物透皮吸收等作用。

【现代应用】

用于治疗乙型肝炎、麻痹性肠梗阻、腹泻、各种疼痛及口臭等。

【不良反应】

丁香油偶见恶心呕吐、皮肤瘙痒症状。

四逆汤 Sini Tang

【方剂组成】 四逆汤源于《伤寒论》,由炙甘草、淡附片、干姜组成,本品为棕黄色的液体;气香,味甜、辛。

【功能主治】 本方用淡附片、干姜回阳救逆,温中祛寒;炙甘草和中益气,补中安中。具有温中祛寒,回阳救逆之功效,主要用于阳虚欲脱,冷汗自出,四肢厥逆,下利清谷,脉微欲绝。

【药理作用】

1.对心血管系统的影响

(1)对心功能的影响:四逆汤在提高心输出量,降低心脏前负荷方面作用显著,可改善心功能;四逆汤可降低钙调磷酸酶活性,显著提高心肌细胞内的钙含量,发挥抗心力衰竭的作用;四逆汤能够有效清除氧自由基,减少自由基损坏因子,减轻脂质过氧化,减少心肌酶的释放,对大鼠缺血心肌有明显保护作用。在低温条件时,可增加血浆中 NO 含量,降低内皮素(ET)含量,维持小鼠血压稳定。

(2)抗休克、强心:四逆汤具有抗休克作用,对休克大鼠有强心升压作用,不仅对大鼠心肌有保护作用,对血管也有调节作用,而且能明显提高心脏抗缺血能力。此外,四逆汤能明显延长实验性烫伤休克小鼠的存活时间。

(3)抗动脉粥样硬化:四逆汤具有显著的抗动脉粥样硬化的作用,四逆汤对家兔实验性动脉粥样硬化血管内皮的氧化损伤有抑制作用,能明显减缓动脉粥样硬化程度,使斑块面积缩小,降低内膜增厚水平,减小内膜的脂质斑块面积,并减少凋亡泡沫细胞数量。

2.对神经系统的影响

(1)对中枢神经系统的影响:四逆汤有明显的抗大脑老化及抗氧自由基作用,可改善学习记忆能力,改善血管性痴呆大鼠脑功能,增加大脑皮质及海马区神经生长因子的数量,对早老性痴呆有较好防治作用。此外当归四逆汤对血虚寒凝、血脉不畅的精神疾病效果显著。

(2)镇痛:四逆汤可降低痛经模型大鼠子宫内膜中 $PGE_2\alpha$ 含量,增加 PGE_2 含量。

3.耐缺氧 常压缺氧条件下,四逆汤能提高小鼠血浆 SOD 活力,降低 MDA 含量,减少自由基对机体的损伤。

4.对肠黏膜的保护作用 四逆汤具有抑制大鼠抗缺血再灌注后肠黏膜细胞凋亡的作用。

【现代应用】

1.冠心病 对寒凝或阳虚冠心病心绞痛患者有确切的疗效。

2.休克 四逆汤对多种原因引起的休克均有显著治疗作用。

3.原发性痛经 当归四逆汤在临床上用于治疗原发性痛经。

目标检测

一、名词解释

1.温里药

2.里寒证

二、简答题

1.简述附子回阳救逆的药理依据。

2.简述附子的不良反应。

3.简述干姜温中散寒的药理依据。

4.详述温里药的主要药理作用。

在线答题

目标检测
答案解析

(崔亚迪)

第十二章 理 气 药

学习目标

知识目标
掌握 理气药的概念、分类及理气药与功能主治相对应的主要药理作用。掌握枳实（枳壳）、陈皮、青皮、木香、香附的主要药理作用。

熟悉 理气药的常用中药和方剂。

了解 理气药常用药物的主要成分、现代应用及不良反应。

能力目标
能正确地使用理气药防病治病。

课程思政目标
提高学生自主分析问题的能力，培养学生的文化自信。

第一节 概 述

凡以疏畅气机，调整脏腑功能为主要功效，消除气滞或气逆证的药物，称为理气药。理气药性味多辛、苦，性温而芳香，多入脾、胃、肝、胆、肺经，具有理气健脾，疏肝解郁，理气宽胸，行气止痛，破气散结等功效。气病范围广、病变复杂、饮食失调、寒温不适、劳倦过度等均可导致气病。气的失常主要包括两方面：一是气虚，气的生化不足或耗损过多；二是气机失调，气的某些功能不足及气的运动失常或紊乱，表现为气滞、气逆、气陷、气闭或气脱等病理状态。理气药临床多用于行气与降气两类，属于"八法"中的消法。在行气方面，理气药可用于气滞所致的各种胀、闷、满、痛。如脾胃气滞可致脘腹胀痛、嗳气、呃逆；肝郁气滞常表现为胸闷胁痛、食欲不振，以及乳房胀痛、月经不调；肺气壅滞出现咳喘等。在降气方面，理气药还可用于气逆所致的恶心、呕吐、呃逆、嗳气、喘息等，以肺气、胃气、肝气上逆为多见。

理气药一般均具有调节胃肠运动、调节消化液分泌、利胆、舒张支气管平滑肌、调节子宫平滑肌等药理作用，并认为上述药理作用是本类药理气健脾、疏肝解郁、行气止痛等的药理学基础。

【与功能主治相对应的主要药理作用】

理气药共同的药理作用特点：调节胃肠运动、调节消化液分泌、利胆、舒张支气管平滑肌、调节子宫平滑肌、调节心血管系统等。

1. 对消化系统的影响 主要对胃肠运动有调节作用，可影响消化液的分泌，部分理气药有利胆作用。

（1）调节胃肠运动：表现为双向调节作用，通过兴奋或抑制的双向调节作用，可使紊乱的胃肠运动恢复正常。多数理气药能够兴奋在体胃肠平滑肌，使胃肠平滑肌张力增大，收缩节律加快，收缩幅度增强，是其消胀除满的药理学基础。例如,枳实、枳壳和木香对大鼠胃排空具有促进作用,可使肠蠕动波加深,蠕动节律加快。然而对于离体胃肠平滑肌或痉挛状态的胃肠平滑肌,多数理气药则具有舒张或解痉的作用,可使胃肠平滑肌张力降低,收缩节律减慢,收缩幅度减小,这是理气药降逆、止呕、止泻、镇痛的药理学基础。理气药所含对羟福林、N-甲基酪胺、橙皮苷及甲基橙皮苷是其解痉作用的有效成分,作用机制主要与阻断 M 受体,也与兴奋 α 受体和直接抑制胃肠平滑肌有关。

(2)调节消化液分泌:理气药大多对消化液的分泌呈双向调节作用,如含挥发油的芳香性理气药陈皮、木香等可促进胃液、胰液等消化液的分泌,提高消化酶的活性,具有助消化的作用;部分理气药如枳实、陈皮和木香可抑制病理性胃酸分泌过多,其中所含的甲基橙皮苷能抑制胃酸分泌,具有抗溃疡作用;对实验性胃溃疡模型,如幽门结扎性胃溃疡的大鼠,部分理气药可减少胃酸的分泌,降低溃疡发生率。

(3)利胆:部分理气药能有效抑制胆固醇结石发生;枳实、陈皮、青皮等可不同程度地促进人和实验动物的胆汁分泌,明显增加胆汁流量;青皮、陈皮可增加胆汁中胆酸盐的含量;沉香可降低胆汁中胆固醇的含量。这些作用可维持机体正常消化功能,防止出现胆固醇结石。

2.舒张支气管平滑肌 理气药大多具有松弛支气管平滑肌的作用,这是其降逆止咳的药理学基础,发挥该药效的物质基础主要为挥发油。例如,陈皮、青皮中含有的挥发油具有祛痰止咳的作用,能对抗组胺引起的支气管痉挛,其作用机制与直接扩张支气管,抑制亢进的迷走神经功能,释放抗过敏介质,兴奋 β 受体有关。

3.双向调节子宫平滑肌 理气药对子宫平滑肌有双向调节作用,这与动物的种属有一定的关系。部分理气药如枳实、枳壳能兴奋子宫平滑肌,而部分理气药则能抑制子宫平滑肌,降低其张力,松弛痉挛的子宫平滑肌。此外,香附还具有雌激素样作用。

4.对心血管系统的影响 理气药注射液对心血管系统具有一定的药理作用,如木香中含有的挥发油及内酯成分具有降压作用,可抑制心脏,扩张血管;枳实、枳壳、青皮、陈皮注射给药,可对麻醉动物产生明显、迅速、长效、无后扩张作用的升压效果,可兴奋心脏,收缩血管,其他形式给药则无此作用。其作用机制为药物中所含的 N-甲基酪胺能促进肾上腺素能神经末梢释放去甲肾上腺素,含有的对羟福林则可直接兴奋 α 受体。对羟福林、N-甲基酪胺均有兴奋心脏的作用,可使心肌收缩力加强,增加心输出量,改善心脏的泵血功能。

 知识链接

　　胃食管反流病(GERD)是一种胃内容物反流入食管引起烧心(胃灼热)、反酸等症状和(或)并发症的一种疾病。GERD 发病多与抗反流屏障破坏、食管廓清能力降低及食管黏膜屏障损伤等因素相关。西医虽有药物、手术及内镜干预等治疗手段,但仍难以控制 GERD 的发病及复发。中医虽无"胃食管反流病"病名,但常根据临床表现将其纳入"吐酸""嘈杂""反胃"等范畴。中医认为 GERD 病位在食管和胃,胃失和降、胃气上逆为基本病机,与脏腑气机失调关系密切。脾胃为全身气机升降枢纽,肝肺有气机"左升右降"的特性,治疗 GERD 应以调节脏腑气机为要。理气药多为芳香、苦辛、温通之品,有升扬、降泻、走窜的特点,能疏理气机、散结消滞,临证运用陈皮、青皮、木香、枳实、枳壳、川楝子、沉香、檀香、乌药、香附、佛手、香橼、天仙藤、玫瑰花、绿萼梅等理气药治疗 GERD,可随证配伍祛痰化饮药、清热除湿药、活血化瘀药、补中益气药等,发挥降气化痰、行气润养、利气除湿、运气活血、益气健脾等功效。理气药在一定程度上能够调节胃肠功能,部分理气药还有抑菌的效果,这可能也是理气药改善 GERD 症状的潜在原因之一,值得进一步深入研究。

【常用药物与方剂】 理气药常用药物有枳实、枳壳、陈皮、青皮、香附、木香等。常用复方有枳术丸等。理气药常用药物与方剂主要药理作用见表12-1。

表 12-1　理气药常用药物与方剂主要药理作用简表

传统功效	消除胀满	降逆止泻	宽中消胀	健胃	祛痰平喘	降泄肺气		
药理作用	兴奋胃肠平滑肌	抑制胃肠平滑肌	利胆	促进消化液分泌	祛痰	舒张支气管平滑肌	强心	升压
枳实	+	+	+				+	+
枳壳	+	+	+				+	+
陈皮	+	+	+	+	+	+	+	
青皮		+	+		+	+	+	+
木香	+	+		+		+		
香附		+	+			+	+	
枳术丸	+		+	+				

第二节　常用药物

枳实(枳壳) Zhishi(Zhiqiao)

【来源采制】　枳实为芸香科植物酸橙 *Citrus aurantium* L. 及其栽培变种或甜橙 *Citrus sinensis* Osbeck 的干燥幼果,主产于四川、江西、湖南、湖北、江苏,以湖南和江西的为佳。5—6 月收集自落的果实,除去杂质,自中部横切为两半,晒干或低温干燥,较小者直接晒干或低温干燥。枳壳为芸香科植物酸橙 *Citrus aurantium* L. 及其栽培变种的干燥未成熟果实,7 月果皮尚绿时采收,自中部横切为两半,晒干或低温干燥。

【性味归经】　味苦、辛、酸,性微寒。归脾、胃经。

【功能主治】　枳实具有破气消积、化痰散痞的功能。用于积滞内停,痞满胀满,泻痢后重,大便不通,痰滞气阻,胸痹,结胸,脏器下垂。枳壳具有理气宽中,行滞消胀的功能。用于胸胁气滞,胀满疼痛,食积不化,痰饮内停,脏器下垂。

【主要成分】　主要含挥发油类、黄酮苷类和生物碱类成分。挥发油类中的主要有效成分为右旋柠檬烯(D-柠檬烯)。黄酮苷类中含新橙皮苷,新橙皮苷可水解为橙皮苷、柚皮苷、野漆树苷及忍冬苷等。生物碱类中有 N-甲基酪胺和对羟福林等,但经炮制后,对羟福林、橙皮苷、柚皮苷和挥发油含量均降低。枳壳中大部分黄酮类和生物碱类的含量比枳实中的低。

【药理作用】

1.对消化系统的影响

(1)调节胃肠运动:枳实、枳壳对胃肠道有双向调节作用,与胃肠所处的环境、药物浓度、动物种属等有关,对在体胃肠平滑肌主要为兴奋作用,主要与兴奋 M 受体有关,也与减少下丘脑内脑肠肽胆囊收缩素(CCK)和增加生长抑素(SS)含量有关。家兔灌服枳实水煎液,可兴奋家兔胃肠平滑肌;枳实、枳壳增强的犬小肠肌电活动可被阿托品阻断。枳实、枳壳对离体胃肠平滑肌或痉挛状态的胃肠平滑肌则呈抑制作用,能拮抗 ACh、氯化钡、5-HT 及高钾去极化后 Ca^{2+} 对离体肠管的致痉作用。枳实、枳壳所含挥发油中的 D-柠檬烯可使大鼠肠电活动减少,黄酮苷类成分对大鼠离体胃肠平滑肌的收缩呈抑制作用,生物碱类成分对羟福林可抑制兔离体十二指肠及小肠的自发活动。

(2)抗消化性溃疡:枳壳挥发油不仅能减少大鼠胃液分泌量,降低胃蛋白酶活性,从而预防溃疡形成,而且对幽门螺杆菌具杀灭作用。

2.对心血管系统的影响

(1)收缩血管和升压:枳实、枳壳注射液可迅速升压且持续较长时间。从枳实、枳壳注射液中分离出的有效成分对羟福林和 N-甲基酪胺是枳实、枳壳升压的主要物质基础,不仅可以兴奋 α 受体,提高外周阻力,而且还可以兴奋心脏 β 受体,增强心肌收缩力,增加心输出量,参与升压。有效成分对羟福林和 N-甲基酪胺虽然能收缩胃肠黏膜局部血管,但易被碱性肠液破坏,传统煎液口服在体内无法达到有效血药浓度,难以发挥其对心血管的调节作用,故用于抗休克时需静脉注射给药。

(2)增强心肌收缩力:枳实、枳壳注射液中所含主要成分对羟福林和 N-甲基酪胺均能兴奋动物离体或在体心脏,增加心肌收缩力,增加心输出量,具有强心作用。枳实、枳壳强心作用与兴奋 β 受体有关,其主要成分对羟福林是 α 受体激动剂,对心脏 β 受体也具有一定的兴奋作用;N-甲基酪胺可促进内源性儿茶酚胺释放,间接兴奋 α 受体和 β 受体。枳实、枳壳提取液低浓度可增大豚鼠心室肌细胞 L 型钙电流,有促进钙通道开放的作用,高浓度则可抑制心室肌细胞 L 型钙电流,有抑制钙通道开放的作用。

3. 调节子宫平滑肌 枳实、枳壳对子宫平滑肌有双向调节作用,对不同种属动物子宫影响不同。枳实、枳壳的水煎液、酊剂、流浸膏对家兔离体或在体子宫均呈现兴奋作用,表现为收缩力增强,张力增加,收缩频率加快,甚至可出现强直性收缩;对于离体小鼠子宫,则呈现抑制作用。

此外,枳实、枳壳还具有抗氧化、扩张冠状动脉、抗菌、镇痛、降血脂、抗血栓、利尿等药理作用。枳实、枳壳提取物能有效清除羟自由基、超氧阴离子自由基,抑制过氧化;N-甲基酪胺能降低冠状动脉阻力,增加冠状动脉血流量,降低心肌耗氧量,改善心肌代谢;枳实、枳壳有效成分 D-柠檬烯具有中枢抑制作用;黄酮苷类成分新橙皮苷具有抗炎作用。

【现代应用】

枳实、枳壳常用于胃肠功能紊乱,可制成注射液或用于复方制剂中,注射液通过静脉给药用于治疗各类休克。

1. 胃下垂、子宫脱垂、脱肛 单用枳实、枳壳水煎服,或配伍补中益气汤有一定的功效。

2. 休克 枳实、枳壳注射液、有效成分对羟福林及 N-甲基酪胺静脉给药用于治疗感染性休克、过敏性休克、心源性休克、药物性休克等。

3. 胆汁反流性胃炎 枳实通降汤加减,治疗胆汁反流性胃炎。

4. 功能性消化不良 以枳实为主的复方制剂,如枳实消痞丸,常用于治疗功能性消化不良。

【不良反应】

N-甲基酪胺的盐酸盐,静脉注射的半数致死量为 33.9 mg/kg。麻醉犬于 30 min 内静脉注射枳实累积量达 2 g/kg,未见严重反应。少数动物大量用药后有胃肠鼓胀及大量流涎现象。枳实注射液小鼠静脉注射的半数致死量为(71.8±6.5) g/kg。

陈皮 Chenpi

【来源采制】 本品为芸香科植物橘 *Citrus reticulata* Blanco 及其栽培变种的干燥成熟果皮。主产于广东、福建、四川、浙江、江西等地。秋末冬初果实成熟时采收果皮,晒干或低温干燥。药材分为"陈皮"和"广陈皮"。

【性味归经】 味苦、辛,性温。归肺、脾经。

【功能主治】 具有理气健脾,燥湿化痰的功能。用于脘腹胀满,食少吐泻,咳嗽痰多。

【主要成分】 陈皮中主要含有黄酮类化合物、挥发油类、柠檬苦素类、生物碱类和微量元素,主要有黄酮、黄烷酮、橙皮苷、新橙皮苷、柚皮苷等。陈皮中主要生物碱类是对羟福林和 N-甲基酪胺。

【药理作用】

1. 对消化系统的影响

(1)调节胃肠运动:陈皮对胃肠平滑肌的作用具有双向性,既能抑制胃肠运动,又能兴奋胃肠运动,这主要与动物种属和消化道功能状态有关。在体实验中,陈皮水煎剂对阿托品所致的肠推进抑制有拮抗作用,有促进小鼠胃排空和肠推进的作用,这可能与 M 受体有关。大剂量陈皮对胃肠运动呈现兴奋作用。陈皮提取物能抑制动物离体胃肠平滑肌,对兔离体肠管有抑制作用,抑制机制可能为阻断 M 受体及抑制肠肌收缩;对大鼠离体胃肌条表现为抑制作用,可能与 α 受体和前列腺素有关;不同浓度陈皮水煎剂均能显著抑制家兔离体十二指肠自发活动,降低收缩力。

(2)促进消化液分泌:陈皮挥发油对胃肠有温和刺激作用,能促进大鼠正常消化液的分泌,陈皮水煎液对离体唾液淀粉酶的活性有明显促进作用。

(3)保肝、利胆:陈皮所含橙皮苷对损伤的肝具有保护作用,可降低免疫性肝损伤模型动物血清转氨酶 ALT 和 AST 含量;陈皮挥发油可溶解胆固醇结石,具有利胆、促进胆汁分泌的作用,可治疗原发性胆汁性肝硬化。陈皮苷不仅有抗肝细胞凋亡和抗肝纤维化等作用,还可拮抗化学性肝损伤。

2. 对心血管系统的影响

(1)强心:陈皮水提取物,有效成分橙皮苷、甲基橙皮苷注射液可增强实验动物的心肌收缩力,增加心输出量,增加脉压及每搏输出量,并可扩张冠状动脉,增加冠状动脉血流量。

(2)对血管和血压的作用:陈皮有效成分对羟福林是其升压的主要物质,可显著升高动脉收缩压和平均动脉压,增大血管外周阻力。陈皮注射液及陈皮素类成分静脉注射具有升压的作用,但肌内注射或胃肠道给药则无升压作用。甲基橙皮苷注射液则能直接扩张血管,有降压作用。

3. 祛痰、平喘　陈皮挥发油有刺激性祛痰作用,柠檬烯是其刺激性祛痰作用的基础,陈皮及其有效成分川陈皮素能减少致敏家兔肺组织慢反应物质的释放,可对抗组胺、乙酰胆碱等所致离体支气管痉挛性收缩。

4. 舒张子宫平滑肌　陈皮煎剂、有效成分甲基橙皮苷对离体子宫平滑肌有抑制作用,对乙酰胆碱所致的子宫平滑肌痉挛有拮抗作用。

5. 抗炎　橙皮苷和甲基橙皮苷均能降低毛细血管通透性,防止微血管出血,减少水肿渗出液。橙皮苷可抑制炎症因子的表达。

6. 抗氧化　陈皮主要成分黄酮类化合物有清除自由基及抗氧化的能力。陈皮水提取液可明显清除氧自由基,抑制大鼠离体肝、肾组织匀浆过氧化物的生成,清除超氧阴离子和羟自由基;橙皮苷对羟自由基也有明显的清除作用。

此外,陈皮还具有抑制血小板聚集、降血脂、抗菌、杀虫、增强免疫功能、抗肿瘤、抗疲劳、抗细胞损伤等作用,挥发油、黄酮苷和对羟福林是其主要药效物质基础。

【现代应用】

陈皮临床主要用于治疗各种胃炎及结肠炎。

1. 消化不良　常用陈皮酊或陈皮糖浆治疗腹胀。

2. 急、慢性胃肠炎　常用以陈皮为主的复方制剂,如养胃冲剂、平胃散。

3. 呼吸道感染　常用蛇胆陈皮散、二陈汤等。

4. 急性乳腺炎　陈皮煎液或陈皮加甘草水煎服可消肿止痛。

5. 休克　陈皮提取物对羟福林注射液静脉滴注用于抢救休克。

【不良反应】

少数患者服用陈皮可出现过敏及便血。

青皮 Qingpi

【来源采制】　本品为芸香科植物橘 *Citrus reticulata* Blanco 及其栽培变种的干燥幼果或未成熟果实的果皮。产地同陈皮。5—6 月间收集自落的幼果,晒干,习称"个青皮",7—8 月间采收未成熟的果实,在果皮上纵剖成四瓣至基部,除去瓤瓣,晒干,习称"四花青皮"。

【性味归经】　味苦、辛,性温。归肝、胆、胃经。

【功能主治】　具有疏肝破气、消积化滞的功能。用于胸胁胀满,疝气疼痛,乳癖,乳痈,食积气滞,脘腹胀满。

【主要成分】　本品所含主要成分与陈皮相似,但所含成分的量不同,主要含有挥发油、黄酮苷类等成分,挥发油类主要为 D-柠檬烯和枸橼酸,黄酮苷类主要含橙皮苷、新橙皮苷、枸橘苷、柚皮苷等。青皮所含对羟福林比陈皮多,还含多种氨基酸,如天冬氨酸、谷氨酸、脯氨酸等。

【药理作用】

1. 对消化系统的影响

（1）舒张胃肠平滑肌：青皮对离体或在体胃肠平滑肌的收缩活动均呈现显著的抑制作用，且青皮对于离体胃肠平滑肌的抑制作用要强于陈皮。青皮煎剂对离体兔肠有抑制作用，能对抗毛果芸香碱和氯化钡对肠管的收缩作用，拮抗乙酰胆碱对胃的致痉作用，其作用机制为阻断 M 受体；酚妥拉明预处理可部分阻断青皮对回肠纵行肌的抑制作用，其作用机制可能为兴奋 α 受体。

（2）促进消化液分泌：青皮的挥发油对消化道有温和的刺激作用，可促进消化液的分泌和排出肠内积气，调节胃肠功能。

（3）利胆、保肝：青皮对胆囊平滑肌有舒张作用，青皮注射液可抑制大鼠胆囊的自发性或紧张性收缩，促进胆汁分泌，具有保护肝功能的作用。青皮煎剂对化学性及酒精性肝损伤具有类似抗氧化保肝作用。

2. 舒张子宫平滑肌 青皮煎剂能松弛子宫平滑肌，降低收缩幅度，减慢收缩频率，具有明显量效关系。

3. 祛痰、平喘 青皮挥发油具有刺激性祛痰作用，D-柠檬烯是其祛痰作用的药效物质基础；青皮醇提取物可松弛支气管平滑肌，具有平喘的作用。

4. 强心、升压 青皮注射液可增强实验动物的心肌收缩力、增强心肌兴奋性、增加心输出量；青皮注射液可明显升压且持续较长时间，机制可能为兴奋 α 受体，对羟福林为其药效物质基础。

5. 抗休克 青皮注射液对多种动物失血、创伤、输血、内毒素等所致的休克具有拮抗作用。

此外，青皮还具有抗菌、抗血小板聚集、抗突变、镇痛等作用。

【现代应用】

1. 休克 以青皮注射液静脉滴注，治疗感染性休克、心源性休克、神经源性休克，升压效果显著且稳定。

2. 慢性结肠炎、胆囊炎 青茵合剂治疗非胆总管胆石症效果显著。

3. 急性乳腺炎 牛蒡青皮汤或立效散随症加减，效果显著。

【不良反应】

少数患者服用可出现过敏。

木香 *Muxiang*

【来源采制】 本品为菊科植物木香 *Aucklandia lappa* Decne. 的干燥根。主产于云南、广西，称为云木香。秋、冬二季采挖，除去泥沙及须根，切段，大的再纵剖成瓣，干燥后撞去粗皮。

【性味归经】 味辛、苦，性温。归脾、胃、大肠、三焦、胆经。

【功能主治】 具有行气止痛、健脾消食的功能。用于胸胁、脘腹胀痛，泻痢后重，食积不消，不思饮食。

【主要成分】 其主要药效物质基础为挥发油和木香碱。挥发油主要包括木香烯内酯、去氢木香内酯、单紫衫烯、α-木香烃、β-木香烃、木香烃内酯、二氢脱氢木香内酯、木香醇、水芹烯等。有机酸成分有棕榈酸，其他成分还有甘氨酸、瓜氨酸等多种氨基酸及胆胺、木香碱等。

【药理作用】

1. 对消化系统的影响

（1）调节胃肠运动：木香有促进胃排空和缓解胃肠痉挛的双向作用。木香水煎剂对正常小鼠胃排空及肠推进均有促进作用，促进胃肠运动的作用与其能增加胃动素含量有关，具有剂量依赖关系；木香烃内酯、去氢木香内酯能对抗阿托品引起的胃排空；木香总生物碱、挥发油能对抗乙酰胆碱、组胺或氯化钡所致的肠痉挛；木香总内酯挥发油与二氢脱氢木香内酯可使离体肠运动节奏变慢，收缩不规律，呈较强抑制作用。最新研究显示，复方木香注射液对多种动物离体肠管具有抑制作用。

（2）抗消化性溃疡：木香单味药能通过加快胃肠蠕动，促进胃排空，明显拮抗大鼠急性胃黏膜损伤；

115

木香丙酮提取物、乙醇提取物灌胃给药能抑制大鼠胃黏膜急性损伤；木香烃内酯和去氢木香内酯对大鼠胃溃疡有明显改善作用。

（3）利胆、保肝：木香水煎剂口服可加强空腹时胆囊的收缩，促进胆汁分泌，其有效成分木香烃内酯和去氢木香内酯是其药效物质基础，与促进下丘脑肠肽胆囊收缩素、胃动素的分泌有关。去氢木香内酯对化学性及酒精性肝损伤具有类似抗氧化保肝的作用。

2. 松弛支气管平滑肌　木香对支气管平滑肌具有解痉的作用。木香水提液、醇提液、挥发油及总生物碱能对抗组胺与乙酰胆碱对离体豚鼠气管与支气管的致痉作用，其作用可能与迷走中枢抑制有关。

3. 对心血管系统的影响　木香对心脏有抑制和兴奋的双重作用。低浓度的木香挥发油及从挥发油中分离出的各种内酯均可不同程度地抑制离体心脏的活动。小剂量的水提液与醇提液能兴奋在体蛙心与犬心，大剂量则有抑制作用，其降压机制可能为抑制心脏收缩、扩张血管。

此外，木香还具有抗胃肠道肿瘤、抗炎、抗菌、抗血小板聚集、止泻等药理作用。木香醇提取物能抑制二甲苯引起的小鼠耳肿胀、角叉菜胶引起的大鼠足肿胀等炎症；木香挥发油对链球菌、金黄色或白色葡萄球菌均有抑制作用；木香水溶性成分对兔血小板的聚集有抑制作用；研究显示，木香中含有五元内酯环的倍半萜类化合物对人胃癌细胞 MGC-803 具有较强的抑制作用。

【现代应用】

1. 胃肠疾病　木香挥发油对急性胃肠炎、慢性胃炎、小儿消化不良、胃肠功能紊乱等所致的胃肠胀气有治疗作用。

2. 支气管哮喘　木香醇浸膏可祛痰、镇痛，控制症状，防止复发。

3. 痢疾　与黄连配伍，制成香连丸，对急性细菌性痢疾的疗效显著。

【不良反应】

临床未有木香不良反应报道，但有文献报道其毒性作用，木香中的去氢木香内酯、木香醇和榄香醇可能具有肝毒性，木香挥发油对斑马鱼胚胎发育有一定毒性，而且发育期越早，毒性越大。另需注意品种选择错误，青木香不良反应较多，木香在某些地方亦被称作青木香，而与青木香混用则会出现较严重的不良反应。

香附 Xiangfu

【来源采制】　本品为莎草科植物莎草 *Cyperus rotundus* L. 的干燥根茎。全国大部分地区均产，主产于广东、河南、四川、浙江、山东等地。秋季采挖，燎去毛须，置沸水中略煮或蒸透后晒干，或燎后直接晒干。

【性味归经】　味辛、微苦、微甘，性平。归肝、脾、三焦经。

【功能主治】　具有疏肝解郁、理气宽中、调经止痛的功能。用于肝郁气滞，胸胁胀满，疝气疼痛，乳房胀痛，脾胃气滞，脘腹痞闷，胀满疼痛，月经不调，经闭痛经。

【主要成分】　香附主要成分为香附烯、香附酮。香附含挥发油 1%，挥发油是其药效的主要物质基础，含香附子烯、香附醇、异香附醇，还含 α-香附酮及 β-香附酮、α-莎草醇及 β-莎草醇、柠檬烯等。此外还含生物碱、强心苷、黄酮化合物等。

【药理作用】

1. 雌激素样作用　香附挥发油对去卵巢大鼠有轻度雌激素样作用。香附烯是其雌激素样作用的主要物质基础，香附的这一作用是其治疗月经不调的主要依据之一。

2. 舒张子宫平滑肌　香附对在体或离体未孕或已孕动物的子宫平滑肌均呈现抑制作用，使子宫平滑肌收缩力减弱，肌张力降低。香附抑制子宫平滑肌作用与抑制前列腺素的合成和释放有关，α-香附酮能抑制离体子宫的自主活动，香附酮是其抑制子宫平滑肌的主要物质基础。

3. 舒张胃肠、支气管平滑肌　香附挥发油、丙酮提取物可对抗乙酰胆碱、钾离子所致的肠肌痉挛，能使肠平滑肌张力下降，收缩幅度降低；香附挥发油可舒张兔肠平滑肌；α-香附酮对组胺喷雾所致豚鼠支气管平滑肌痉挛有对抗作用，具有钙通道阻滞作用。

4. 利胆、保肝　正常麻醉大鼠十二指肠给药香附水煎液，可显著增加胆汁流量及胆汁中固体含量，具有较强利胆作用。对四氯化碳所致肝损伤大鼠的肝细胞具有保护作用。

5. 镇痛、解热、抗炎　香附醇提取物对角叉菜胶和甲醛引起的大鼠足肿胀有明显的抑制作用,小鼠皮下注射醇提取物可明显提高痛阈值,三萜化合物为其有效物质。香附石油醚、乙酸乙酯、醇提取物均具有镇痛作用,α-香附酮是前列腺素生物合成抑制剂,是香附抗炎镇痛作用的有效成分之一,香附镇痛、抗炎作用与抑制前列腺素的合成与释放有关。

此外,香附还具有降压、强心、抑制中枢、抗菌等药理作用。香附水或醇提取物对离体或在体动物心脏有加强和减慢心率的作用;香附挥发油静脉注射具有降压作用;香附醇提取物腹腔注射可减少小鼠自发活动,延长戊巴比妥钠所致小鼠睡眠时间;香附挥发油对金黄色葡萄球菌或某些真菌有抑制作用。

【现代应用】

1. 月经不调、痛经、乳腺增生　单独使用或与活血理气药配伍使用。

2. 胃炎、胃肠绞痛　制香附与高良姜研末内服,对寒气郁结的胃寒疼痛有疗效。

3. 腰疼　生香附研末冲服,治疗寒热虚实所致的各种腰痛。

【不良反应】

临床未有香附不良反应报道,未见明显毒副作用。

枳术丸 Zhizhu Wan

【方剂组成】　枳术丸出自李东垣《内外伤辨惑论》。本方由枳实(炒)250 g、麸炒白术 500 g 组成,粉碎成细粉,过筛,混匀。另取荷叶 75 g,加水适量煎煮。取上述粉末,用煎液泛丸,干燥,即得。

【功能主治】　具有健脾消食,行气化湿的功能。用于脾胃虚弱,食少不化,脘腹痞满。

【药理作用】

1. 对胃肠平滑肌的作用　枳实、白术单味药及配伍均有促进胃排空和肠推进的作用,且两药配伍后具有协同作用。枳实对胃肠动力有双向调节作用,白术对胃肠动力有促进作用,荷叶对胃肠动力有抑制作用。枳术丸能明显促进在体小鼠消化管的推进性运动,对离体大鼠小肠的运动也有促进作用,但对氯化钡所致离体大鼠肠痉挛有明显拮抗作用,说明枳术丸对胃肠动力的作用为双向调节作用。

2. 对消化液的影响　枳术丸能改善模型小鼠消化功能紊乱导致的脾胃虚弱症状,显著增强小鼠食欲。枳实、白术配伍使用可促进正常大鼠胃肠激素,尤其是胃泌素的分泌。

3. 利胆、保肝　本方可明显增加正常小鼠肝糖原并降低血糖,促进大鼠胆汁分泌,防止四氯化碳引起的肝糖原减少。

此外,本方还可抗实验性胃溃疡,明显提高正常小鼠腹腔巨噬细胞的吞噬能力和耐缺氧能力。

【现代应用】

本方常用于各种消化系统的疾病。

1. 腹泻　枳术丸加味治疗食积腹泻,虚不甚,病程较短者。

2. 子宫脱垂词不当、脱肛　以枳术丸重用枳实合用升陷汤治疗。

3. 胃肠疾病　枳术丸加减治疗胃下垂、胃肠动力障碍、消化不良、胃食管反流病、消化性溃疡疗效较好。

 目标检测

一、名词解释

1. 理气药

2. 气的失常

二、简答题

1. 简述理气药对胃肠运动的影响。

2. 简述理气药对心血管系统的作用。

3. 简述香附调经止痛的药理学依据。

4. 详述理气药的主要药理作用。

在线答题

目标检测
答案解析

(崔亚迪)

第十三章 消 食 药

学习目标

知识目标

掌握 消食药的概念、分类及消食药与功能主治相对应的主要药理作用。山楂、莱菔子、神曲、保和丸的主要药理作用。

熟悉 消食药的常用中药和方剂。

了解 消食药常用药物的主要成分、现代应用及不良反应。

技能目标

能正确地使用消食药防病治病。

课程思政目标

培养学生形成良好的思想品德和养成各种正确的行为习惯。

第一节 概 述

凡以消食化滞，理气和胃为主要功效，用于治疗饮食积滞的药物，称为消食药。消食药多味甘，性平或温，归脾、胃经，具有消食化积、健脾开胃、和中导滞等功效。饮食积滞证多因饮食不节，恣食生冷，暴饮暴食等所致，或因胃气虚弱，稍有饮食不慎，即停滞难化而成。主要症状为脘腹胀满疼痛、厌食、嗳腐吞酸、恶心呕吐、泻下不爽、大便失调、舌苔厚腻。消食药所治病症类似于现代医学的消化系统病变，如胃肠道功能性消化不良、胃下垂、胃肠炎等。临床应用时常与健脾药、理气药、温中药配伍。

【与功能主治相对应的主要药理作用】

消食药共同的药理作用特点：助化学性消化、调节胃肠运动。

1. 助化学性消化 大多数消食药通过含有的多种消化酶、维生素产生助消化、促进胃液分泌、提高消化能力的作用。①消化酶的作用：山楂、神曲含有脂肪酶，可促进脂肪的消化。神曲、麦芽中淀粉酶含量高，能促进食物中碳水化合物的分解消化。神曲中含有胰酶、蛋白酶、蔗糖酶，有利于脂肪、蛋白质、蔗糖的分解。山楂中还含有山楂酸、柠檬酸等多种有机酸，具有提高胃蛋白酶活性，促进蛋白质消化的作用。②维生素的作用：山楂、神曲、麦芽都含有丰富的维生素 B_1、维生素 B_2、维生素 C、烟酸等，能促进消化，增进食欲。③促进消化液分泌：有些药物能促进消化液分泌，山楂有明显的促进胃液分泌的作用；麦芽煎服可促进胃蛋白酶的分泌。

2. 调节胃肠运动 多数消食药不仅能促进胃肠收缩功能，还能加快肠蠕动。莱菔子能增强胃肠的节律性收缩。山楂不仅具有调节胃肠运动的作用，还能抑制乙酰胆碱及钡离子引起的兔的十二指肠平滑肌收缩，对松弛的大鼠胃平滑肌则呈收缩作用。

【常用药物与方剂】 消食药常用药物及方剂有山楂、麦芽、莱菔子、神曲、保和丸等。消食药常用药物与方剂主要药理作用见表 13-1。

表 13-1 消食药常用药物与方剂主要药理作用简表

传统功能	消食化积	健脾开胃	和中导滞
药理作用	助化学性消化	调节胃肠运动	其他作用
山楂	+	+/-	扩张血管、抑制血小板聚集、调节血脂、抗氧化
莱菔子		+	祛痰、镇咳、降压、抗肿瘤
神曲	+	+	调节肠道菌群
麦芽	+		影响泌乳素分泌、抗结肠炎
保和丸		+	缓解胃结石、降血脂

第二节 常用药物

山楂 Shanzha

【来源采制】 本品为蔷薇科植物山里红 *Crataegus pinnatifida* Bge. var. *major* N. E. Br. 或山楂 *Crataegus pinnatifida* Bge. 的干燥成熟果实。主产于辽宁、吉林、黑龙江、河北等地。秋季果实成熟时采收，切片，干燥。生用或炒制用。

【性味归经】 味酸、甘，性微温。归脾、胃、肝经。

【功能主治】 具有消食健胃，行气散瘀，化浊降脂的功能。用于肉食积滞，胃脘胀满，泻痢腹痛，瘀血经闭，产后瘀阻，心腹刺痛，胸痹心痛，疝气疼痛，高脂血症。焦山楂消食导滞作用更强，用于肉食积滞，泻痢不爽。

【主要成分】 主要成分为黄酮类化合物及有机酸。黄酮类化合物主要有金丝桃苷、槲皮素、牡荆素、芦丁等；有机酸主要有柠檬酸、山楂酸、熊果酸、绿原酸、枸橼酸、齐墩果酸等。另外尚含有维生素 B_2、维生素 C、磷脂、糖类、胡萝卜素、山梨醇等。

【药理作用】

1. 助化学性消化 《本草纲目》记载山楂具有"化饮食，消肉积"之功效。山楂含有多种有机酸及维生素 C、维生素 B_2，口服后能促进胃液的分泌、增加胃液酸度、提高胃蛋白酶活性、促进蛋白质的分解消化；山楂中含有的脂肪酶能促进消化。

2. 调节胃肠运动 山楂对胃肠运动具有双向调节作用。山楂的有机酸可促进胃肠运动，抑制乙酰胆碱及钡离子引起的兔的十二指肠平滑肌运动，其机制可能与激动 M 受体有关。而山楂水提取物对松弛的大鼠胃平滑肌则呈收缩作用，表明山楂能调节胃肠运动。

3. 抗心肌缺血、脑缺血 山楂可以扩张冠状动脉，在增加冠状动脉血流量的同时，还能降低心肌耗氧量，对心肌缺血有保护作用，药理机制可能与 β 受体激动有关。山楂黄酮能减轻缺血再灌注损伤心肌心电图的 S-T 段变化，可缩小实验性心肌梗死范围；山楂总黄酮能改善小鼠血瘀性脑缺血-再灌注损伤 LD 和 MDA 含量，显著降低脑含水量，缩小脑梗死范围，起到一定的保护作用。

4. 抗心律失常 山楂抗心律失常的有效成分是黄酮和皂苷，二者均能对抗乌头碱和垂体后叶素引起的家兔心律失常。其作用类似Ⅲ型抗心律失常药物，能延长动作电位时程和有效不应期。

5. 强心 山楂能增加心肌收缩力和心输出量。山楂提取物对离体和在体蟾蜍心脏有强心作用，作用维持时间较长。山楂中黄酮类化合物具有正性肌力作用，其作用机制可能与抑制磷酸二酯酶活性有关。

6. 降压 山楂降压缓慢、温和。山楂提取物对实验动物有较为明显的持久降压作用。山楂降压作用可能与其扩张外周血管有关。

7. 降血脂 山楂提取物具有显著的降血脂作用,能明显降低血清总胆固醇、低密度脂蛋白胆固醇浓度,升高高密度脂蛋白胆固醇浓度。其降血脂机制是抑制肝脏胆固醇的合成,升高肝脏低密度脂蛋白受体水平,促进肝脏对血浆胆固醇的摄入。山楂还有抗实验性动脉粥样硬化的作用,对兔实验性动脉粥样硬化有治疗作用。

8. 收缩子宫 山楂通过舒张子宫血管收缩子宫,可改善局部瘀血状态,促进子宫复原。

【现代应用】

1. 消化系统疾病 治疗消化不良、小儿厌食症、胃肠紊乱等,尤其适用于肉食积滞。

2. 心脑血管系统疾病 治疗冠心病、心绞痛、高血压、高脂血症、动脉粥样硬化等。

3. 妇产科疾病 治疗痛经、经闭、产后子宫复原不全、产后瘀滞腹痛、恶露不尽等。

【不良反应】

山楂含多种有机酸、鞣质,可与食物中的重金属、胃酸中的蛋白质反应,生成不溶于水的聚合物沉积在胃内,形成硬块即胃结石;空腹多食山楂可导致小肠内形成结石,引起肠梗阻。

莱菔子 Laifuzi

【来源采制】 本品为十字花科植物萝卜 *Raphanus sativus* L. 的干燥成熟种子。全国各地皆产;主产于河北、河南、浙江、黑龙江等地。夏季果实成熟时采割植株,晒干,搓出种子,除去杂质,再晒干。用时捣碎。

【性味归经】 味辛、甘,性平。归肺、脾、胃经。

【功能主治】 具有消食除胀,降气化痰的功能。用于饮食停滞,脘腹胀痛,大便秘结,积滞泻痢,痰壅喘咳。

【主要成分】 莱菔子含有脂肪油、少量挥发油、芥子碱及芥子碱硫酸氢盐等。还含莱菔子素、维生素类(维生素 C、维生素 B_1、维生素 B_2、维生素 E)等。

【药理作用】

1. 影响消化功能 莱菔子具有增强家兔胃、十二指肠平滑肌收缩的作用,阿托品可阻断其作用,提示其收缩机制可能与兴奋 M 受体有关。莱菔子脂肪油能明显促进胃排空和肠推进,并能提高血浆胃动素的含量。

2. 镇咳、祛痰、平喘 莱菔子有较好的镇咳作用,能明显抑制小鼠浓氨水刺激性咳嗽,还可促进酚红通过呼吸道排泌,利于痰液咳出。莱菔子具有松弛豚鼠离体气管平滑肌的作用。

3. 降压 莱菔子水溶性生物碱能明显降压,并对心血管重构具有逆转作用。莱菔子具有明显的降低体动脉压的作用,也能明显降低肺动脉压,同时也能明显降低体血管阻力和肺血管阻力,对心率无影响,其降压的有效成分为芥子碱硫酸氢盐。

4. 抗氧化、降血脂 莱菔子水溶性生物碱不仅能显著提高自发性高血压大鼠血清超氧化物歧化酶(SOD)活性,降低 MDA 含量,缓解氧自由基损伤作用,还能提高 HC 含量,降低 TC、TG、LDL-C 含量,起到降血脂的作用。

5. 抗病原微生物作用 莱菔子素具有体外抗菌活性,对葡萄球菌、大肠杆菌的抑制作用尤为显著,还能抑制体外培养的人结肠腺癌细胞的生长增殖,产生抗肿瘤作用。莱菔子水浸剂可抑制一些常见致病性皮肤真菌的活性。

【现代应用】

1. 消化系统疾病 治疗便秘、腹胀。

2. 心脑血管系统疾病 对伴有消化系统、呼吸系统疾病的高血压患者效果好,还可用于治疗老年性高脂血症。

3. 泌尿系统疾病 治疗排尿功能障碍,莱菔子炒熟可用于手术后尿潴留。

神曲 Shenqu

【来源采制】 本品为面粉或麸皮与杏仁泥、赤小豆粉以及鲜青蒿、苍耳、辣蓼汁按一定比例混匀后经自然发酵的干燥品。全国各地均有生产。生用或炒用。

【性味归经】 味甘、辛,性温。归脾、胃经。

【功能主治】 具有消食和胃的功能。主治食滞脘腹胀痛,食少纳呆,肠鸣腹泻。

【主要成分】 神曲的主要成分有挥发油、苷类、脂肪油和 B 族维生素以及酶类、麦角甾醇、蛋白质、多种微量元素及酵母菌等。

【药理作用】

1. 助消化作用 神曲内含有 B 族维生素、消化酶等,具有促进大鼠胃液分泌,增加胃液酸度,可增强消化功能。

2. 调整肠道菌群 神曲可调整肠道菌群及促进损伤肠组织的恢复。神曲水煎剂可使脾虚小鼠肠道中肠杆菌、肠球菌、双杆菌及乳酸杆菌数量逐渐恢复正常,同时可改善结肠组织病理损害。其机制可能与其含有的酵母菌、乳酸菌有关。

【现代应用】

神曲可用于治疗消化系统疾病,多用于消化米面食积,小儿厌食症,腹泻等。

保和丸 Baohe Wan

【来源采制】 本方出自《丹溪心法》,由焦山楂、神曲(炒)、半夏(制)、茯苓、陈皮、连翘、炒莱菔子组成。

【功能主治】 具有消食导滞,和胃的功能。用于食积停滞,脘腹胀满,嗳气吞酸,不思饮食等症状。

【主要成分】 保和丸中含有机酸和消化酶,如 γ-亚麻酸、亚油酸、芥酸、草酸、苹果酸、酒石酸、琥珀酸、柠檬酸、绿原酸及 α-淀粉酶、β-淀粉酶、转化糖酶、催化酶等。

【药理作用】

1. 增强消化功能 本方可促进大鼠胰液分泌,增强胃蛋白酶和胰淀粉酶活性。

2. 调节胃肠功能 本方可拮抗阿托品所致的胃肠功能障碍,可促进小鼠胃排空和提高小肠推进率,还可提高大鼠血清胃泌素、胃动素含量,从而兴奋胃肠平滑肌。保和丸可拮抗乙酰胆碱、钡离子等所致家兔或豚鼠离体回肠痉挛性收缩,部分消除肾上腺素对肠管的抑制作用。

3. 抗溃疡作用 本方能抑制胃酸分泌和减少分泌量。

4. 抗菌作用 本方能抑制金黄色葡萄球菌、大肠杆菌、痢疾杆菌、变形杆菌等的活性。

5. 降血脂作用 本方能明显减少高脂饮食诱导的非酒精性脂肪肝大鼠脂质过氧化反应的发生。

【现代应用】

1. 消化系统疾病 传统用于食滞胃脘痞满胀痛,治疗消化不良,急、慢性胃肠炎。尤其适用于小儿食伤,胃肠功能失调,腹痛泄泻。

2. 胃结石 本方与小承气汤合用,对胃结石有一定的疗效。

3. 脂肪肝 临床上,保和丸对脂肪性肝病有效。

目标检测

一、名词解释
消食药

二、简答题
1. 消食药的消食作用与该类药物的哪些药理作用有关?
2. 试述山楂的药理作用和现代应用。

在线答题

目标检测
答案解析

(薛利君)

第十四章 止 血 药

学习目标

知识目标

掌握 止血药的概念、分类及止血药与功能主治相对应的主要药理作用。掌握三七、白及、蒲黄、槐花、艾叶、云南白药的主要药理作用。

熟悉 止血药的常用中药和方剂。

了解 止血药常用药物的主要成分、现代应用及不良反应。

能力目标

能正确地使用止血药防病治病。

课程思政目标

倡导并践行社会主义核心价值观和培养爱国主义情操。

第一节 概 述

凡以促进血液凝固、制止体内外出血为主要作用,临床上用于治疗出血证的药物,称为止血药。止血药多入心、肝、脾经,具有止血、清热凉血、化瘀、收敛及温经等功效,主要用于治疗咯血、咳血、吐血、衄血、便血、尿血、崩漏、紫癜及外伤出血等各种原因所致血液不循经脉运行而溢出脉外的出血病症。按其性能可分为凉血止血药(如槐花、大蓟、小蓟、地榆)、化瘀止血药(如三七、蒲黄、茜草)、收敛止血药(仙鹤草、白及)及温经止血药(如艾叶、炮姜),常用制剂有云南白药等。

现代医学认为出血跟体内凝血、纤溶两大动态平衡系统有关。在病理情况下,上述平衡被打破可能是由于出现血管内凝血、血栓、栓塞或出血性疾病。一旦血管有机械性损伤、通透性增加、脆性增加、血小板减少,血小板的黏附、活化及聚集能力下降,凝血因子缺乏或功能减弱或纤溶系统功能亢进等出现,则容易产生出血。

【与功能主治相对应的主要药理作用】

1. 收缩局部血管、降低毛细血管通透性 血管收缩能有效加速止血过程。三七、大蓟、小蓟等能收缩破损的局部血管,槐花、白茅根等能降低毛细血管脆性和通透性,增强毛细血管对损伤的抵抗能力。

2. 增强血小板功能 三七、蒲黄、云南白药等可增加血小板数量,提高血小板的黏附、活化及聚集能力,促进血小板释放活性物质。

3. 对凝血和纤溶系统的影响 三七可通过增加血中凝血酶的含量、抑制血小板聚集和凝血酶诱导的纤维蛋白原的转化,对纤溶系统起到一定的促进作用。白及可增强血小板Ⅲ因子的活性而缩短凝血时间,还可通过抑制纤溶酶活性而抑制纤维蛋白溶解。蒲黄除了能增加血中凝血酶的含量,还能抑制血小板聚集。除此之外,大蓟可促进凝血酶原激活物的生成,小蓟含有凝血酶样活性物质。紫珠叶、小蓟、艾叶等可通过抑制纤溶酶活性而抑制纤维蛋白溶解。

知识链接

云南白药是云南著名的中成药,出自云南民间医生曲焕章。曲焕章原是云南江川一带有名的伤科医生,后为避祸乱,游历滇南名山,求教于当地的民族医生,苦心钻研,改进配方,历经数十载,研制出云南白药。1955 年,曲焕章的妻子缪兰英向中华人民共和国政府献出该药的配方。云南白药自问世以来,以其独特、神奇的功效被誉为"中华瑰宝,伤科圣药",被列为国家中药一级保护品种。

【常用药物与方剂】 止血药常用药物及方剂有三七、蒲黄、茜草、大蓟、大蓟、地榆、槐花、白茅根、仙鹤草、白及、艾叶、炮姜、云南白药等。止血药常用药物与方剂主要药理作用见表14-1。

表 14-1 止血药常用药物与方剂主要药理作用简表

类别	传统功能	止血	清热凉血	化瘀	收敛及温经
	药理作用	收缩局部血管	增强血小板功能	对凝血和纤溶系统的影响	其他作用
凉血止血药	槐花	+		+	抗炎、抗溃疡、降血脂、解痉
	大蓟			+	降压、抗菌
	小蓟	+	+	+	降血脂、强心、升压、利尿、利胆
	地榆	+			抗菌、抗炎、抗溃疡、保肝
化瘀止血药	三七	+	+	+	造血、舒张血管、抗心肌缺血、抗炎、镇痛
	蒲黄		+	+	抗动脉粥样硬化、兴奋子宫平滑肌
	茜草		+	+	抗肿瘤、抗炎
收敛止血药	仙鹤草		+	+	杀虫、抗菌、抗肿瘤
	白及		+	+	保护胃黏膜、抗菌
温经止血药	艾叶	+		+	抗菌、化痰止咳平喘、解热、镇静、镇痛

第二节 常 用 药 物

三七 Sanqi

【来源采制】 本品为五加科植物三七 *Panax notoginseng*(Burk.)F. H. Chen 的干燥根。主产于云南、广西等地。秋季花开前采挖,洗净,分开主根、支根及根茎,干燥。

【性味归经】 味甘、微苦,性温。归肝、胃经。

【功能主治】 具有散瘀止血,消肿定痛的功能。用于咯血,吐血,衄血,便血,崩漏,外伤出血,胸腹刺痛,跌扑肿痛。

【主要成分】 主要成分包括三七皂苷、黄酮苷等。三七皂苷单体成分包括三七皂苷 Rb_1、Rb_2、Re、Rd、Re、Rf、Rg_1、Rg_2、Rh 等,其中以三七皂苷 Rb_1 和三七皂苷 Rg_1 为主。

【药理作用】

1. 止血 三七具有十分显著的止血作用,作用机制可能与其增加血小板数目、增强血小板的黏附力、收缩局部血管、增加血液中凝血酶含量、促进血小板Ⅲ因子和 Ca^{2+} 等止血活性物质的释放等有关。三七止血作用的有效活性成分为三七氨酸,三七氨酸遇热易被破坏,故三七止血宜生用。

2. 抗血栓 三七有"止血不留瘀"的特点,具有促凝血及抗凝血的双重药理作用。三七皂苷 Rg_1 通过抑制血小板聚集、抗凝血酶和促进纤维蛋白溶解等体现出一定的抗血栓作用。已有研究结果表明,三七总皂苷可提高血小板内 cAMP 含量,减少血栓素的生成,抑制 Ca^{2+} 、5-HT 等的释放,达到抑制血小板聚集的目的。静脉注射三七皂苷 Rg_1 还可明显抑制弥散性血管内凝血(DIC)动物模型凝血因子的消耗。三七总皂苷可提高内皮细胞分泌组织型纤溶酶原激活物(t-PA)的能力,可提高家兔血浆中 t-PA 活性,产生一定的促纤溶作用。总的来说,三七的抗血栓作用主要体现为抑制血小板聚集、抗凝血酶和促进纤维蛋白溶解等。

3. 促进造血 三七总皂苷可明显促进造血干细胞的增殖、分化和迁移,增加红细胞、网织红细胞、血红蛋白、白细胞,可促进免疫抑制小鼠白细胞的恢复。

4. 扩血管、降压 三七总皂苷能扩张血管,降低动脉血压。目前已知三七总皂苷是钙通道阻滞剂,对冠状动脉的扩张血管作用最强。三七总皂苷中扩张血管的有效成分是皂苷 Rg_1 、Re、Rb,其中皂苷 Rb 作用大于皂苷 Rg_1 。

5. 抗心肌缺血、脑缺血 三七总皂苷可通过舒张冠状动脉,改善心肌的血氧供给;通过减弱心肌收缩力,减慢心率,降低外周血管阻力,减少心脏负荷,达到减少心肌耗氧量的目的;还可减轻氧自由基损伤,提高心肌细胞耐缺氧能力。三七总皂苷、三七皂苷 Rg_1 通过阻滞钙通道,可减轻脑损伤后神经细胞的钙超载,减少游离脂肪酸释放和氧自由基的生成,并可减轻脑出血、脑缺血及脑缺血再灌注损伤。三七对记忆巩固障碍有一定的改善作用。

6. 抗心律失常 三七总皂苷、三七二醇苷、三七三醇苷等对多种药物诱发的心律失常、心动过速、室颤有一定的保护作用。主要通过降低自律性,减慢传导,延长动作电位时程及有效不应期,消除折返激动,阻滞慢钙通道等来发挥作用。

7. 抗动脉粥样硬化 三七总皂苷具有降血脂、抗动脉粥样硬化、稳定斑块的作用,其作用机制可能与纠正动脉壁中前列腺素 I_2 /血栓素 A_2 之间的失衡,抑制血管平滑肌细胞增殖有关。

三七还具有抗炎、镇痛、保肝、促进免疫、抗氧化、延缓衰老、抗肿瘤等药理作用。

【现代应用】

1. 多种组织出血 三七注射液可用于上消化道出血、眼前房出血等的治疗。

2. 冠心病、心绞痛 三七冠心宁片或胶囊可用于治疗冠心病或减少心绞痛的发作。

3. 脑血栓 血栓通注射液可用于脑血栓的治疗。

4. 肝炎 生三七粉口服或三七注射液静脉注射可用于慢性肝炎的治疗。

5. 高脂血症 口服生三七粉。

6. 跌打损伤、瘀滞肿痛 三七粉单用或配伍其他药。

【不良反应】

口服三七粉每次 1~1.58 g,一般无明显不良反应,少数患者出现胃肠不适及出血倾向。一次口服生三七粉 10 g 以上,可引起房室传导阻滞,个别患者出现过敏性药疹。

蒲黄 Puhuang

【来源采制】 本品为香蒲科植物水烛香蒲 *Typha angustifolia* L.、东方香蒲 *Typha orientalis* Presl 或同属植物的干燥花粉。主产于浙江、江苏、安徽、湖北、山东等地。夏季采收蒲棒上部的黄色雄性花序,晒干后碾轧,筛取细粉,生用或炒用。

【性味归经】 味甘、性平。归肝、心包经。

【功能主治】 具有止血,化瘀,通淋的功能。用于吐血,衄血,咯血,崩漏,外伤出血,经闭痛经,胸腹刺痛、跌扑肿痛、血淋涩痛。

【主要成分】 蒲黄中主要含有黄酮类成分,如槲皮素、山奈酚、异鼠李素等。

【药理作用】

1.止血 蒲黄生品、炒炭品可明显增加实验动物的血小板数、缩短凝血时间、抑制血小板聚集。止血作用较生品为强,黄酮类成分可能是其止血的有效成分。

2.降血脂、抗动脉粥样硬化 蒲黄中含有的不饱和脂肪酸、槲皮素等为降血脂、抗动脉粥样硬化的有效成分。其降血脂作用可能与抑制胆固醇在肠道的吸收,增加胆固醇的排泄,促进胆酸、内源性胆固醇的排泄和(或)抑制胆固醇的合成等环节有关。此外,蒲黄对血管内皮细胞具有保护作用,这可能是其抗动脉粥样硬化的机制之一。

3.抗心肌缺血 蒲黄中的总黄酮可明显增加麻醉犬的冠状动脉血流量,并降低心肌缺血程度,缩小缺血范围。蒲黄中的水仙苷能明显增加心肌缺血模型动物的心肌营养性血流量,其机制可能与钙通道阻滞作用有关。

4.抗血栓 蒲黄可抑制血小板黏附和聚集,延长凝血酶时间、血浆凝血酶原时间。蒲黄水提取液还具有促纤溶的作用,可直接分解纤维蛋白,且不依赖纤溶酶系的存在。

5.抗心律失常 蒲黄可延长药物诱发的大鼠心律失常出现的时间,缩短窦性心律恢复时间,降低病死率。蒲黄水提取物可预防室颤和猝死以及钡离子引起的心律失常。

6.扩血管、降压作用 蒲黄醇提取物注射给药可明显降低麻醉犬外周血管阻力,降压,减慢心率,该作用可能与增强副交感神经系统功能有关。

7.兴奋子宫 蒲黄多种制剂对多种动物的离体及在体子宫均有明显的兴奋作用,使子宫产生痉挛性收缩并呈剂量依赖性,对未孕子宫的作用更为敏感。

蒲黄还具有镇痛、抗肿瘤、抗缺氧、抗疲劳及促进免疫的作用。

【现代应用】

1.出血证、瘀血疼痛证及血淋尿血 蒲黄可治疗功能性子宫出血、流产或引产后出血、宫内节育器所致子宫异常出血、子宫内膜异位症、痛经等妇科疾病;冠心病、心绞痛等心血管疾病以及吐血、咳血、尿血、外伤等。

2.高脂血症 蒲黄及其复方制剂可治疗原发性高血压、高脂血症、眼底出血。

3.特发性溃疡性结肠炎 蒲黄可治疗特发性溃疡性结肠炎等。

【不良反应】

蒲黄可兴奋子宫,妊娠早期忌服,后期应慎用。

白及 Baiji

【来源采制】 本品为兰科植物白及 *Bletilla striata* (Thunb.) Reichb. f. 的干燥块茎。主产于贵州、四川、湖南、湖北、河南、浙江、陕西等地。夏、秋二季采挖,除去须根,洗净,置沸水中煮或蒸至无白心,晒至半干,除去外皮,晒干。

【性味归经】 味苦、甘、涩,性微寒。归肺、肝、胃经。

【功能主治】 具有收敛止血,消肿生肌的功能。用于咯血、吐血、外伤出血、疮疡肿毒、皮肤皲裂。

【主要成分】 主要成分为白及胶(白及甘露聚糖)、菲类衍生物、苄类化合物等。

【药理作用】

1.止血 白及膜剂可自行紧密黏着于手术创面,抑制出血,且创面对白及反应性很小,覆膜后5天左右即可被吸收。其机制可能与抑制纤维蛋白溶解及轻度增强血小板Ⅲ因子的活性有关。

2.保护胃黏膜 白及煎剂能明显减轻由盐酸导致的胃黏膜损伤,其机制可能与刺激胃黏膜的合成和释放前列腺素有关。

【现代应用】

1.上消化道出血 白及粉或白及胶浆口服治疗上消化道出血。

125

2. 肛裂　白及粉加凡士林配成软膏外用,治疗早期肛裂。

3. 口腔黏膜病变　白及粉治疗复发性口疮、慢性唇炎、过敏性口腔炎等。

槐花 Huaihua

【来源采制】　本品为豆科植物槐 *Sophora japonica* L. 的干燥花及花蕾。夏季花开放或花蕾形成时采收,及时干燥,除去枝、梗及杂质。前者习称"槐花",后者习称"槐米"。

【性味归经】　味苦,性微寒。归肝、大肠经。

【功能主治】　具有凉血止血,清肝泻火的功能。用于便血,痔血,血痢,崩漏,吐血,衄血,肝热目赤,头痛眩晕。

【主要成分】　槐花含芸香苷、槲皮素、葡萄糖、鼠李糖、鞣质等,还有黄酮类化合物槐花米甲素、乙素、丙素,尚含有植物血凝素、桦皮醇、桦皮二醇、槐二醇、蛋白质、黏液质等。

【药理作用】

1. 止血　槐花止血活性成分主要为芸香苷及其水解后生成的槲皮素、鞣质、植物血凝素等。槐花炭鞣质含量约为生槐花的 4 倍,所以炒炭后止血作用增强。生槐花能明显缩短出血时间和凝血时间,炒炭后促凝作用增强。槐花中植物血凝素可促红细胞凝集和血栓形成。

2. 抗炎作用　芸香苷及槲皮素对多种药物引起的足肿胀以及足踝部肿胀均有明显的抑制作用。其作用机制与黄酮类物质的抗氧化作用和抑制过氧化物的形成有关。

3. 抗心律失常　槐花煎液可显著降低心肌收缩力,减慢心率,降低心肌耗氧量,可用于治疗心动过速、房性或室性期前收缩、心绞痛等。所含苦参型生物碱可对抗多种实验性动物心律失常。芸香苷、槲皮素能增加离体、在体蛙心的收缩力及输出量,并减慢心率。槲皮素能明显扩张冠状动脉、增加冠状动脉血流量、降压等。

4. 降血脂、降压　槐花通过降低血清胆固醇含量,预防高胆固醇血症。槲皮素通过降低血中胆固醇含量,并增加胆固醇-蛋白复合物的稳定性,对动脉硬化有预防及治疗作用。芸香苷制剂、槲皮素具有降压作用。

5. 抗菌、抗病毒　槐花水浸液对多种皮肤真菌均有不同程度的抑制作用。芸香苷能一定程度抑制水疱性口炎病毒。槐花水提取物可对抗流感病毒。

6. 解痉、抗溃疡　槲皮素能舒张肠、支气管平滑肌,芸香苷能减弱大鼠胃运动功能,并对抗钡离子所致小肠平滑肌痉挛。皮下注射芸香苷具有对抗胃溃疡的作用。

槐花还有降血糖、抗肿瘤、抗辐射及提高巨噬细胞吞噬能力的作用。

【现代应用】

1. 各种出血　治疗吐血、衄血、便血、痔血、血痢、崩漏、脑出血等。

2. 皮肤病　槐花粉用食用油调膏治疗小儿头部黄癣;槐花炒后研末口服治疗银屑病。

3. 高血压　由槐米、五味子制成的制剂,治疗各型高血压。

4. 烫伤　槐花油治疗烫伤。

艾叶 Aiye

【来源采制】　本品为菊科植物艾 *Artemisia argyi* lévl. et Vant. 的干燥叶。夏季花未开时采摘,除去杂质,晒干。主产于湖北、安徽、山东、河北。生用、捣绒温灸或制炭用。

【性味归经】　味辛、苦,温;有小毒。归肝、脾、肾经。

【功能主治】　具有温经止血,散寒止痛的功能;外用祛湿止痒。用于吐血,衄血,崩漏,月经过多,胎漏下血,少腹冷痛,经寒不调,宫冷不孕;外治皮肤瘙痒。醋艾炭温经止血,用于虚寒性出血。

【主要成分】　艾叶主要成分为挥发油,其中主要为柠檬烯、香桧烯、β-蒎烯、龙脑等,还含有倍半萜、环木波烷型三萜、黄酮类化合物及甾醇类成分。

【药理作用】

1. 止血 艾叶炒炭能止血。艾叶的炮制品能明显缩短凝血、出血时间,而炒焦品和生品则无明显止血作用。生艾叶水制剂能对抗纤维蛋白溶解,呈剂量依赖性。

2. 抗凝 生艾叶能活血。生艾叶水制剂可延长凝血活酶、凝血酶原和凝血酶时间,产生肝素样作用,该作用能被鱼精蛋白所拮抗。艾叶还能显著抑制血小板聚集,主要活性成分为谷甾醇和5,7-二羟基-6,3,4-三甲氧基黄酮。

3. 抗病原微生物 体外实验证明,艾叶水浸剂或煎剂能不同程度地抑制炭疽杆菌、溶血性链球菌、β-溶血性链球菌、白喉杆菌、肺炎球菌、金黄色葡萄球菌、大肠杆菌、表皮葡萄球菌、白色念珠菌及多种致病性真菌。艾叶油能抑制肺炎球菌,甲、乙型溶血性链球菌及呼吸道合胞病毒。艾叶烟熏对大肠杆菌、甲型溶血性链球菌、表皮葡萄球菌、铜绿假单胞菌、肺炎球菌以及腺病毒、鼻病毒、疱疹病毒、流感病毒、腮腺炎病毒等有不同程度的抑制作用。艾叶燃烧后灰分的甲醇浸取液抗病原微生物作用更强,这是艾叶"芳香化浊,祛邪辟秽"的药理作用基础。

4. 化痰、镇咳、平喘 艾叶油灌胃、皮下或腹腔注射,有明显祛痰作用,可能与其能直接刺激支气管腺体分泌有关。艾叶油灌胃还能抑制咳嗽中枢,达到镇咳的作用。艾叶油通过舒张支气管平滑肌对抗乙酰胆碱、组胺的致喘作用,其作用与异丙肾上腺素相近。α-萜品烯醇为艾叶油中镇咳平喘的活性成分之一,其机制与提高支气管平滑肌内 cAMP 含量和抗过敏作用有关。

艾灸不仅能增强或调节机体免疫功能,对抗异丙肾上腺素的强心作用,还具有抗炎、解热、镇静、镇痛、抗氧化、兴奋子宫的作用。

【现代应用】

1. 子宫出血 陈艾叶水煮荷包蛋治疗先兆流产出血、习惯性流产、功能性子宫出血。

2. 呼吸系统疾病 治疗慢性支气管炎、支气管哮喘、典型喘息型慢性支气管炎。

3. 过敏 艾叶油内服或同时以艾叶油局部外用治疗过敏性皮炎、过敏性鼻炎、药物过敏、荨麻疹、皮肤瘙痒、湿疹等。

4. 烧伤 艾叶油除口服外,还可局部涂擦用于烧伤,尤其是大面积烧伤及重度烧伤的清创、脱痂和植皮中。

【不良反应】

中毒剂量艾叶可导致动物依次出现镇静、麻痹、呼吸减弱、心搏抑制,最终因呼吸停止而死亡。

云南白药 Yunnan Baiyao

云南白药,云南省特产,中国国家地理标志产品,以其独特、神奇的功效被誉为"中华瑰宝,伤科圣药"。

【组成】 国家保密方,其主要成分为三七、草乌(制),其余成分略。

【功能主治】 具有化瘀止血,活血止痛,解毒消肿的功能。用于跌打损伤,瘀血肿痛,吐血,咳血,便血,痔血,崩漏下血等。

【药理作用】

1. 止血 云南白药能明显缩短凝血时间、凝血酶原时间,并可显著对抗肝素、双香豆素所致的抗凝作用。其凝血机制与增加血小板膜通透性、增加血液中凝血酶原含量、诱导血小板释放 ADP 和 Ca^{2+} 等作用有关。

2. 活血化瘀 云南白药能明显改善高分子右旋糖酐引起的微循环障碍,能明显减少血栓及减轻血栓重量。

3. 抗炎 云南白药具有明显的抗炎作用。云南白药总皂苷皮下注射对药物引起的足肿胀以及棉球肉芽肿等有抑制作用,其抗炎机制可能与抑制组胺和前列腺素类的释放、促进肾上腺皮质激素分泌有关。

4. 兴奋子宫 云南白药对子宫均有一定的兴奋作用,并与麦角新碱及垂体后叶素有协同作用。其作用特点为小剂量时导致子宫节律性收缩,大剂量时可致子宫强直性收缩。

云南白药可增强机体免疫功能、抗癌、愈创、增加心肌营养性血量、保护心肌缺血。

【现代应用】

1.各种出血　治疗多种原因引起的出血,如吐血、便血、咳血、痔血,对开放性外伤出血和闭合性外伤引起的瘀血也有较好的疗效。

2.外伤　治疗多种外伤,如刀伤、枪伤、跌打损伤、软组织损伤、骨折、术后延期愈合及伤口感染等,可抑制炎症反应,减轻疼痛。

3.妇科疾病　治疗功能性子宫出血、月经紊乱、月经过多、妇科炎症及子宫肌瘤所致的子宫出血、产后子宫复位不佳等。

4.其他　治疗皮肤感染、消化性溃疡及糜烂等。

【不良反应】

云南白药不良反应较少,但用药剂量过大或患者体质敏感,可出现中毒反应。少数患者出现与乌头碱中毒相似的表现,如头晕、头痛、眼花、恶心呕吐、站立不稳、口舌及肢体麻木、心悸等。少数过敏体质者可引起药疹,严重者可出现过敏性休克。

> **目标检测**

一、名词解释

止血药

二、简答题

1.三七止血的有效成分是什么?为何止血不留瘀?

2.试述蒲黄的主要药理作用。

（薛利君）

在线答题

目标检测
答案解析

第十五章 活血化瘀药

活血化瘀
药PPT

活血化
瘀药

第一节 概　　述

凡以疏通血脉、祛除瘀血为主要功效,主要治疗血脉不通,或瘀血停滞,或癥积肿块等血瘀证的药物,称为活血化瘀药。按药物作用特点不同分为活血止痛药、活血调经药、活血疗伤药、破血消癥药。

中医认为"瘀"为"积血之病也"。瘀血,是指体内血液停滞所形成的病理产物,是继发病因之一。包括离经之血积存体内,以及血运不畅而阻滞于经络脏腑的病理变化,甚至积聚成瘤,致使气血运行受阻。可见瘀与血液的停滞有关。瘀血见于中医各种疾病或症状,如各种癥积肿块、胸胁脘腹疼痛、痹痛、疮痈肿毒、跌打损伤、痛经、经闭、产后瘀阻腹痛等。血瘀证,指瘀血内阻,以疼痛、肿块、出血、舌紫、脉涩等为主要表现的证候,临床症状特点为刺痛或如刀绞,固定不移,夜间痛甚,肿块固定不移,出血而有瘀块,皮肤、黏膜、面、唇、舌青紫色,脉涩或结代。现代研究从血液循环和血液流变学角度证明了"血瘀证"与全身或局部血液循环障碍和微循环障碍、血流动力学异常、血液流变学异常、组织异常增生等有关。主要病理表现如下。

1. 血液流变学异常 血液流变学异常时一般有血液"浓、黏、凝、聚"的倾向。浓,指血液的浓度增高,表现为血细胞比容增加,血浆渗出,血液浓缩,红细胞聚集性增加,血浆蛋白、血脂浓度升高。黏,指血液黏稠,表现为血浆黏度增大。凝,指血液凝固性增加,表现为血浆纤维蛋白原增加,凝血速度加快。聚,指血细胞聚集性增加,表现为红细胞和血小板在血浆中电泳缓慢,血小板对各种因素诱导的凝聚性增高,红细胞沉降速率加快等。血液流变学异常往往是由于微血管内皮细胞损伤和受损伤细胞释放生物活性物质(如组胺、缓激肽等物质),使血管通透性增高,血浆大量渗出,造成血液浓缩,红细胞聚集,黏度升高,血流减慢,使血液流变学发生改变。

2. 微循环障碍 微循环一般是指微动脉与微静脉之间的微血管血液循环。微循环障碍的表现常有微血管血流缓慢和瘀滞,一方面,血液浓缩,微血管内血栓形成,导致微血管缩窄或闭塞而阻塞了微循环通路;另一方面,由于纤维蛋白降解产物产生增多,增强了组胺、激肽类物质作用,使微血管扩张,通透性增高,血浆大量渗出,造成局部血液浓缩,黏度升高,致使血管内红细胞聚集,形成毛细血管内凝血。

3. 血流动力学异常 血流动力学主要研究血液在心血管系统中血流量、阻力和压力之间的关系。血瘀证表现为某些器官血管痉挛、狭窄或闭塞,血管阻力增加,器官血流量减少,全身或局部器官供血供氧不足。其中尤以心脏冠状动脉、脑动脉的痉挛、狭窄或栓塞多见和严重。血流动力学异常还表现为心肌劳损或心力衰竭,心脏泵血功能降低,心输出量减少。

4. 组织异常增生 古人认为,气血失调和气滞血瘀可发展为癥瘕积聚,形成肿瘤,宜用活血化瘀、软坚散结等法治之。用于恶性或良性肿瘤细胞异常增生甚至形成实体瘤,肝脏、脾脏、手术瘢痕等纤维结缔组织增生,病理性血管增生等。

【与功能主治相对应的主要药理作用】

1. 改善血液流变学和抗血栓形成 血瘀证常表现为血栓闭塞性疾病,如心肌梗死、脑血栓形成、血栓闭塞性脉管炎、视网膜血管阻塞等。活血化瘀药及其复方一般均能改善血瘀患者血液的浓、黏、凝、聚状态。各种不同原因造成的血瘀证,经活血化瘀药治疗后,血液流变学的各项指标好转。血栓形成是血瘀症的重要临床表现。静脉血栓主要由于血液凝固,动脉血栓主要由于血小板聚集。实验证明,许多活血化瘀药都有抗血栓形成的作用,因而对上述疾病有良好疗效。活血化瘀药益母草、赤芍、当归、三棱、莪术等给实验动物煎服后,都有明显的抗血栓作用。血栓形成过程,首先是血小板聚集形成血小板血栓,随后启动凝血机制,在各种凝血因子参与下,形成纤维蛋白,最终导致血栓形成。活血化瘀药抗血栓形成主要作用于以下环节。

(1)抑制血小板聚集:血瘀患者血液的浓、黏状态,引起血流缓慢,血小板易于在血管内膜损伤处黏附,活血化瘀药通过改善血液流变学特性,可减少血小板的黏附和聚集。活血化瘀药也可降低血小板的表面活性,从而抑制血小板聚集,如赤芍、鸡血藤、当归(体外实验)都能非常显著地抑制由二磷酸腺苷(ADP)诱导的血小板聚集,且与浓度呈正相关。PGI_2/TXA_2的平衡维持着血液的正常状态,TXA_2可促进血栓形成,PGI_2可抑制血栓形成。川芎、丹参、三七、益母草等可提高血小板内环磷酸腺苷(cAMP)的水平,抑制 TXA_2 的生成,发挥抗血栓作用。TXA_2 能促进血小板内钙储库肌质网释放 Ca^{2+},使所含 ADP 和 5-羟色胺(5-HT)释出。ADP 和 5-HT 都是血小板聚集的强大促进剂。

(2)增加纤溶酶活性:某些活血化瘀药还可通过增加纤溶酶活性,促进已形成的纤维蛋白溶解而发挥其抗血栓形成作用。如益母草、丹参、赤芍、红花有效成分红花黄素等能提高纤溶酶活性,促进已形成的纤维蛋白溶解而发挥抗血栓作用。

2. 改善血流动力学 活血化瘀药一般都有扩张外周血管、增加器官血流量的作用。不同的活血化瘀药,扩血管作用的主要部位不同,如水蛭、益母草、莪术、桃仁对犬股动脉的扩张作用较突出,可降低下肢血管阻力和增加组织器官血流量,其中除益母草外,其他药均属破血消癥药,说明在活血化瘀药中,对于股动脉,以破血消癥药的扩血管作用最强。延胡索、丹参、川芎、三七、红花、赤芍等则对冠状动脉的扩张作用更为突出。已证明许多活血化瘀药有增加冠状动脉血流量,改善心肌供血供氧的作用,如红花、益母草、当归、川芎、丹参、毛冬青、赤芍、延胡索等。银杏叶、黄芪、川芎、三七能扩张脑血管,增加脑血流量。

3. 改善微循环

(1)改善微血流:治疗后首先表现为微血流改善,使流动缓慢的血流加速,这可能主要是由于血液的浓、黏、凝、聚倾向改善而产生的间接影响。

(2)微血管形态改善:表现为微血管痉挛解除,循环内红细胞的瘀滞和聚集减轻,微血管祥顶瘀血减少或消失,微血管轮廓清晰,形态趋向正常。

(3)降低毛细血管通透性:减少微血管周围渗血。

(4)降血脂:降低主动脉壁的总胆固醇和总脂质,改善动脉壁损伤。临床上血瘀证如脉管炎、子宫内膜异位症、冠心病、肝硬化、慢性肝炎、硬皮病等患者,都有微循环障碍。

4.增加子宫收缩的作用 活血调经药,如红花、益母草、蒲黄等能加强子宫收缩,其流浸膏用作产后调理药,可加速子宫恢复,治疗产后子宫出血和复旧不全。红花常用于痛经、经闭、难产、产后恶露不净等妇产科疾病,故有"主治胎产百病"之说。研究证明,红花对各种实验动物如小鼠、豚鼠、兔、猫、犬等的子宫均有明显收缩作用,对妊娠子宫尤为明显。

5.抗动脉粥样硬化 川芎、丹参、蒲黄、红花、郁金等能降血脂、提高 SOD 活性,降低 MDA 含量,抑制脂质过氧化,减轻内皮细胞损伤。利用血清药理学方法观察到,活血化瘀方剂对实验性动脉粥样硬化家兔主动脉平滑肌细胞增殖及其 DNA 合成有明显的抑制作用,利用冠状动脉扫描电镜发现,活血化瘀药有消退动脉粥样硬化斑块的作用,可明显减少硬化灶中泡沫细胞、纤维素和坏死组织。有的活血化瘀药能减轻内皮细胞的损伤,提高 SOD 活性,降低 MDA 含量,抑制脂质过氧化,保护内皮细胞,防治动脉硬化。

6.镇痛 中医学认为疼痛是血瘀的重要症状。现代研究表明,具有活血定痛功效的中药,如乳香、没药、延胡索等确具有较强的镇痛作用。对不同类型的活血化瘀药镇痛作用进行比较,以活血止痛药较为突出。应该指出,活血化瘀药缓解疼痛不一定都通过镇痛作用,例如,改善器官供血也可消除缺血器官的疼痛。

7.抗炎 中医学认为炎症的红、热、肿、痛症状是血瘀的表现。活血化瘀药对各种炎症的早期及不同类型的炎症浸润均有明显疗效。抗炎作用的原理可能是由于其降低了炎症区毛细血管的通透性,减少了炎性渗出;同时由于局部组织的血液循环改善,促进了炎性渗出物的吸收。此外,有些活血化瘀药本身也具有一定的抗菌、抗感染作用,如丹参、赤芍能抑制金黄色葡萄球菌的生长,赤芍、川芎能抑制肠道致病菌的生长。

8.抑制组织异常增生 当归、川芎、赤芍、莪术等能抑制组织异常增生。活血化瘀药可抑制瘢痕组织、硬皮病、盆腔炎、肠粘连、食管狭窄等疾病的良性的异常组织增生,也可抑制胶原合成,促进其分解,并使增生变性的结缔组织转化吸收。部分药物可抗病理性血管增生。

9.调节免疫功能 益母草、莪术、丹参、姜黄、川芎、桃仁等活血化瘀药还具有调节机体免疫功能的作用。

知识链接

在临床治疗过程中,很多患者及家属认为活血化瘀药如红花、三棱、莪术等会导致肿瘤扩散。其实不然,活血化瘀药大多对肿瘤有很好的治疗作用,更不会导致肿瘤的扩散和复发。所谓癌症,中医认为是人体气血运转不畅造成的,气血运行不畅则血瘀,与痰浊等致病因素积聚体内,日久就形成了肿瘤,即是癌症。瘀血是肿瘤的病因之一,治病要对症下药,因此,针对瘀血而采用的活血化瘀法是肿瘤临床常用治法。活血化瘀法不但能祛邪消癥治疗肿瘤,亦可配伍其他方法对血瘀引起的发热、出血,血瘀经络所致的疼痛等起到一定效果。现代研究证实活血化瘀药具有抗肿瘤及其恶性转移的作用,其作用机制主要概括如下:①诱导肿瘤细胞的分化;②阻断肿瘤血管形成;③诱导肿瘤细胞凋亡;④影响癌基因表达;⑤对放、化疗有增效减毒作用;⑥直接抑杀肿瘤细胞;⑦提高机体的免疫功能;⑧抑制端粒酶的表达;⑨改善血液流变学,消除微循环障碍等。

【常用药物与方剂】 活血止痛药主要有川芎、延胡索、郁金、姜黄、乳香、没药、五灵脂等;活血调经药主要有丹参、红花、桃仁、益母草、泽兰、牛膝、鸡血藤等;活血疗伤药主要有土鳖虫、自然铜、血竭、马钱子、骨碎补等;破血消癥药主要有莪术、三棱、水蛭、斑蝥等。常见复方有血府逐瘀汤、补阳还五汤、桃红四物汤等。活血化瘀药常用药物与方剂主要药理作用见表 15-1。

表 15-1　活血化瘀药常用药物与方剂主要药理作用简表

传统功效	活血通脉	活血通脉	活血止痛	活血化瘀	活血化瘀	活血化瘀	活血消癥	祛邪安正
药理作用	扩张血管	抗动脉粥样硬化	镇痛	改善血液流变学	抗血栓形成	改善微循环	抗肿瘤	调节免疫
川芎	+	+	+	+	+	+	+	+
丹参	+	+	+	+	+	+	+	+
当归	+	+	+	+	+	+	+	+
三七	+		+	+	+	+	+	+
延胡索	+	+	+					
葛根	+	+						
银杏叶	+	+	+	+	+	+		
牡丹皮	+	+	+					
黄芪	+	+						
水蛭				+	+	+	+	
姜黄				+	+			+
莪术				+	+		+	+
益母草				+	+	+		
红花				+	+	+		
补阳还五汤	+	+	+					
血府逐瘀汤	+	+	+					
桃红四物汤				+	+	+		

第二节　常用药物

丹参 Danshen

【来源采制】　本品为唇形科植物丹参 *Salvia miltiorrhiza* Bge. 的干燥根和根茎。主产于河北、江苏、安徽、四川等地。春、秋二季采挖,除去泥沙,干燥。

【性味归经】　味苦,性微寒。归心、肝经。

【功能主治】　具有活血祛瘀、通经止痛、清心除烦、凉血消痈的功能。用于胸痹心痛,脘腹胁痛,癥瘕积聚,热痹疼痛,心烦不眠,月经不调,痛经经闭,疮疡肿痛。

【主要成分】　主要成分是二萜醌类即丹参酮、隐丹参酮、异隐丹参酮、丹参新酮、异丹参酮、丹参酸甲酯、丹参酮ⅡA、二氢丹参酮Ⅰ等。还有酚性成分 β-谷甾醇、鼠尾草酚、原儿茶醛等。

【药理作用】

1. 对心脏功能的作用

(1)改善冠状动脉循环:实验研究显示,对实验性急性心肌梗死的犬和猫,离体猫、猪,恒速灌注丹参素能明显扩张冠状动脉,使冠状动脉血流量明显增加,并可促进侧支循环而不增加心室做功和心肌耗氧量。

(2)对动脉粥样硬化的防治作用:丹酚酸 B 可呈剂量依赖性地抑制泡沫细胞血管内皮生长因子

(VEGF)的表达；丹酚酸 B 能抑制低密度脂蛋白胆固醇(LDL-C)，刺激内皮细胞产生基质金属蛋白酶-2 (MMP-2)，抑制内皮细胞表达血管内皮生长因子，说明丹酚酸 B 对动脉粥样硬化有预防和治疗的作用。

(3)对心肌缺血再灌注损伤的保护作用：动物实验研究显示，丹酚酸 B 能减轻心肌缺血再灌注损伤模型动物的心肌缺血程度，降低缺血心肌组织中丙二醛(MDA)的含量，提高 SOD 的活力，对抗氧自由基对心肌细胞的毒害作用，保护心肌细胞。丹参煎剂、复方丹参注射液、丹参素等对垂体后叶素引起的家兔或大鼠心肌缺血均有不同程度的保护作用，能改善心电图缺血性变化。静脉注射丹参酮ⅡA磺酸钠能明显缩小结扎犬或者猫冠状动脉左前降支引起的心肌梗死范围。另外，丹参对缺血心肌和再灌注心肌具有明显的保护作用，可以缩小心肌梗死的范围，加快心肌梗死后 ST 段的恢复，从而减少心肌细胞膜的脂质过氧化反应，减轻心肌细胞膜损伤，阻止 Ca^{2+} 内流。

2. 对血液、血管的作用

(1)改善微循环：对实验性家兔外周微循环障碍模型，丹参注射液给药后可使微循环血流量显著加快，毛细血管开放数目增多；对静脉注射高分子右旋糖酐造成家兔微循环障碍或局部滴注造成小鼠肠系膜障碍，给予丹参素后可明显增加兔眼球结膜毛细血管数并降低兔血浆乳酸含量；并且丹参素能扩张收缩状态的肠系膜微动脉，加快血液流速。

(2)抗血小板聚集：丹参能使血液黏度明显降低，红细胞电泳时间、血细胞比容、纤维蛋白原等指标均有不同程度改善；丹参促进纤溶的作用可能是通过激活纤溶酶原-纤溶酶系统的作用达到的。丹参素能明显抑制体外血栓形成，丹参注射液可通过抑制磷酸二酯酶的活性，增加血小板中 cAMP 含量，抑制 ADP 诱导的血小板聚集，使血小板黏附性降低。复方丹参的有效成分丹参酮和丹酚酸能活血化瘀，调节血脂，抑制血小板聚集。

(3)降压、保护血管：丹参煎液灌流蟾蜍全身血管及兔耳血管，显示出其有扩张血管的作用；丹参静脉制剂用于麻醉犬或兔均显示出其有不同程度的降压作用。

(4)降血脂、防治动脉粥样硬化：有研究显示，掺有丹参的饲料可降低血清胆固醇水平，且使动脉粥样硬化程度明显减轻。丹参可减小动脉粥样硬化面积，减少主动脉壁胆固醇含量，丹参素可减少细胞内胆固醇合成。

3. 对脑的保护作用 对脑缺血损伤的保护作用：脑缺血后，低氧可激活血管内皮生长因子(VEGF)及其受体(VEGFR)系统，促进新生血管形成及血管增生，增加受累组织的血流灌注和供氧量，减少神经元的凋亡和死亡，减轻脑损伤程度。对中枢神经系统的作用：实验证实，在清醒犬侧脑室注入微量丹参素，可产生脑电图慢波和具有镇静作用；丹参对海马神经的缺氧性损伤有直接保护作用。

4. 抗炎和对免疫系统的作用 丹参酮类可显著抑制白细胞介素-12 p40 基因的 mRNA 水平的表达，而且丹参酮类可强有力抑制白细胞介素-12 p40 基因和卡巴粒链联的促进剂活性，且在转泵水平不调整白细胞介素-12 产物，即提示丹参酮具有抗炎作用。

5. 对肝损伤的保护作用 丹参能促进肝细胞再生和抑制肝纤维化。纤维肝的形态学特征、免疫组织化学显示，丹参提取物能显著减少 A_2 平滑肌放射状细胞蛋白质表达，并使其活性受到抑制，这说明丹参水溶性成分可以抑制肝纤维化。

6. 抗胃溃疡 用丹参水溶液给犬灌胃，结果显示其对药物性利血平溃疡有明显保护作用，对醋酸性慢性溃疡有促进愈合作用。主要作用机制是丹参能增加胃黏膜血流量和电位差，减少氢离子的逆扩散，保持黏膜屏障完整性，增强黏膜屏障防御功能。

7. 预防呼吸困难综合征 丹参对急性呼吸窘迫综合征(ARDS)的肺损伤有保护性治疗作用，对 ARDS 大鼠肺泡巨噬细胞过度活化、分泌肿瘤坏死因子(TNFa)及白细胞介素-1(IL-1)具有抑制作用。丹参水提取物和甲醇提取物均有抑制肺纤维化的作用，显示丹参有显著的防治支气管哮喘的作用。

8. 抗肿瘤 丹参注射液存在直接的细胞毒作用，能杀伤肿瘤细胞且作用强于复方丹参注射液。用丹参酮ⅡA 分别处理高转移人巨细胞肺癌 PGCL3 细胞和低转移人肺腺癌 PAa 细胞，发现其可抑制 PGCL3 细胞对纤维粘连蛋白基质的黏附和对 Boyden 小室的侵袭；丹参酮ⅡA 还能抑制血小板与 PGCL3 细胞和 PAa 细胞侵袭的协同作用。

9. 促进组织修复与再生 丹参能促进肝、骨、皮肤等多种组织修复与再生,促进肝组织的修复与再生作用尤为显著。丹参可促进骨折愈合,促进成骨细胞样细胞成熟,分泌胶原性物质和碱性磷酸酶,并使钙盐在胶原基质上沉积,形成骨小结节。但丹参浓度过高则会抑制成骨细胞样细胞生长。丹参还有促进皮肤切口愈合的作用。

10. 改善肾功能 丹参浸膏及丹参提取物腹腔给药,能降低腺嘌呤诱发的肾功能不全大鼠的血尿素氮、肌酐,使其肾血流量、肾小球滤过率、肾血浆流量显著增加,肾脏功能得到明显改善,并能促进其尿中尿素、肌酐、钠和无机磷的排出。

11. 平喘 丹参对整体豚鼠药物性喘息有保护作用,并有解除组胺、乙酰胆碱所致痉挛的作用。推测丹参的解痉作用与阻断平滑肌钙离子内流有关。

12. 镇静、镇痛 丹参对中枢神经系统有镇静作用,与甲丙氨酯和氯丙嗪合用能增强抑制效果。腹腔注射丹参液后可使小鼠自发活动减少,可延长小鼠环己烯巴比妥所致的睡眠时间。丹参对猫丘脑后核内脏痛放电有抑制效果,表明其有一定的镇痛作用。

【现代应用】

1. 缺血性心脏病 近代临床用丹参治疗缺血性心脏病、心绞痛、心肌梗死等,获得良好疗效。应用复方丹参对以心绞痛为主要症状的缺血性心脏病患者进行治疗,症状好转总有效率达 82.1%。口服丹参制剂,对缓解胸闷、心绞痛等症状,起效快,作用明显,坚持用药 1 年以上者,心电图改善率显著提高。

2. 脑血管疾病 对脑动脉粥样硬化缺血性脑卒中患者,用丹参注射液静脉注射或肌内注射均有一定疗效,也可促进急性闭塞性脑血管疾病患者的功能恢复。

3. 肝炎 丹参能治疗肝郁胁痛,适用于慢性肝炎和早期肝硬化,可减轻症状,促进肝功能和肿大肝脾的恢复。丹参具有疏通毛细血管"瘀阻"的作用,从而可改善肝脏血液循环,使损害的肝功能好转。

4. 病毒性心肌炎 可用丹参煎剂、复方丹参注射液治疗。

5. 其他 丹参历来用于各种气滞血瘀所致的月经失调、痛经、产后恶露不下、瘀滞作痛;还可用于心血不足所致的心悸、失眠,视网膜中央动(静)脉栓塞、肺源性心脏病、硬皮病、神经性耳聋、新生儿硬肿症、妊娠毒血症和消化性溃疡等。

【不良反应】

复方丹参注射液、丹参注射液可引起荨麻疹、过敏性休克、过敏性哮喘等过敏反应,还可出现月经过多、头晕等副作用。

川芎 Chuanxiong

【来源采制】 本品为伞形科植物川芎 *Ligusticum chuanxiong* Hort. 的干燥根茎。主产于四川彭县(今彭州市,现道地产区有所转移),在云南、贵州、广西、湖北、江西、浙江、江苏、陕西、甘肃、内蒙古、河北等地均有栽培。夏季当茎上的节盘显著突出,并略带紫色时采挖,除去泥沙,晒后烘干,再去须根。

【性味归经】 味辛,性温。归肝、胆、心包经。

【功能主治】 具有活血行气、祛风止痛的功能。用于胸痹心痛,胸胁刺痛,跌扑肿痛,月经不调,经闭痛经,癥瘕腹痛,头痛,风湿痹痛。

【主要成分】 主要成分是内酯类即藁本内酯、新川芎内酯、洋川芎内酯、3-丁基苯酞、3-亚丁基苯酞等,还有蛇床内酯、新蛇床内酯等挥发油;川芎嗪、黑麦草碱等生物碱;阿魏酸、瑟丹酸、大黄酚等。

【药理作用】

1. 对心、脑血管系统的作用

(1)抗心肌缺血:川芎嗪可抑制心肌收缩力和扩张冠状动脉、增加冠状动脉血流量,对离体豚鼠心脏有剂量依赖性的抑制心肌收缩的作用。川芎嗪对心脏具有兴奋作用,可能是通过兴奋交感神经间接兴奋心脏 β 受体所致。从川芎中提取的川芎生物碱及酚性组分,可以使麻醉犬冠状动脉明显扩张,增加冠状动脉血流量及心肌营养血流量,使心肌供氧量增加。另外,川芎生物碱能提高实验动物的耐缺氧能力,降低其心肌耗氧量。川芎嗪静脉注射对麻醉犬有强心作用,伴有心率加快。大鼠离体心脏灌流实验证明,加药后 15～30 分钟,冠状动脉血流量增加,呈线性量效关系,具有强心作用。

(2)扩张血管、降压:川芎水提取物及生物碱能扩张冠状动脉,增加冠状动脉血流量,改善心肌缺氧状况。给麻醉犬静脉注射川芎嗪后,冠状动脉及脑血流量增多,冠状动脉、脑血管、外周血管阻力降低。川芎总生物碱、川芎嗪能降低麻醉犬的外周血管阻力,动物肌内注射或静脉注射均有显著而持久的降压作用。川芎生物碱、酚类成分和川芎嗪能抑制氯化钾和肾上腺素对家兔离体胸主动脉的收缩。

(3)抗脑缺血:川芎嗪静脉注射可显著改善大鼠异常神经症状和抑制 ALP 活性的下降,显著抑制 ADP 导致的血小板的聚集。

2. 抑制血小板聚集、抗血栓形成　川芎嗪可延长体外 ADP 诱导的血小板聚集时间,对已聚集的血小板有解聚的作用,还有提高红细胞和血小板表面电荷、降低血黏度、改善血液流变的作用。川芎所含的阿魏酸也有抑制血小板聚集的作用,静脉注射后能抑制 ADP 和胶原诱发的血小板聚集。阿魏酸还能抑制血小板 TXA_2 的释放,对其活性有直接拮抗作用。阿魏酸不影响动脉壁前列环素(PGI_2)的生成,且对 PGI_2 活性有增强作用。川芎嗪可抑制 TXA_2 合成酶,增强 PGI_2 样物质的抑制作用,通过调节 TXA_2/PGI_2 之间的平衡影响血小板功能及抗血栓形成。川芎嗪能抑制磷酸二酯酶,使血小板中 cAMP 含量升高;川芎嗪有抑制肾髓质微粒体合成 TXA_2 的作用,可降低血小板表面活性,抑制血小板聚集,且能使已聚集的血小板解聚。此外,川芎可减少静脉壁白细胞黏附,抑制红细胞聚集,加速红细胞电泳速度,降低血小板黏附率,防止血液黏度升高。这些均可抑制血栓形成。

3. 镇痛　小鼠口服川芎嗪 300 mg/kg,有明显镇痛作用。

4. 镇静　川芎挥发油少量时对动物大脑的活动具有抑制作用,而对延脑呼吸中枢、血管运动中枢及脊髓反射中枢具有兴奋作用。川芎煎剂灌胃给药均能抑制小鼠自发活动,使戊巴比妥钠引起的小鼠睡眠时间延长,并能对抗咖啡因(20 mg/kg)的兴奋作用,但不能对抗戊四氮所致的大鼠惊厥。川芎煎剂 25～50 g/kg 灌胃,能抑制大鼠的自发活动,对小鼠的镇静作用较大鼠更明显;它还能延长戊巴比妥钠的睡眠作用时间,但不能拮抗咖啡因兴奋作用,也不能防止五甲烯四氮唑、可卡因的惊厥或致死作用。日本产川芎的部分挥发油对动物大脑的活动具有抑制作用,而对延脑的血管运动中枢、呼吸中枢及脊髓反射具有兴奋作用,剂量加大,则皆转为抑制作用。

5. 对呼吸系统的作用　川芎嗪具有扩张静息支气管及抑制组胺、ACh 收缩支气管的作用。静脉注射肾上腺素造成大鼠剧烈的致死性肺水肿,用川芎嗪预防后,其存活率、生存时间及肺指数等指标均得到明显改善。

6. 调节子宫　川芎浸膏能增强妊娠家兔离体子宫的收缩,但大剂量可使子宫麻痹,收缩停止。川芎成分丁烯基酞内酯和丁基酞内酯有很强的抑制子宫收缩的作用。川芎生物碱、阿魏酸及川芎内酯都有解痉作用,而藁本内酯则是解痉作用的主要物质基础。

7. 抗菌　体外实验发现,川芎对大肠杆菌、痢疾杆菌、变形杆菌、铜绿假单胞菌、伤寒杆菌、副伤寒杆菌及霍乱弧菌等有抑制作用。

8. 抗放射　川芎煎剂对动物放射病实验治疗有一定的疗效。川芎水溶性粗制剂对大鼠、小鼠及犬的放射线照射与氮芥损伤均有保护作用。川芎对大鼠的抗辐射效果比小鼠好,腹腔注射给药的效果比肌内注射给药好,肌内注射给药的效果比灌胃给药好。

9. 抗肿瘤　川芎可以降低肿瘤细胞的表面活性,使其不易黏附成团而易于在血流中被单个杀灭。其溶血栓作用可改变癌症患者血流循环的"高凝状态",使癌细胞在血流中不易黏着,也易于被杀灭。川芎还能改善微循环,增加放射损伤部位血氧供应,抑制胶原合成,有利于化疗药物到达病灶,杀灭癌细胞。

10. 保护肾功能　川芎嗪能选择性抑制 TXA_2 合成酶活性,使肾组织合成 TXA_2 减少,有效地抑制血小板激活与聚集,不同程度地抑制肾小球系膜细胞增殖及炎症细胞浸润,减轻肾小球肿胀,从而减轻肾小球病理损害和保护肾功能。川芎嗪能显著增加肾血流量,减轻兔肾炎缺血模型的肾组织损伤,加速其修复过程;具有钙离子拮抗作用,减轻肾组织钙超载所致的组织细胞损伤;能提高膜性肾炎家兔肾组织的 SOD 活性,减轻肾组织细胞的脂质过氧化损伤。

【现代应用】

1. 治疗心血管疾病 近年来,以川芎生物碱静脉滴注治疗缺血性心脏病,近半数患者心绞痛症状于 24 小时内减轻或消失,部分患者心电图情况也有好转,可减少硝酸甘油用量或停用硝酸甘油。川芎嗪静脉滴注治疗急、慢性缺血性脑血管栓塞性疾病有良效,最具代表性的是速效救心丸。

2. 头痛 川芎祛风止痛之功颇佳,又秉升散之性,能上行头目。先人云"头痛必用川芎",川芎为治疗头痛之要药。常与荆芥、防风、羌活等配伍,治疗感冒头痛。

3. 呼吸系统疾病 川芎嗪可用于治疗肺源性心脏病、慢性支气管炎等疾病。

4. 肾功能衰竭 川芎嗪可用于治疗慢性肾功能衰竭、肾小管功能损害,并对庆大霉素肾毒性有保护作用。

此外,川芎嗪还可用于治疗高黏血症、高血压、突发性耳聋、眩晕症、断肢再植、跌打肿痛等。

【不良反应】

川芎可引起过敏反应,表现为皮肤瘙痒、红色小丘疹、胸闷气急等。大剂量可引起剧烈头痛,还可使子宫麻痹、停止收缩。

延胡索 Yanhusuo

【来源采制】 本品为罂粟科植物延胡索 *Corydalis yanhusuo* W. T. Wang 的干燥块茎。主产于浙江、安徽、江苏、湖北、河南,甘肃、陕西、四川、云南等地有引种栽培。夏初茎叶枯萎时采挖,除去须根,洗净,置沸水中煮或蒸至恰无白心时,取出,晒干。

【性味归经】 味辛、苦,性温。归肝、脾经。

【功能主治】 具有活血、行气、止痛的功能。用于胸胁、脘腹疼痛,胸痹心痛,经闭痛经,产后瘀阻,跌扑肿痛。

【主要成分】 从延胡索的块茎中共提出生物碱 10 余种,其中经鉴定的有延胡索甲素(紫堇碱)、延胡索乙素(四氢帕马丁)、延胡索丑素、L-四氢黄连碱、L-四氢非洲防己碱、去氢延胡索甲素、去氢紫堇达明碱等。

【药理作用】

1. 对中枢神经系统的影响

(1)镇痛作用:与"止痛"功效相关。电刺激小鼠尾巴法证明,延胡索粉有镇痛作用,其效价为阿片的 1/10,作用持续 2 小时。小鼠热板法证明,延胡索甲素、延胡索丑素均有显著的镇痛作用。兔热刺激法等证明,延胡索乙素 15～20 mg/kg、延胡索丑素 10～15 mg/kg 或延胡索甲素 30～40 mg/kg 均有镇痛作用,而以延胡索乙素、延胡索丑素作用较强,延胡索甲素次之。延胡索乙素 50 mg/kg 或延胡索丑素 40 mg/kg 对大鼠也具有与兔相似的镇痛效果。延胡索丙素对小鼠腹腔注射醋酸所致扭体反应及电刺激法等镇痛实验亦有明显的镇痛作用,但较吗啡弱。大鼠可对延胡索乙素和延胡索丑素的镇痛作用产生耐受性,产生的速度比吗啡慢 1 倍,并与吗啡之间有交叉耐受性;实验还表明未发现延胡索乙素有成瘾性。实验研究证明,延胡索的各种制剂均有镇痛作用,粉剂、醇制浸膏、醋制浸膏作用较为明显,高峰皆在半小时内出现,维持时间约 2 小时。延胡索乙素同吗啡等成瘾性镇痛药相比,作用强度虽弱,但副作用少、安全性高,无成瘾性,连续给药停药后并无戒断症状出现。其镇痛作用可能是阻断 D$_1$ 多巴胺受体,使脑内纹状体亮氨酸脑啡肽含量增加。

(2)催眠、镇静与安定作用:与"止痛"功效相关。经兔、鼠、犬、猴等动物实验,较大剂量延胡索乙素有明显的催眠作用。延胡索乙素能明显减少小鼠自发活动与被动活动,但不能消除其翻正反射,显示其无麻醉作用。延胡索乙素能对抗咖啡因和苯丙胺的中枢兴奋作用,对抗戊四氮所致的惊厥,但对士的宁所致的惊厥可增敏。延胡索乙素对犬有轻度的中枢性镇吐作用,对大鼠有轻度的降温作用。延胡索丑素和延胡索癸素的镇静作用均较延胡索乙素弱,把药液直接涂于皮层或孤离皮层的实验均证明延胡索乙素不是直接影响皮层而发挥镇静作用。把延胡索乙素注入脑室,大剂量时可产生镇痛及镇静作用,证明延胡索乙素能明显抑制刺激皮肤引起的惊醒反应,并能阻断网状结构上行激活系统及下行性功能。这些都证明延胡索乙素对皮层下结构有一定的选择作用。

2. 扩张冠状动脉 与"活血"功效相关。延胡索醇提取物有显著扩张离体兔心和在体猫心的冠状动脉血管、降低冠状动脉阻力与增加血流量的作用。对麻醉犬冠状动脉的扩张作用最明显,颈内动脉次之。去氢延胡索甲素有扩张冠状动脉,增加心脏血氧供应的作用,可提高耐缺氧能力,减轻心肌坏死程度。延胡索醇提取物还能增加麻醉犬的心输出量,降低血压和总外周阻力,对左心室压和左心室无明显影响。表明延胡索并不能增强心肌的收缩力,心输出量增加可能是由于外周血管扩张。

3. 抑制血小板聚集、改善微循环 与"活血"功效相关。延胡索乙素静脉注射对大鼠实验性脑血栓形成有明显的抑制作用,对二磷酸腺苷、花生四烯酸和胶原诱导的兔血小板聚集均有抑制作用,其余作用可能是通过拮抗钙离子的作用而产生的。

4. 抗心律失常 延胡索总碱、消旋四氢帕马丁及其他制剂还显示有抗心律失常的作用。

5. 保护脑缺血再灌注损伤 消旋四氢帕马丁对大鼠脑缺血再灌注损伤有保护作用,可减少脑组织脂质过氧化物生成,防止 SOD、LDH 活力降低,减轻脑组织病理损害及神经功能障碍。

6. 对消化系统的影响 与"行气"功效相关。延胡索浸剂对豚鼠离体肠管有兴奋作用,但对兔及大鼠离体小肠无显著作用。而延胡索乙素在一定浓度时,能抑制兔离体肠管活动,并能阻断乙酰胆碱、氯化钡及垂体后叶素和 5-HT 对肠肌的兴奋作用。延胡索乙素能对抗 5-HT 引起的大鼠离体胃和结肠的收缩。但在整体动物,小剂量的延胡索乙素对胃液分泌及胃液酸度无明显影响,应用大剂量(80 mg/kg)时胃液的分泌才受到明显抑制,胃液酸度及消化能力亦有减弱。去氢延胡索甲素能保护因饥饿或药物(可的松、利血平等)所产生的大鼠实验性消化性溃疡,减少胃液分泌、胃蛋白酶的含量,在切断迷走神经后仍有抗分泌作用,可见其对副交感神经无阻断作用。

7. 松弛平滑肌 溴化甲基延胡索乙素、消旋四氢帕马丁对兔、离体豚鼠的实验表明,其对肌肉有松弛作用。

8. 兴奋垂体-肾上腺系统 延胡索乙素兴奋垂体-肾上腺系统的作用在于引起垂体促肾上腺皮质激素的分泌,而不是直接兴奋肾上腺皮质。

其他药理作用还包括提高抗应激、抗肿瘤、抑菌、抗炎、抗病毒等药理作用。

【现代应用】

1. 镇痛作用 中医临床常用延胡索治疗心腹痛、痛经、疝痛等。左旋四氢帕马丁对内脏绞痛如胃肠痉挛性疼痛、胆绞痛效果较好,对外周性的神经痛、痛经也有一定的疗效。因不影响子宫收缩和胎儿呼吸,可用于分娩止痛和产后子宫收缩痛。对心绞痛和脑震荡头痛疗效也较好。对外伤及术后锐痛疗效较差。

2. 镇静催眠 罗通定可治疗失眠,服用 20～30 分钟,可减少多梦现象,第 2 日没有头昏、乏力、精神不振等后遗反应。

3. 心、脑缺血性疾病 延胡索醇浸膏可用于心绞痛、心肌梗死、脑梗死等心、脑血管疾病的治疗。

4. 胃溃疡 口服延胡索混合生物碱制剂治疗胃溃疡、十二指肠溃疡和慢性胃炎有一定疗效。

【不良反应】

毒性较低,治疗剂量无明显不良反应。临床常用量的 25～120 倍,无论急性或亚急性毒性实验,均未发现明显毒性。临床应用延胡索乙素,常用量偶有嗜睡、眩晕、乏力,大剂量使用可出现呼吸抑制,并可出现帕金森综合征等副作用。

益母草 Yimucao

【来源采制】 本品为唇形科植物益母草 *Leonurus japonicus* Houtt. 的新鲜和干燥地上部分。鲜品春季幼苗期至初夏花前期采割;干品夏季茎叶茂盛、花未开或初开时采割,晒干,或切段晒干。可分两变种,一为原变种,二为白花变种。白花变种又名白花益母草、野毛草、油麻松等,与原变种的不同仅在于花冠白色。主产于江苏、福建、江西、广东、云南及四川等地。

【性味归经】　味苦、辛,性微寒。归肝、心包、膀胱经。

【功能主治】　具有活血调经、利尿消肿、清热解毒的功能。用于月经不调,痛经经闭,恶露不尽,水肿尿少,疮疡肿毒。

【主要成分】　主要成分是益母草碱、水苏碱、前西班牙夏罗草酮、西班牙夏罗草酮、鼬瓣花二萜、前益母草二萜及益母草二萜。

【药理作用】

1. 兴奋子宫平滑肌　益母草煎剂、酒精浸膏及所含益母草碱等对兔、猫、犬、豚鼠等多种动物的子宫均有兴奋作用。益母草煎剂对于兔离体子宫,无论是未妊娠子宫,妊娠早期子宫、妊娠晚期子宫还是产后子宫,均有兴奋作用。益母草总碱对豚鼠离体子宫有兴奋作用,其作用类似麦角新碱。益母草碱可使动情前期或卵巢切除后肌内注射雌二醇 50 mg 的大鼠离体子宫的振幅增加。益母草兴奋作用可被异丙嗪和酚妥拉明对抗,提示作用机制可以与激动子宫平滑肌上的 H_1 受体和 α 受体有关。

2. 抑制子宫痉挛　益母草通过提高产后小鼠子宫收缩的频率和收缩力发挥产后止血作用,还能对抗缩宫素诱发的子宫平滑肌痉挛。这是临床上益母草用于治疗痛经的重要的药理学基础。

3. 对心血管系统的作用

(1)具有改善冠状动脉循环和保护心脏的作用:益母草可促进由异丙肾上腺素造成的局部血流微循环障碍的迅速恢复。益母草制剂对心肌超微结构,特别是线粒体有保护作用,能非常明显地降低血黏度,且有较强的增大红细胞聚集指数的作用,能纠正已失调的免疫功能。

(2)对心血管的作用:小剂量益母草碱对离体蛙心有增强收缩的作用,大剂量使用时,有抑制现象。这种抑制现象可能由迷走神经末梢兴奋所致。

(3)抗血小板聚集、凝集的作用:益母草注射液能将烫伤大鼠血小板聚集比值维持在正常范围内。在冰水应激实验中,大鼠心肌小血管内血小板聚集物出现率明显降低,心肌细胞亚微结构变化亦相应改善,肺泡壁毛细血管内血小板聚集物出现率均较对照组降低。

4. 对呼吸中枢的作用　益母草有直接兴奋作用,麻醉猫静脉注射益母草碱后,呼吸频率显著增加及振幅显著增大,但在大剂量时,呼吸则由兴奋转入抑制,且变为微弱而不规则。

5. 保护肾脏　益母草具有治疗犬肾功能衰竭的作用。实验使用健康杂种家犬制成急性肾功能衰竭(ARF)模型,用益母草针剂作为治疗药物,以肌酐(Cr)、尿素氮(BUN)、滤过钠排泄分数(FENa)、肾血流量(RBF)及动物存活情况作为指标,病理检查结果表明,除 Cr 外,上述指标两组差异均十分明显,证明益母草针剂治疗犬缺血型初发型 ARF 具有显著效果。

6. 其他作用　益母草碱皮下注射有中枢抑制作用。兔静脉注射益母草碱 1 mg/kg,可见尿量显著增加。益母草碱在较高浓度时能使兔血悬液发生溶血。益母草碱水浸液对许兰毛癣菌、羊毛状小孢子菌、红色表皮癣菌、星状奴卡菌均有抑制作用。益母草煎剂对大肠杆菌、痢疾杆菌有抑制作用。

此外,益母草还有抗炎、提高免疫力、镇痛等作用。

【现代应用】

1. 产后出血　常用于月经不调、产后胞衣不下、产后血晕、瘀血腹痛、崩中漏下等。益母草流浸膏每次 2～3 mL,3 次/日,用于治疗月经不调、产后子宫出血、子宫复旧不全、月经过多。益母草煎剂 9～30 g,用于治疗月经不调、痛经、经闭、恶露不尽。

2. 冠心病　益母草注射液用于治疗冠心病所致心绞痛、心肌梗死,多数患者的症状和心电图检查均有好转。

3. 利尿　对治疗急性肾小球肾炎及慢性肾小球肾炎所致排尿困难有效。

4. 疮疡痈肿　以益母草茎叶捣烂敷疮上,并绞汁内服,治疗肿;外敷治乳结成痈。

【不良反应】

益母草毒性很低。家兔皮下注射益母草总碱,每日 30 mg/kg,连续两周,对进食、排便和体重均无影响。孕妇使用益母草可使子宫兴奋而造成流产。

红花 Honghua

【来源采制】 本品为菊科植物红花 *Carthamus tinctorius* L. 的干燥花。夏季花由黄变红时采摘，阴干或晒干。主产于河南、湖南、四川、新疆等地。

【性味归经】 味辛，性温。归心、肝经。

【功能主治】 具有活血通经，散瘀止痛的功能。用于经闭，痛经，恶露不行，癥瘕痞块，胸痹心痛，瘀滞腹痛，胸胁刺痛，跌扑损伤，疮疡肿痛。

【主要成分】 主要成分是红花醌苷、新红花苷和红花苷等苷类。红花及其油中含有棕榈酸、肉豆蔻酸、月桂酸、油酸、亚油酸和亚广柑酸等脂肪酸组成的甘油酸酯类。

【药理作用】

1. 兴奋子宫 红花煎剂对小鼠、豚鼠、兔与犬的离体子宫均有兴奋作用。无论离体或在体子宫，给药后紧张性和（或）节律性明显增加，有时兴奋作用强烈，可引起痉挛。对已孕子宫的作用比未孕子宫更为明显。有报道显示，在摘除卵巢的小鼠的阴道周围注射红花煎剂，可使子宫重量明显增加，提示其有雌激素样作用。

2. 抗凝血、抗血栓形成 红花黄色素具有非常显著的抑制 ADP 诱导的家兔血小板聚集作用，并对 ADP 诱导的已聚集的血小板也有非常明显的解聚作用。红花黄色素的这些作用，随着剂量的增加而增强。红花黄色素对大鼠实验性血栓形成有非常显著的抑制效应，其抑制率为 73.4％。这与体外实验所证实的红花黄色素能抑制 ADP 引起的血小板聚集作用是一致的。红花黄色素尚可明显延长家兔血浆复钙时间、凝血酶原时间和凝血时间，说明它能同时影响体内和体外的凝血系统。

3. 对心血管系统的作用 红花善通利经脉，对血液循环有多方面的作用。红花有轻度兴奋心脏、降低冠状动脉阻力、增加冠状动脉血流量的作用。小剂量煎剂可增强蟾蜍离体心脏和兔在体心脏心肌收缩力，大剂量则有抑制作用。红花煎剂腹腔注射对垂体后叶素引起的大白鼠或家兔的急性心肌缺血有明显的保护作用。除此之外，红花黄色素对乌头碱所致心律失常也有一定的对抗作用。在离体实验中，对正常离体血管，红花煎剂均有不同程度的血管收缩作用。微量肾上腺素或去甲肾上腺素加入乐氏液中灌流离体兔耳与豚鼠后肢血管时，红花注射液有明显扩张血管的作用。在体实验表明，红花可使麻醉犬股动脉血流量轻度增加，扩张血管，并降低外周血管阻力，有不同程度的降压作用，其特点是作用迅速、短暂，并伴有呼吸兴奋。大剂量可使血压骤降、呼吸抑制而死亡。

4. 抗心、脑、肾缺血所致损伤 红花注射液、红花黄色素对垂体后叶素、异丙肾上腺素诱发的大脑心肌缺血及结扎犬冠状动脉左前降支形成的急性实验性心肌梗死有明显的保护作用，对心肌缺血大脑血流动力学有明显改善作用。可增加心脏冠状动脉血流量，减慢心率，明显降低心肌耗氧量，还能减少缺血再灌注大鼠心肌中的 MDA 含量，降低肌酸磷酸激酶（CPK）和乳酸脱氢酶（LDH）的活性，提高 SOD 的活性，起到清除自由基、抑制自由基释放的作用。

5. 降血脂 红花油有降血脂的作用，给高脂血症家兔行红花油灌胃的实验证明，本品有降低家兔血清总胆固醇、总脂、甘油三酯及脂肪酸水平的作用。由此可见，红花油有防止动脉粥样硬化斑块形成的作用。临床服用红花油加甲基橙皮苷或与食用油混合，可降低人血清胆固醇，但停药后胆固醇有回升现象。

6. 镇痛和镇静作用 红花黄色素能明显抑制小鼠扭体反应。红花黄色素有明显增强巴比妥及水合氯醛的中枢抑制作用，其作用与用量呈平行关系。

7. 抗炎和免疫抑制作用 红花 50％ 甲醇提取物和水提取物均能抑制角叉菜胶所致大鼠足肿胀。红花总黄素可抑制 ^{3}H-TdR 掺入的 T、B 细胞转化，混合淋巴细胞反应，IL-2 的产生及其活性，同时还可降低血清溶菌酶含量、腹腔巨噬细胞和全血白细胞吞噬功能。

【现代应用】

1. 月经不调 红花、当归配伍有一定疗效。

2. 血管栓塞性疾病 治疗血管栓塞性疾病，症状有明显改善，疗效确切。

3. 缺血性心脏病 红花及其复方对缺血性心脏病患者均有较好的疗效,尤其是对心绞痛、心电图异常等均有明显改善作用。

4. 其他 对糖尿病周围神经病变、流行性出血热、十二指肠球部溃疡、青少年近视眼、突发性耳聋、急慢性肌肉损伤、腰痛、局部硬结肿块等均有一定疗效。

【不良反应】

红花毒性低,不良反应轻微。中毒症状有萎靡不振、活动减少、行走困难等,严重者可致惊厥,呼吸先兴奋后抑制,以致循环、呼吸衰竭;少数患者出现头晕、皮疹和一过性荨麻疹等,这与红花对神经系统的兴奋作用和过敏反应有关。临床上孕妇忌用,有消化性溃疡及出血性疾病者应慎用,用量(煎服)不宜大,以 3~9 g 为宜。孕妇慎用。

水蛭 Shuizhi

【来源采制】 本品为水蛭科动物蚂蟥 *Whitmania pigra* Whitman、水蛭 *Hirudo nipponica* Whitman 或柳叶蚂蟥 *Whitmania acranulata* Whitman 的干燥全体。夏、秋二季捕捉,用沸水烫死,晒干或低温干燥。中国大部分地区的湖泊、池塘以及水田中均有生长。主产于山东微山湖、东平湖、南阳湖等湖中,以微山湖产量最大,除供应本省外,还销往东北、河北、山西各地。

【性味归经】 味咸、苦,性平;有小毒。归肝经。

【功能主治】 具有破血通经,逐瘀消癥的功能。用于血瘀经闭,癥瘕痞块,中风偏瘫,跌扑损伤。

【主要成分】 主要含蛋白质,还有脂肪、糖类、肝素、抗凝血酶,新鲜水蛭唾液中含有一种抗凝血物质——水蛭素。此外,水蛭还含有人体必需常量元素(钠、钾、钙、镁等)及微量元素(铁、锰、锌、硅等)。

【药理作用】

1. 抗凝、抗血栓形成 水蛭素能阻止凝血酶对纤维蛋白的作用,阻碍血液凝固。水蛭尚可分泌一种组胺样物质,因而可扩张毛细血管而增加出血。水蛭素 20 mg 可阻止 100 g 人血的凝固。水蛭水提取物对 ADP 诱导的大鼠血小板聚集有明显抑制作用,亦能明显抑制正常人的血小板聚集,有抗血栓形成的作用。水蛭在体外对纤维蛋白有较强的纤溶作用,其活性显著高于丹参和大黄;在体内亦有纤溶活性,能使家兔优球蛋白溶解时间(ELT)显著缩短。因此水蛭能活化纤溶系统,溶解血栓。亦有报告指出,水蛭素对实验性血栓形成有明显抑制作用,对凝血酶所致之实验性静脉血栓有溶解作用。水蛭水提取液能降低大鼠的全血比黏度和血浆比黏度,缩短红细胞电泳时间。临床研究表明,水蛭对缺血性脑血管疾病患者因血液流变性异常而出现的浓、黏、聚状态有改善作用。

2. 改善血液流变性 水蛭粉对缺血性脑卒中患者的血浆比黏度、血细胞比容、红细胞电泳时间、全血比黏度、纤维蛋白原含量及血沉,均有明显降低作用。

3. 终止妊娠 水蛭对小鼠各个时期妊娠(包括着床及妊娠的早、中、晚期)均有终止作用。不同给药途径对早期妊娠均有良好的终止作用。若将外源性孕酮与水蛭同时注射,则可防止早产。水蛭对蜕膜病变有抑制作用。

4. 降血脂 水蛭粉预防或治疗给药,能使高脂血症家兔血中胆固醇和甘油三酯含量降低,使主动脉与冠状动脉病变减轻,斑块消退明显,胶原纤维增生,胆固醇结晶减少。其作用机制可能与 $PGF_{1\alpha}$ 值升高,TXB_2 降低,两者比值维持在正常范围有关。

5. 促进血肿吸收 水蛭能促进血肿吸收,减轻周围脑组织炎症反应及水肿,缓解颅内压升高,改善局部血液循环,减轻脑组织坏死,有利于神经功能的恢复。

6. 抗肿瘤 新鲜水蛭唾液中的抗凝血物质——水蛭素注入实验性肺癌、肝癌小鼠体内,能防止肿瘤细胞的扩散。

7. 保护肾脏 水蛭液对肌内注射甘油所致大鼠初发期急性肾小管坏死有明显防治作用,使血尿素氮(BUN)、血肌酐(BCr)值的升高明显降低,肾小管病变明显得到改善。

【现代应用】

1. 脑出血 给高血压性脑出血患者服用脑血康口服液(水蛭为主的制剂),有较好的疗效。

2. 脑梗死 服用水蛭粉,治疗高血压动脉硬化引起的脑梗死,有较好的疗效。

3. 高血脂 水蛭粉 3~5 g/d,开水冲服,30 天为 1 疗程。

4. 缺血性心脏病、心绞痛 服用水蛭片(每片 0.75 g)2~4 片/次,20~60 天。

5. 血栓性静脉炎 由水蛭和壁虎组成复方治疗血栓性静脉炎,总有效率达 85%。

6. 早期肝硬化 用水蛭复方治疗早期肝硬化,总有效率达 90%。

【不良反应】

水蛭的不良反应表现为心血管损害,可见周身青紫、强直、关节僵硬、心音低弱无力,重则呼吸衰竭、心力衰竭、神志昏迷,甚至死亡。大量服用水蛭可使毛细血管过度扩张、出血,最后致肺、肾、心脏淤血,最终因呼吸衰竭、心力衰竭而死亡。服药后凝血酶原时间和凝血时间分别延长,个别患者有轻度恶心症状。水蛭有致畸和堕胎作用。

桃仁 Taoren

【来源采制】 本品为蔷薇植物桃 *Prunus persica* (L.) Batsch 或山桃 *Prunus davidiana* (Carr.) Franch. 的干燥成熟种子。果实成熟后采收,除去果肉和核壳,取出种子,晒干。生用或捣碎入药。全国大部分地区均产,主产于四川、陕西、河北、山东等地。

【性味归经】 味苦、甘,性平。归心、肝、大肠经。

【功能主治】 具有活血祛瘀,润肠通便,止咳平喘的功能。用于经闭痛经,癥瘕痞块,肺痈肠痈,跌扑损伤,肠燥便秘,咳嗽气喘。

【主要成分】 桃仁中含有脂溶性成分、蛋白质类、多糖类,同时桃仁中还含有较多的氰苷类如苦杏仁苷、微量元素、多种酶等。

【药理作用】

1. 扩张血管 桃仁能降低血管阻力,扩张血管,增加脑血流量,改善血流动力学,还能对抗去甲肾上腺素的缩血管作用。

2. 抗凝血、抗血栓形成 桃仁具有抑制血小板聚集、抗凝血、抗血栓、促纤溶等作用。桃仁对 ADP 和凝血酶诱导的血小板聚集也有明显的抑制作用。

3. 平喘、镇咳 桃仁含有苦杏仁苷,有止咳平喘的作用。桃仁中所含的苦杏仁苷水解生成的氢氰酸小剂量可抑制呼吸中枢,发挥止咳作用。

4. 保护肝、肾功能 桃仁可提高肝组织胶原酶的活性、抑制肝贮脂细胞的活化、促进胶原的分解,减轻肝窦毛细血管化程度,增加肝血流量,抑制脂质过氧化而减轻肝损伤。桃仁的乙醇提取物可使 CCl_4 所致急性肝损伤小鼠血清中 ALT 和 AST 的活性、肝匀浆中 AST 活性以及 MDA 含量降低,并可使 SOD 活性及谷胱甘肽含量提高,推测桃仁提取物是通过抗脂质过氧化来保护肝功能的。桃仁还可改善肾组织病变,降低肾小管蛋白 N-乙酰-β-D 氨基葡萄糖苷酶活性,延缓梗阻性肾病肾间质纤维化的发生,保护肾功能。

5. 抗炎、抗氧化 桃仁多种提取物均有良好的抗炎作用,对二甲苯所致的急性炎症及肉芽肿导致的慢性炎症均有明显的抑制作用。桃仁乙醇提取物可明显降低痴呆模型小鼠脑组织中 SOD、谷胱甘肽过氧化物酶(GSH-Px)的活性,显著增加 MDA 含量,具有清除氧自由基和抗氧化的功能。

此外,桃仁还具有提高机体免疫力、润肠通便、促进产后子宫收缩、抗过敏、抗肿瘤等作用。

【现代应用】

1. 痛经、月经不调、经闭 常与红花、当归等配伍应用。

2. 早期肝硬化 对多种原因所致肝纤维化有一定疗效。

3. 便秘 与火麻仁、郁李仁等润肠通便药配伍应用。

【不良反应】

桃仁其本身无毒,但经过桃仁本身或肠道菌群中的苦杏仁酶分解后产生的氢氰酸为桃仁不良反应的主要成分,因此口服给药与其他给药途径相比,毒性较大。临床应用过量可出现中枢抑制,表现为眩晕、头痛、心悸、烦躁、瞳孔扩大,甚至出现神志不清、抽搐,以致呼吸衰竭而死亡。因为氢氰酸与细胞线粒体内的氧化型细胞色素氧化酶中的 Fe^{3+} 结合为氰化高铁细胞色素氧化酶,使之不能还原成还原型细胞色素氧化酶,以致呼吸链中断,导致组织缺氧。单用大剂量桃仁具有一定的生殖毒性,具有致突变和致畸作用。

银杏叶 Yinxingye

【来源采制】 本品为银杏科植物银杏 *Ginkgo biloba* L. 的干燥叶。秋季叶尚绿时采收,及时干燥。主产于山东、江苏、四川、河北、湖北、河南、甘肃等地,其中全国最大的银杏产地是山东省郯城县。

【性味归经】 味甘、苦、涩,性平。归心、肺经。

【功能主治】 具有活血化瘀,通络止痛,敛肺平喘,化浊降脂的功能。用于瘀血阻络,胸痹心痛,中风偏瘫,肺虚咳喘,高脂血症。

【主要成分】 银杏叶主要有效成分为黄酮类、萜烯内酯类化合物。此外,还含有酚类、微量元素、氨基酸、生物碱等。

【药理作用】

1. 改善血液流变性,抗血栓 血栓形成与血小板聚集、血液黏度等多种因素有关,银杏内酯和银杏总黄酮均有降低血液黏度的作用。慢性肺心病急性加重期及老年高血压患者服用银杏叶制剂,全血黏度、血小板聚集率、血细胞比容、红细胞聚集指数均明显降低。银杏叶可使家兔体外血栓长度缩短,血栓湿重、干重减轻。白果内酯是天然的血小板活化因子(PAF)受体拮抗剂,可抑制血小板聚集。PAF 是由血小板和多种炎症细胞产生的一种内源性磷脂,是迄今发现最强的血小板聚集诱导剂。异银杏素还可明显降低血浆纤维蛋白原的含量。银杏叶所含双黄酮对胶原和 ADP 诱导的血小板聚集也有明显抑制作用。

2. 改善微循环 银杏叶注射液对内毒素所引起的微循环障碍有拮抗作用,可使小动脉痉挛减轻,加快小静脉血流速度。

3. 抗脑缺血损伤,改善脑功能 银杏叶提取物能扩张脑血管,改善脑缺血,同时降低缺血组织的含水量和脑组织毛细血管的通透性,减小脑缺血造成的脑梗死体积。初步认为,银杏叶提取物抗脑缺血损伤,改善脑功能的作用与下列机制有关。

(1)保持细胞内线粒体的正常呼吸:防止脑缺血造成的氧化磷酸化脱偶联反应,抑制细胞内 Ca^{2+} 超负荷对脑细胞的损伤。

(2)清除自由基:抑制细胞膜的脂质过氧化。

(3)抑制 PAF 引起的血小板聚集:改善微循环,改善血液流变性。

(4)抑制血管内皮素(ET)生成:促进 NO 释放,改善缺血区的供血。银杏叶提取物还可通过清除过多的 NO,从而解除过多 NO 可能对神经细胞的有害作用。

(5)保护神经细胞:通过减少细胞内 Ca^{2+},对抗谷氨酸的神经毒性作用,并可促进神经再生与修复。脑缺血后神经元兴奋性提高,谷氨酸含量剧增,过量的谷氨酸可加重神经元损伤。

4. 扩张血管、抗心肌缺血 银杏内酯可增加冠状动脉的血流量,增加心肌供血,增强心肌损伤时的收缩力,改善心肌梗死时心脏的泵血功能。银杏内酯 B 能抑制正常人血清中的血管紧张素 I 转换酶,使血管紧张素 II 的生成减少。

5. 改善学习记忆 银杏叶提取物能明显改善由 $NaNO_2$ 或东莨菪碱引起的记忆损害。既可改善小鼠、大鼠的学习记忆,还可改善老年性痴呆与老年性记忆减退患者的记忆功能。作用机制与上调中枢尤其是海马部位 M 受体有关。

6. 平喘 银杏内酯有扩张支气管平滑肌,平喘的作用。气道的高反应性是哮喘的一个重要特征,PAF 则是收缩支气管的重要物质,银杏内酯是天然的 PAF 受体拮抗剂。

7. 降血脂 银杏叶制剂能明显降低大鼠甘油三酯、胆固醇含量,提高高密度脂蛋白水平。长期使用银杏叶制剂可防治动脉粥样硬化。

8. 增强免疫功能　银杏叶提取物可提高巨噬细胞吞噬功能,促进 T 细胞增殖,促进抗体的产生。

【现代应用】

1. 脑供血不足和缺血性脑卒中　银杏叶提取物可减轻急性脑梗死、缺血性脑卒中的症状,对脑动脉硬化或脑循环障碍引起的头痛、头晕、注意力不集中、耳鸣等症状亦有满意疗效。

2. 老年性痴呆　银杏叶提取物对血管性痴呆和老年性痴呆均有效,可使智力测验水平提高,记忆和注意力得到改善。

3. 冠心病　银杏叶制剂对冠心病引起的心绞痛有较好的疗效,能减少心绞痛的发作次数,改善心肌缺血症状。

4. 动脉粥样硬化　银杏叶制剂可减少高脂血症患者胆固醇、甘油三酯含量,增加高密度脂蛋白含量,防治动脉粥样硬化。

5. 支气管哮喘　银杏叶提取物及银杏内酯对支气管哮喘有效,可改善肺功能。

此外,银杏叶制剂对化学性肝损伤、肺心病、慢性支气管炎、糖尿病、视网膜病变亦有一定疗效。

【不良反应】

一般不良反应较少,少数患者可引起食欲减退、恶心腹胀、便秘、鼻塞、头晕头痛及耳鸣、乏力、口干舌燥、胸闷等症状;个别患者出现过敏性皮疹。近年来国外报道,长期大剂量应用本品可引起眼前房、视网膜和脑出血。

莪术 Ezhu

【来源采制】　本品为姜科植物蓬莪术 *Curcuma phaeocaulis* Val.、广西莪术 *Curcuma kwangsiensis* S. G. Lee et C. F. Liang 或温郁金 *Curcuma wenyujin* Y. H. Chen et C. Ling 的干燥根茎。后者习称"温莪术"。冬季茎叶枯萎后采挖,洗净,蒸或煮至透心,晒干或低温干燥后除去须根和杂质。蓬莪术主产于四川、福建、广东等地;广西莪术主产于广西;温莪术主产于浙江、四川、台湾、江西等地。

【性味归经】　味辛、苦,性温。归肝、脾经。

【功能主治】　具有行气破血,消积止痛的功能。主治癥瘕痞块,瘀血经闭,胸痹心痛,食积胀痛。

【主要成分】　主要含有挥发油,包括多种倍半萜衍生物和桉油精等。另外,富含锰、锌等多种微量元素。

【药理作用】

1. 抗肿瘤　莪术醇和莪术二酮对小鼠 S_{37} 肉瘤、宫颈癌 U_{14}、艾氏腹水癌(ECA)均有较高的抑制率。莪术醇、莪术二酮及莪术油注射液对癌细胞也有明显的直接破坏作用,能使其变性坏死,且作用快而强。莪术油还可增强癌细胞的免疫原性,从而诱导或促进机体对肿瘤的免疫排斥反应。莪术注射液有强大的抑制慢性髓细胞性白血病细胞株 K562 细胞增殖作用,并诱导 K562 细胞凋亡。莪术挥发油中主要抗癌成分 β-榄香烯能明显抑制 ^{3}H-TdR 和 ^{3}H-UdR 掺入癌细胞,从而抑制 DNA 聚合酶活性和 DNA、RNA 的合成,使细胞中的核酸含量降低,尤其 RNA 的下降明显。临床观察发现,莪术治疗后癌症患者血液中淋巴细胞显著升高,提示其明显增强了免疫反应。

2. 抗血栓形成　莪术油可对抗由 ADP 和肾上腺素所诱导的血小板聚集时间的延长。莪术不同炮制品均有较强的抗血小板聚集及抗凝血作用,醋制后活血化瘀作用明显增强。

3. 扩张血管　莪术可扩张血管,增加犬股动脉血流量,此作用在活血化瘀药中最为明显。

4. 镇痛　采用小鼠扭体法、热板法对莪术不同炮制品进行镇痛作用研究发现,莪术不同炮制品都有一定程度的镇痛作用,以醋莪术镇痛作用强而持久。

5. 调节胃肠平滑肌　莪术对消化道的作用与生姜相似,能直接兴奋平滑肌,故可增加胃肠蠕动。离体兔肠管实验发现,低浓度莪术使肠管紧张度升高,高浓度时使肠管松弛。

6. 抗菌、抗病毒　莪术挥发油能抑制金黄色葡萄球菌、溶血性链球菌、大肠杆菌、伤寒杆菌、霍乱弧菌等的生长。对呼吸道合胞病毒(RSV)有直接抑制作用,对 A_1 型流感病毒和 A_3 型流感病毒有直接灭活作用。

7. 保肝　莪术醇提取物及挥发油对 CCl_4 和硫代乙酰胺引起的小鼠血清 ALT 升高有明显的降低作用，使肝组织病变相应减轻。

8. 抗早孕　莪术醇浸膏及其倍半萜化合物对大鼠、小鼠有显著的抗早孕作用，对犬也有一定的抗着床效果，且毒性较小。此外，莪术还有一定的抗炎、升高白细胞作用。

【现代应用】

1. 肿瘤　莪术可用于治疗早期宫颈癌、卵巢癌、恶性淋巴瘤、肺癌、肝癌。

2. 血栓闭塞性脉管炎　用莪术油注射液治疗血栓闭塞性脉管炎有效，随着病情好转肢体血流图也见明显好转。

3. 缺血性脑卒中　莪术用于缺血性脑卒中，可配伍黄芪、葛根、当归、熟地黄等，或者加入补阳还五汤中使用。

4. 冠心病　莪术制剂能改善冠心病患者胸闷、气短、心悸、肢体麻木等症状。

5. 妇科炎症　莪术可用于治疗宫颈糜烂、霉菌性阴道炎等妇科炎症。莪术挥发油对轻度宫颈糜烂有较好疗效，对全身无不适影响。

6. 其他　用于病毒引起的感冒、上呼吸道感染、小儿病毒性肺炎。

【不良反应】

注射给药可出现局部疼痛，口腔有酸辣气味，药液注入过快可出现头晕。莪术油葡萄糖注射液可致过敏性休克。莪术油注射液体内外实验均可见溶血反应。小鼠灌胃莪术浸剂对肝、肾有明显损害。孕妇及月经过多者忌用。

姜黄 Jianghuang

【来源采制】　本品为姜科植物姜黄 *Curcuma longa* L. 的干燥根茎。冬季采挖，生用。主产于四川、福建等地。

【性味归经】　味辛、苦，性温。归脾、肝经。

【功能主治】　具有破血行气，通经止痛的功能。用于胸胁刺痛，胸痹心痛，痛经经闭，癥瘕，风湿肩臂疼痛，跌扑肿痛。

【主要成分】　主要成分为姜黄素类化合物，还有挥发油。

【药理作用】

1. 抗凝血　姜黄能抑制血小板聚集、抗血栓形成。姜黄素体内外实验均显示其有良好抑制 ADP 及胶原诱导的血小板聚集的作用，姜黄素灌胃可增加血管 PGI_2 合成量，腹腔给药后可使整体血栓形成明显受到抑制，血栓湿重感较对照组降低 60.31%。

2. 抗心肌缺血　姜黄可提高心肌耐缺氧能力，对心肌缺血性损伤有保护作用。姜黄素可使异丙肾上腺素诱导的大鼠心电图缺血性改变减轻，抑制血清乳酸脱氢酶(LDH)、肌酸磷酸激酶(CPK)、AST 活性的升高，抑制游离脂肪酸(FFA)含量的升高，降低缺血心肌组织中 MDA 含量。

3. 抗肿瘤　姜黄素可明显抑制苯并芘诱发的多发性小鼠前胃鳞癌及 7,12-二甲基苯蒽诱发的皮肤癌。体外实验显示，姜黄素对人胃癌 MGC-803、人胃腺癌 SGC-7901、人肝癌 BEL-7402、小鼠黑色素瘤 B16、人白血病 K562 及耐阿霉素 K562/ADM 等多种肿瘤细胞有明显杀伤作用。诱导肿瘤细胞凋亡是姜黄素抗肿瘤作用机制之一。

4. 抗突变　姜黄素可减少辣椒碱引起的沙门菌 TA98 的突变，也可抑制环境致突变剂如槟榔、雪茄烟冷凝物、烟草、苯并芘等的致突变作用。

5. 保肝、利胆　姜黄素、去甲基姜黄素及去二甲基姜黄素对肝细胞有保护作用，能对抗 CCl_4 和半乳糖胺所致细胞毒作用。姜黄素、姜黄挥发油、姜黄酮以及姜烯，龙脑和倍半萜醇都有利胆作用，可增加胆汁的生成和分泌，促进胆囊收缩。其中以姜黄素作用为最强。

6. 降血脂　姜黄素有降血脂，抗动脉粥样硬化的作用。对于实验性高脂血症大鼠，能明显降低大鼠血浆胆固醇、甘油三酯和 β-脂蛋白的含量。

7.兴奋子宫 姜黄煎剂或浸出液对多种动物离体和在体子宫均有兴奋作用,可促进收缩。对雌性大鼠有抗生育作用,能明显终止小鼠和兔的早、中、晚期妊娠,终止妊娠率可达 90%～100%。

8.抗真菌、抗病毒 姜黄挥发油对多种真菌有一定抑制作用,姜黄水煎剂对 HBV 的 DNA 复制有一定抑制作用。

9.抗炎 姜黄的各种提取物对角叉菜胶诱导的大鼠足跖肿胀有对抗作用,石油醚提取物在多种慢性炎症模型中表现出的抗炎活性与 5 mg/kg 氢化可的松作用相当。

10.抗氧化 姜黄素可使小鼠及老年大鼠血浆和脑组织 MDA 含量下降,SOD 活性升高。

【现代应用】

1.肿瘤 可用于胃癌、肝癌、乳腺癌、黑色素瘤、白血病等的治疗。

2.高脂血症 姜黄片(生药每片 0.3 g)治疗高脂血症患者,使总胆固醇、β-脂蛋白、甘油三酯含量明显下降。

3.风湿性关节炎 姜黄素治疗可明显改善风湿性关节炎的症状。

4.带状疱疹和单纯疱疹 姜黄挥发油、30%姜黄酊可用于治疗带状疱疹。

5.口腔炎症 姜黄素牙膏可用于治疗牙周炎、口腔黏膜炎症。

【不良反应】

姜黄煎剂大鼠灌胃,剂量为 5 g/kg 时,未出现任何明显中毒表现,小鼠 24 小时急性毒性实验也未见中毒反应。姜黄素小鼠灌胃的 LD_{50}＞2 g/kg。姜黄素钠大鼠灌胃 3 g/kg,24 小时内未引起死亡。姜黄素混悬液一次灌服小鼠 60 mg 总姜黄素,相当于人口服剂量的 600 倍,未见动物死亡。

桃红四物汤 Taohong Siwu Tang

【方剂组成】 本方出自《医宗金鉴》。本方由熟地黄 15 g、当归 15 g、白芍 10 g、川芎 8 g、桃仁 9 g、红花 6 g 组成。

【功能主治】 具有活血化瘀、养血补血的功能,用于妇女月经不调,痛经,经行不畅而有血块,色紫暗或血瘀而致的月经过多及淋漓不尽,腹痛腹胀。

【与功能主治相对应的主要药理作用】

1.对血液流变学的影响 桃红四物汤能明显延长血栓形成时间及凝血时间,降低血瘀大鼠的全血黏度及血浆黏度,降低红细胞聚集能力,抑制各种诱导剂引起的血小板聚集与释放。

2.改善微循环 桃红四物汤能加快微动脉和微静脉血流速度,明显扩张微血管,增加微血管管径,增加微循环血流量。

3.镇痛作用 桃红四物汤对热板致小鼠疼痛模型,醋酸致小鼠扭体反应模型和小鼠痛经模型均有良好的镇痛效果,可延长小鼠的扭体反应潜伏期,抑制小鼠扭体反应。

此外,桃红四物汤还具有抑制血管增生、抗心肌缺血、促进股骨头修复、促进骨折愈合以及促进红细胞、血红蛋白及白细胞的生成增加等药理作用。

【现代应用】

1.妇科疾病 桃红四物汤在妇科临床上除了用来治疗痛经外,还可用于治疗子宫出血、崩漏、药流不全和流产后不孕、乳腺增生、卵巢囊肿和更年期综合征等妇科血瘀证疾病。

2.其他 桃红四物汤加减用于治疗脑卒中及脑卒中后抑郁症、慢性前列腺炎、慢性肾小球肾炎、类风湿性关节炎、肝硬化腹水、哮喘、过敏性紫癜、雷诺综合征等疾病。

【不良反应】

偶见胃肠道反应、过敏反应,孕妇慎用。

补阳还五汤 Buyang Huanwu Tang

【方剂组成】 本方出自清代《医林改错》。本方由黄芪(生)120 g、当归尾 6 g、赤芍 5 g、川芎 3 g、桃仁 3 g、红花 3 g、地龙 3 g 组成。

【功能主治】 具有补气,活血,通络的功能。用于中风之气虚血瘀证,半身不遂,口眼㖞斜,语言謇涩,口角流涎,小便频数或遗尿失禁,舌暗淡,苔白,脉缓无力。

【与功能主治相对应的主要药理作用】

1.改善血液流变学,抗血栓形成 补阳还五汤可降低全血及血浆黏度、血细胞比容、血小板聚集率,延长凝血酶原时间和凝血活酶时间,抗凝作用明显;还具有抗血栓形成和促进溶栓的作用。

2.改善微循环 补阳还五汤可使微循环障碍的模型动物的微血管开放数目增加,微血管口径扩张,微血管内血流速度加快。

3.改善血流动力学 补阳还五汤可扩张脑血管、冠状动脉血管及其他外周组织血管,增加缺血组织的血液灌流量。扩张脑血管,降低脑血管阻力,增加脑血流量,改善脑部供血和微循环;扩张冠状动脉血管,改善缺血再灌注后的心肌损伤,提高冠心病患者 SOD 活性。补阳还五汤可提高戊巴比妥钠所致衰竭心脏的心肌收缩力。

4.抗动脉粥样硬化 补阳还五汤可调节血脂水平,表现为降低血清 TC、TG,升高 HDL-C,延缓动脉粥样硬化斑块的形成,抑制平滑肌细胞的增生,从而起到抗动脉粥样硬化的作用。

5.抗脑缺血损伤 补阳还五汤可改善血液流变学和血流动力学指标,有利于抗脑缺血。补阳还五汤还可升高 PGI_2 的水平,抑制缺血再灌注后脑组织 TXA_2 的升高,对抗脑血管痉挛及改变血管通透性。同时还可降低脑缺血再灌注后 MDA 含量,升高 SOD、GSH-Px,促进脑组织局部自由基的清除,减轻脂质过氧化反应,保护脑组织。

6.促进神经损伤的修复 补阳还五汤既可促进神经干细胞的增殖,抑制脑细胞的凋亡,还可改善周围神经损伤后的再生及修复,提高周围神经损伤后脊髓前角运动神经和脊神经感觉神经元的存活率,促进周围神经损伤后神经功能的恢复。

【现代应用】

1.脑血管疾病 补阳还五汤是治疗缺血性脑卒中的基本方,在此基础上加减治疗各种脑血管疾病。对脑血栓、脑栓塞、脑卒中后遗症等患者,能促进其肢体功能恢复,改善临床症状。对于颅脑外伤,亦可促进脑组织的修复愈合和脑功能的恢复。

2.外周神经系统疾病 补阳还五汤为基础方加减可治疗多发性神经炎、糖尿病周围神经病变、坐骨神经痛等外周神经系统疾病。

3.冠心病 补阳还五汤可减少冠心病引起的心肌缺血的发作次数,缩短心肌缺血持续时间,改善冠心病心绞痛的症状。

此外,补阳还五汤加减还可用于雷诺综合征、肾炎及肾病综合征、血管神经性头痛、肝硬化、萎缩性胃炎、心动过缓等。

【不良反应】

随着补阳还五汤在临床上越来越频繁地应用,该方剂使用后出现的不良反应病例也曾见报道,主要表现为过敏反应,其次表现为血管扩张后出现的头痛、眩晕等。

目标检测

一、名词解释

1.血瘀证

2.活血化瘀药

二、简答题

1.血瘀证的临床症状特点及病理表现有哪些?

2.丹参的主要药理作用有哪些? 主要的临床运用是什么?

3.川芎对心、脑血管系统的作用有哪些?

4.与延胡索活血、行气、止痛的功效相关的药理作用有哪些?

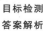

Note

(李 进)

第十六章　化痰止咳平喘药

学习目标

知识目标

掌握　化痰止咳平喘药的概念、分类、与功能主治相对应的主要药理作用；掌握桔梗、川贝母、半夏等的主要药理作用和现代应用。

熟悉　常用化痰止咳平喘方药的主要药理作用。

了解　化痰止咳平喘药常用药物的主要成分、现代应用及不良反应。

技能目标

能正确合理地进行化痰止咳平喘药的用药指导。

课程思政目标

提高学生的科学素质；培养学生良好的职业道德和职业责任感；培养学生的沟通能力和服务意识。

化痰止
咳平喘
药 PPT

话说苦
杏仁

第一节　概　　述

凡以祛痰、缓解或制止咳嗽、喘息为主要作用的药物，称为化痰止咳平喘药。临床上痰、咳、喘三者关系密切、互为因果，往往同时存在。治疗过程中，祛痰多能止咳，止咳可以平喘，平喘也利于排痰止咳。化痰药、止咳药、平喘药三者的作用之间没有明显的界线，且互有交叉，因此并称为化痰止咳平喘药。本类药物的药性或温、或寒，味多辛、苦，具有宣肺平喘、止咳祛痰的功效。中医认为，肺失宣降，水津不布，可凝聚成痰；脾失健运，水湿内生，可凝集成痰；肾阳不足，气化无力，水液不化，内停生痰；痰浊在肺，阻塞气道，则症见咳痰、咳喘，多见于上呼吸道感染、急慢性支气管炎、肺气肿等呼吸系统疾病；痰浊积于皮肤经络可生瘰疬瘿瘤，常见皮下肿块，慢性淋巴炎、单纯性甲状腺肿等；痰阻胸肋，则胸痛、胸闷、心悸，常见于冠心病、心绞痛、心力衰竭等；痰迷心窍，可致心神不宁、昏迷、谵妄、精神错乱，常见于脑血管意外、癫痫、精神分裂等。可见痰证与呼吸系统、心血管系统、神经系统等多个系统疾病相关。

化痰止咳平喘药的现代药理研究主要集中在对痰证的治疗作用方面。代表药有桔梗、半夏、苦杏仁等。

【与功能主治相对应的主要药理作用】

1. 祛痰作用　桔梗、川贝母、前胡、紫菀、皂荚、天南星、款冬花等的煎剂或流浸膏口服均有祛痰作用，动物实验证明这些药物均能使呼吸道分泌增加，其中以桔梗、前胡、皂荚作用较强，而款冬花较弱。本类药物的祛痰作用多与其所含皂苷成分有关。皂苷能刺激胃黏膜或咽喉黏膜，反射性引起轻度恶心，增加支气管腺体（浆液腺）分泌，稀释痰液而发挥祛痰作用。满山红中祛痰成分为杜鹃素，祛痰作用与皂苷不同，一方面可促使气管黏液-纤毛运动，增强呼吸道清除异物的功能；另一方面可溶解黏痰，使呼吸

Note

道分泌物中酸性黏多糖纤维二硫键断裂,使黏痰黏度降低,易于咳出。

2. 止咳作用 半夏、苦杏仁、桔梗、款冬花、贝母、百部、满山红、紫菀等均有不等程度的镇咳作用。半夏、苦杏仁(抑制呼吸中枢)、百部、贝母等的镇咳作用部位在中枢。

3. 平喘作用 浙贝母、苦杏仁、款冬花、枇杷叶等有一定的平喘作用。如苦杏仁苷在体内会分解为氢氰酸,抑制呼吸中枢而平喘;浙贝母碱、款冬花醚提取物可扩张支气管平滑肌;桔梗皂苷可抑制组胺所致豚鼠支气管痉挛。本类药物在缓解患者哮喘症状的同时,还可改善哮喘患者的换气功能。

4. 其他作用 半夏抗肿瘤,天南星抗惊厥,川贝母降压,款冬花可改善血流动力学,枇杷叶降血糖、抗癌等,都与本类药物可治疗痰证有关。

【常用药物与方剂】 化痰止咳平喘药常用药物有半夏、桔梗、川贝母、浙贝母、苦杏仁、款冬花、紫菀、前胡等。常用复方有止嗽散、麻杏甘石汤、小青龙汤等。化痰止咳平喘药常用药物与方剂主要药理作用见表 16-1。

表 16-1 化痰止咳平喘药常用药物与方剂主要药理作用简表

传统功能	化痰	止咳	平喘	宣肺化痰	清热泻肺	
药理作用	祛痰	止咳	抑制支气管平滑肌	抗炎	抗菌	抗过敏
半夏	+	+		+	+	
桔梗	+	+		+	+	+
川贝母	+	+			+	+
浙贝母	+	+	+	+		
苦杏仁	+	+	+	+	+	+
款冬花	+	+	+			
紫菀	+	+			+	+
前胡	+		+	+		+
天南星	+					
山豆根				+	+	
止嗽散	+	+		+	+	

第二节 常用药物

桔梗 Jiegeng

【来源采制】 本品为桔梗科植物桔梗 *Platycodon grandiflorum*(Jacq.)A. DC. 的干燥根。春、秋二季挖根,除去须根,趁鲜剥去外皮或不去外皮,干燥。

【性味归经】 味苦、辛,性平。归肺经。

【功能主治】 具有宣肺,利咽,祛痰,排脓的功能。用于咳嗽痰多,胸闷不畅,咽痛音哑,肺痈吐脓。

【主要成分】 主要成分是桔梗皂苷,另外还含有桔梗聚糖、白桦脂醇及多种氨基酸和微量元素等。

【药理作用】

1. 祛痰镇咳作用 桔梗煎剂给麻醉犬灌胃,可使呼吸道分泌液增加,其祛痰效果与氯化铵相似;麻醉猫用药后呼吸道分泌液会逐渐增多,可维持 7 小时以上,有明显的祛痰作用。另外,根、茎、叶、花、果均有非常显著的祛痰作用。桔梗的祛痰作用主要是由于其所含的皂苷,口服后对胃黏膜及咽喉黏膜的刺激可反射性引起轻度恶心,增加呼吸道黏膜的分泌,稀释痰液,使滞留于支气管中的痰液易于排出,而发挥祛痰作用。桔梗水提取物对机械刺激咳嗽动物模型的镇咳效果明显,桔梗皂苷 D 是其镇咳的主要有效成分。

2. 抗炎 桔梗对角叉菜胶或醋酸所致大鼠足肿胀、棉球肉芽肿、大鼠佐剂性关节炎有显著的抗炎作用,其抗炎作用主要与抑制 PGE_2 和 NO 分泌有关;腹腔注射桔梗总皂苷可增加大鼠皮质酮含量,提示其抗炎作用也与兴奋肾上腺皮质有关。此外,有实验证明桔梗能预防支气管炎并能有效改善哮喘症状。

3. 降血糖和降血脂 桔梗水或醇提取物可使正常和四氧嘧啶性糖尿病家兔的血糖下降,降低的肝糖原在用药后可恢复,且可抑制食物性血糖升高,桔梗醇提取物的作用较水提取物强;桔梗皂苷可降低大鼠肝内胆固醇的含量,增加胆固醇和胆酸的排泄。

4. 镇静、镇痛、解热 桔梗皂苷小鼠灌胃可抑制小鼠自发活动,延长环己巴比妥钠的睡眠时间,有明显的镇静作用;对小鼠醋酸扭体反应及尾压法有镇痛作用;对正常小鼠及伤寒、副伤寒疫苗所致的发热小鼠,均有显著的解热作用。

5. 扩张血管、减慢心率 麻醉犬动脉内注射桔梗皂苷,可显著降低后肢血管和冠状动脉的阻力,增加血流量,同时伴有暂时性低血压,并可使心率减慢。

6. 抗胃溃疡作用 桔梗皂苷可抑制大鼠胃液分泌以发挥其抗胃溃疡的作用。桔梗粗皂苷十二指肠给药,可使幽门结扎的大鼠的胃液分泌减少,胃蛋白酶的活性受到抑制,可防止消化性溃疡的形成,其作用与阿托品相似,剂量加大后,可完全抑制胃液分泌及溃疡的发生。桔梗粗皂苷可明显减少大鼠醋酸所致的溃疡。

综上所述,桔梗宣肺、利咽、祛痰、排脓功效与祛痰、镇咳、抗炎等药理作用相关。桔梗功效作用的物质基础主要为桔梗皂苷。

【现代应用】

1. 咳嗽、痰多 桔梗或桔梗的复方制剂如复方桔梗止咳片等可改善症状。

2. 咽喉疾病 桔梗配伍生甘草、连翘、牛蒡子、僵蚕,可治疗喉痹、失声、声带结节等。

【不良反应】

桔梗口服一般无不良作用,偶见恶心、呕吐,重者可见四肢出汗、乏力、心烦。桔梗粗皂苷注射有很强的溶血作用,故不可注射给药。

半夏 Banxia

【来源采制】 本品为天南星科植物半夏 *Pinellia ternate* (Thunb.) Breit. 的干燥块茎。夏、秋二季采挖,洗净,除去外皮及须根,晒干,为生半夏。经石灰、明矾或者姜汁炮制后入药。

【性味归经】 味辛,性温,有毒。归脾、胃、肺经。

【功能主治】 具有燥湿化痰,降逆止呕,消痞散结的功能。用于湿痰寒痰,咳喘痰多,痰饮眩悸,风痰眩晕,痰厥头痛,呕吐反胃,胸脘痞满,梅核气;外用消肿止痛。

【主要成分】 半夏块茎含挥发油、琥珀酸、β-谷甾醇、胆碱、胡萝卜苷、葡萄糖醛酸苷、甲硫氨酸、尿黑酸、左旋麻黄碱、葫芦巴碱、天冬氨酸、β-氨基丁酸、γ-氨基丁酸、3,4-二羟基苯甲醛葡萄糖苷及少量蛋白质、多糖、脂肪等。

【药理作用】

1. 镇咳作用 动物实验证明,生半夏、姜半夏、明矾半夏的煎剂灌服,对电刺激猫喉上神经或胸腔注入碘液所引起的咳嗽具有明显的抑制作用。作用部位在中枢。镇咳作用与本品所含生物碱有关。

2. 催吐和镇吐作用 实验证明,生半夏及其未经高温处理的流浸膏有催吐作用。这与前人所说"生半夏,令人吐"相符。但生半夏若经高温处理后,则可除去催吐成分而保留镇吐作用,其催吐作用与所含3,4-二羟基苯甲醛葡萄糖苷有关,因苷元有强烈刺激性。半夏加热炮制或姜汁、明矾炮制的各种半夏制剂,对阿扑吗啡、洋地黄、硫酸铜引起的呕吐有一定的抑制作用。其镇吐作用的成分目前认为与所含葡萄糖醛酸苷、生物碱及甲硫氨酸有关。

3. 对消化系统的影响 制半夏可显著抑制胃液分泌,抑制胃液酸度,降低游离酸和总酸度及抑制胃蛋白酶活性,对急性胃黏膜损伤,有保护和促进恢复作用。半夏可以抑制胃黏膜的 PGE_2 分泌,对胃黏膜有损伤作用。半夏可对豚鼠离体肠管产生收缩作用,同时半夏又可抑制乙酰胆碱、组胺、氯化钡所引起的肠道收缩。半夏醇提取物对小鼠实验性胃溃疡有明显的抑制作用,并有一定的止痛、抗炎作用。

4. 抗肿瘤　半夏的稀醇或水浸出液对动物实验性肿瘤 HCA、肉瘤 S_{180} 都具有明显的抑制作用,推测与其所含的季铵生物碱——葫芦巴碱和 β-谷甾醇有关。葫芦巴碱对小鼠肝癌(HCA)有明显的抑制作用,β-谷甾醇在动物实验中也被证实有抑癌作用。

5. 抗生育抗早孕　半夏蛋白可结合在子宫内膜腺管的上皮细胞膜上,可抑制卵巢黄体孕酮的分泌,使血浆孕酮水平明显下降,子宫内膜变薄而使蜕膜反应消失,使胚胎失去蜕膜支持而流产。

6. 抗心律失常　半夏水浸剂静脉注射可使氯化钡所致犬室性期前收缩迅速消失,同时可使肾上腺素所致心动过速转为窦性心律,对氯化钡引起的犬室性心律失常有明显的对抗作用。

7. 对实验性硅沉着病的影响　半夏制剂腹腔注射或肌内注射,对大鼠实验性硅沉着病的发展有抑制作用,使肺干重或湿重降低,全肺胶原蛋白量减少,病理改变程度较轻。

8. 降血脂作用　半夏可阻止或延缓食饵性高脂血症的形成,并对高脂血症有一定的治疗作用,可明显降低 TC 和 LDL-C 含量。

综上所述,半夏的燥湿化痰、降逆止呕、消痞散结功效主要与镇咳、镇吐、抗肿瘤等作用有关。半夏功效作用的物质基础是其所含的挥发油、生物碱、氨基酸、葡萄糖醛酸苷、多糖、蛋白质等。

【现代应用】

1. 咳嗽　半夏用于常见感冒、咽部充血水肿突发性失声、急慢性咽炎、急慢性支气管炎、肺炎、矽肺等各种原因所致的咳嗽。

2. 呕吐　半夏配伍生姜为专治呕吐的小半夏汤,可用于治疗常见的多种呕吐。

3. 胃溃疡　临床处方也可辨证选择配伍牡蛎、丹参、延胡索、苍术、党参、白术、黄芪、厚朴等,或用六君子汤。

4. 肿瘤　用于治疗甲状腺癌肿、食管癌、贲门癌性梗阻。半夏局部用药对宫颈癌有效。

5. 宫颈糜烂　生半夏洗净晒干研粉,外用治疗宫颈糜烂有效。

【不良反应】

现代药理研究显示半夏的毒性主要体现为黏膜刺激性、肝肾毒性以及妊娠毒性。半夏中的草酸钙针晶及其凝集素蛋白是其主要的刺激性毒性成分。半夏的炮制方法不同,其毒性也不同。以生半夏毒性最大,其次为漂半夏、姜半夏、蒸半夏,而白矾半夏毒性最小。中毒时可服稀醋、浓茶或蛋白等解救。

苦杏仁 Kuxingren

【来源采制】　本品为蔷薇科植物山杏 *Prunus armeniaca* L. var. *ansu* Maxim.、西伯利亚杏 *Prunus sibirica* L.、东北杏 *Prunus mandshurica*(Maxim.)Koehne 或杏 *Prunus armeniaca* L. 的干燥成熟种子。夏季采收成熟果实,除去果肉及核壳,取出种子,晒干。

【性味归经】　味苦,性微温,有小毒。归肺、大肠经。

【功能主治】　具有降气止咳平喘,润肠通便的功能。用于咳嗽气喘,胸满痰多,肠燥便秘。

【主要成分】　苦杏仁中含脂肪油、苦杏仁苷、蛋白质及多种游离氨基酸。此外,尚含苦杏仁苷酶、苦杏仁酶及樱苷酶。

【药理作用】

1. 镇咳、平喘、祛痰　《本草求真》记载,苦杏仁,既有发散风寒之能,复有下气除喘之力。苦杏仁中所含的苦杏仁苷,经肠道微生物酶或其本身所含苦杏仁酶的分解产生氢氰酸,对呼吸中枢呈抑制作用,适量的氢氰酸可发挥镇咳平喘的功效。苦杏仁能缩短哮喘模型豚鼠的发作潜伏期,减少哮喘模型豚鼠的炎症细胞数量。因此苦杏仁可能是通过抑制呼吸中枢和减轻肺组织炎症反应起到镇咳平喘的作用。同时,苦杏仁水煎液给小鼠灌服,有显著的祛痰作用。

2. 抗炎、镇痛作用　苦杏仁胃蛋白酶水解产物和蛋白质成分 KR-A、KR-B 有明显的抗炎作用,苦杏仁中苦杏仁苷还具有抗纤维化的作用。苦杏仁胃蛋白酶水解产物对醋酸所致小鼠扭体反应有抑制作用。苦杏仁苷皮下注射,小鼠热板法和醋酸扭体法均证实苦杏仁有镇痛作用。

3. 对免疫功能影响 苦杏仁苷小鼠肌内注射,能明显促进有丝分裂原对脾脏 T 细胞的增殖和增强小鼠脾脏 NK 细胞的活性。苦杏仁苷对小鼠肝巨噬细胞吞噬功能有非常明显的促进作用。

4. 润肠通便 苦杏仁含丰富的脂肪油,可起到润肠通便的作用。

5. 抗肿瘤 苦杏仁具有良好的抗肿瘤作用。苦杏仁苷分解产生的氢氰酸会抑制细胞呼吸,造成细胞死亡,这一特性提示其有很好的潜在抗肿瘤药用价值。有研究发现苦杏仁苷能通过下调 SNU-C4 人结肠癌细胞周期相关基因而发挥抗癌作用。

6. 对消化系统的作用 苦杏仁苷分解产物之一苯甲醛在体外以及在健康者或消化性溃疡患者体内,均可抑制胃蛋白酶的消化功能。苦杏仁苷皮下注射,对小鼠肝细胞增生有明显的促进作用。

综上所述,与苦杏仁止咳平喘、润肠通便功效相关的药理作用是祛痰、镇咳、平喘、抗炎、免疫促进,以及润肠通便等。其有效成分主要是苦杏仁苷、蛋白酶水解产物及脂肪油等。

【现代应用】

1. 咳嗽、哮喘 取苦杏仁与等量冰糖研碎混合,制成苦杏仁糖,治疗咳嗽、哮喘。苦杏仁炒干粉碎后加红糖搅匀服,治疗慢性咽炎。

2. 肠燥便秘 临床处方可辨证选择苦杏仁配伍黑芝麻、当归、肉苁蓉、柏子仁,或用五仁丸等。

3. 肿瘤 苦杏仁苷,口服或静脉滴注,治疗肺癌、食管癌、支气管癌、梭状细胞肉瘤、精母细胞瘤、慢性髓性白血病、胸膜癌、恶性淋巴瘤、多发性直肠癌、乳腺癌并发骨转移等有一定疗效。

4. 外阴瘙痒 苦杏仁研成细粉,加麻油调成糊状涂擦,或用带线棉球蘸苦杏仁油糊塞入阴道。

【不良反应】

本品含苦杏仁苷,分解产生的氢氰酸可抑制细胞色素氧化酶,使细胞氧化反应停止。人若过量服用(儿童 10～20 粒,成人 40～60 粒),会引发氢氰酸中毒,轻者会引发消化道症状,患者还会出现面红、头痛、头晕、全身无力、口舌发麻、心慌、胸闷,呼吸有苦杏仁味;重者可因呼吸抑制而死亡。解救方法可用亚硝酸钠-硫代硫酸钠法。

川贝母 Chuanbeimu

【来源采制】 本品为百合科植物川贝母 *Fritillaria cirrhosa* D. Don、暗紫贝母 *Fritillaria unibracteata* Hsiao et K. C. Hsia、甘肃贝母 *Fritillaria przewalskii* Maxim.、梭砂贝母 *Fritillaria delavayi* Franch.、太白贝母 *Fritillaria taipaiensis* P. Y. Li 或瓦布贝母 *Fritillaria unibracteata* Hsiao et K. C. Hsia var. *wabuensis*(S. Y. Tang et S. C. Yue)Z. D. Liu, S. Wang et S. C. Chen 的干燥鳞茎。按性状不同分别习称"松贝""青贝""炉贝"和"栽培品"。夏、秋二季或积雪融化时采挖,除去须根、粗皮及泥沙,晒干或低温干燥。四川产者为道地药材。

【性味归经】 味苦、甘,性微寒。归肺、心经。

【功能主治】 具有清热润肺,化痰止咳,散结消痈的功能。用于肺热燥咳,干咳少痰,阴虚劳嗽,痰中带血,瘰疬,乳痈,肺痈。

【主要成分】 川贝母含有多种甾体生物碱。暗紫贝母含有蔗糖和松贝宁。甘肃贝母尚含有岷贝碱甲、乙等。梭砂贝母含有梭砂贝母碱、梭砂贝母酮碱、西贝母碱等。太白贝母与川贝母、暗紫贝母、甘肃贝母所含生物碱种类一致。瓦布贝母含有异浙贝甲素氮氧化物、西贝素、异浙贝甲素等。

【药理作用】

1. 祛痰、镇咳、平喘 川贝母浸膏小鼠灌胃,对氨水刺激引起的咳嗽无明显镇咳作用,但可增加小鼠呼吸道酚红排泄量,有明显祛痰作用。贝母总生物碱对组胺所致豚鼠离体平滑肌痉挛有明显松弛作用,对乙酰胆碱和组胺引发哮喘的豚鼠有显著平喘效果。

2. 抑菌作用 体外抑菌实验表明,川贝母醇提取液对革兰氏阳性的葡萄球菌和革兰氏阴性的卡他球菌具有抑制作用;川贝母的总生物碱提取液对金黄色葡萄球菌和粪肠球菌有明显抑制作用。

3. 对胃肠道作用 西贝母碱对离体豚鼠回肠、兔十二指肠及在体的犬小肠有松弛作用,可对抗乙酰胆碱、组胺和氯化钡所致的痉挛,同时平贝母总碱可抑制胃蛋白酶活性,对多种实验性溃疡均有抑制作用。

4. 对心血管作用 犬静脉注射西贝母碱可引起外周血管扩张,血压下降,心电图无变化。

综上所述,川贝母清热润肺,化痰止咳,散结消肿之功效的实质是镇咳祛痰、平喘、抑菌等作用。川贝母功效作用的物质基础主要为川贝母的生物碱。

【现代应用】

1. 呼吸道感染咳嗽 川贝母被广泛用于急慢性支气管炎及上呼吸道感染等引起的咳嗽,咳痰不利。市售有各种制剂。

2. 肺结核咳嗽 川贝母有良好的止咳效果。

【不良反应】

对引种栽培的瓦布贝母、浓密贝母与野生川松贝母口服毒性的研究显示,小鼠1次灌胃60 g/kg(生药量)后观察7天,其全部存活,且无任何异常。灌胃不同贝母的3只小鼠口服给药后的最大耐受量均超过60 g/kg(生药量),相当于临床常用量的480倍,提示贝母口服毒性较低。

天南星 Tiannanxing

【来源采制】 本品为天南星科植物天南星 *Arisaema erubescens*(Wall.)Schott.、异叶天南星 *Arisaema heterophyllum* Bl. 或东北天南星 *Arisaema amurense* Maxim. 的干燥块茎。秋、冬二季茎叶枯萎时采挖,除去须根及外皮,干燥,即生南星,只能外用。用姜汁、明矾炮制用则为制天南星,可内服。

【性味归经】 味苦、辛,性温,有毒。归肺、肝、脾经。

【功能主治】 具有散结消肿的功能。外用治痈肿,蛇虫咬伤。制品具有燥湿化痰、祛风止痉、散结消肿的功效。用于顽痰咳嗽,风痰眩晕,中风痰壅,口眼㖞斜,半身不遂,癫痫,惊风,破伤风。

【主要成分】 天南星含有三萜皂苷、安息香酸、苯甲酸、D-甘露醇、β-谷甾醇、原儿茶醛、D-葡萄糖、葡萄糖苷和多种氨基酸、钙、磷、铝、锌等21种无机元素。所含生物碱以葫芦巴碱、秋水仙碱、胆碱、水苏碱为主。

【药理作用】

1. 镇静、镇痛 天南星煎剂分别给家兔、大鼠腹腔注射均有明显的镇静作用,导致活动减少、安静、翻正反射迟钝,也可以延长戊巴比妥对小鼠的睡眠作用时间。天南星乙醇提取物口服能够明显抑制小鼠自主活动。热板法表明,天南星煎剂小鼠腹腔注射,有明显止痛作用。

2. 抗惊厥 腹腔注射天南星煎剂能提高家兔的电惊厥阈值。小鼠腹腔注射天南星水浸剂,能够明显降低士的宁所致惊厥率和死亡率,而且能降低马钱子碱、戊四氮、咖啡因对小鼠所致的惊厥率。天南星能对抗烟碱所致的惊厥死亡,尚能部分消除其肌肉震颤症状,能提高家兔对电惊厥的阈值,呈抗惊厥作用。天南星可推迟肌内注射破伤风毒素所致惊厥小鼠的死亡时间。

3. 祛痰 天南星煎剂灌胃,能显著增加麻醉兔支气管黏膜分泌,从而达到祛痰效果。小鼠酚红试验表明,天南星水煎剂口服有祛痰作用。祛痰作用的有效成分与其所含皂苷有关。作用机制为天南星所含皂苷对胃黏膜有刺激性,口服后能反射性地增加气管或支气管黏膜分泌而祛痰。

4. 抗肿瘤 天南星提取物在体外对肝癌 SMMC-7221 细胞增殖有显著抑制作用,能诱导 SMMC-7221 细胞程序凋亡,其抑制细胞生长率与药物浓度、作用时间呈剂量依赖性。鲜天南星水提醇沉制剂对小鼠实验肉瘤 S_{180}、HCA 实体瘤、鳞状上皮子宫瘤有明显的抑制作用,体外对 Hela 细胞有抑制作用,使细胞浓缩成团块,破坏正常细胞结构,部分细胞脱落,并证明 D-甘露醇可能是抗癌的有效成分。

5. 抗心律失常 天南星中的两种生物碱 S_{201}、S_{202} 对离体犬的心房和乳头肌收缩力及窦房结频率均有抑制作用,并能拮抗异丙肾上腺素对心脏的作用。天南星所含的掌叶半夏碱乙(腺嘌呤合成品)对犬、猫及大鼠均有降压作用,有使心肌耗氧量降低的趋势,使左室做功明显减少。天南星的乙醇提取物对乌头碱诱发大鼠心律失常也具有对抗作用,既能延缓心律失常的出现,又能缩短心律失常持续时间。

6. 抗菌 天南星的醇提取物对革兰氏阳性菌、革兰氏阴性菌均有明显的抑制作用,具有广谱的抗菌作用。天南星的抗菌活性还体现在其不同部位分离的内生菌也表现出明显的抗菌活性。

7. 抗凝血 酒糊或醋糊天南星对外伤性模型大鼠血瘀有很好的治疗作用,可明显降低大鼠的血瘀症状积分。从天南星中分解得到的一种外源性凝集素,在 2 μg/mL 浓度下就能凝集兔子的红细胞。天南星炮制品的水煎液有促凝作用,水浸液则具有抗凝作用。

【现代应用】

1. 癫痫 制南星配胡椒、水牛角、冰片,名癫痫片,对治疗癫痫有一定疗效。临床处方可辨证选择配伍半夏、白僵蚕、全蝎、蝉蜕、防风、当归,或用玉真散。

2. 面神经麻痹 用鲜天南星取汁调醋涂于患侧颊部,效果良好。临床处方可辨证选择配伍白附子、白僵蚕、全蝎、防风、荆芥、川芎、桂枝等,或加入牵正散使用。

3. 宫颈癌 制南星复方内服配合局部外用,治疗宫颈癌有效,对溃疡型、结节型效果更佳。临床处方可辨证选择配伍半夏、黄独、白英、龙葵、冬凌草、黄芪、当归等。

【不良反应】

天南星的毒性,历代药书都有记载。2020 年版《中华人民共和国药典》也将其列为有毒中药。天南星具有强烈的刺激毒性,表现为口唇刺痛肿胀、咽喉肿痛或失声、流涎、气管阻塞、呼吸困难甚至窒息死亡,有的可能引起智力发育障碍。天南星与皮肤接触后会出现瘙痒、湿疹,严重者可引发接触性皮炎。天南星水浸液小鼠腹腔注射的 LD_{50} 为 13.5 g/kg。目前,人们认为天南星的刺激性毒性主要源于草酸钙针晶及附属的蛋白酶类物质。

山豆根 Shandougen

【来源采制】 本品为豆科植物越南槐 *Sophora tonkinensis* Gagnep. 的干燥根及根茎。秋季采挖,除去杂质,洗净,干燥。

【性味归经】 味苦,性寒,有毒。归肺、胃经。

【功能主治】 具有清热解毒,消肿利咽的功能。用于火毒蕴结,乳蛾喉痹,咽喉肿痛,齿龈肿痛,口舌生疮。

【主要成分】 主要含有喹喏里西啶类生物碱、黄酮类及多糖成分。

【药理作用】

1. 抗病原微生物 山豆根有良好的抑菌作用,100％浸出液体外对大肠杆菌等多种致病菌有明显抑制作用。山豆根总碱、苦参碱、氧化苦参碱、槐果碱、13,14-去氢槐定碱均具有抗乙型肝炎病毒(HBV)作用,可降低乙型肝炎病毒转基因小鼠肝脏内 HBsAg 和 HBeAg 的含量。

2. 抗炎、解热、镇痛 山豆根可通过直接途径及兴奋垂体-肾上腺皮质系统的间接途径对抗组胺、醋酸和二甲苯引起的炎症。本品能降低正常大鼠体温,并能抑制醋酸所致小鼠扭体反应。

3. 抗肿瘤 山豆根水提取液对体外培养的人食管癌细胞具有杀伤作用,杀伤作用随药物作用时间的延长而增强,对于肿瘤缺氧细胞具有选择性毒性,并能使谷氨酸脱氢酶、苹果酸脱氢酶和乳酸脱氢酶活性下降;抑制体外培养的人肝癌细胞的增殖,降低线粒体代谢活性。山豆根所含多种生物碱为其抗肿瘤有效成分,苦参碱、氧化苦参碱、槐果碱等对实验性肿瘤均有明显抑制作用。山豆根生物碱对小鼠宫颈癌、肉瘤、胃鳞状上皮癌,大鼠腹水型肉瘤、腹水实体肝癌等多种实验性肿瘤均有不同程度的抑制作用;能抑制急性淋巴细胞型白血病和急性粒细胞型白血病患者白细胞的脱氢酶。

4. 保肝 山豆根提取物口服或注射给药,能降低四氯化碳所致肝损伤小鼠血清转氨酶及肝脏羟脯氨酸含量,增大血清白蛋白和白蛋白/球蛋白(A/G)值,减轻肝组织的变性坏死程度;可降低乙型病毒性肝炎患者的黄疸指数,降低 ALT、AST,缓解慢性肝炎临床症状。山豆根所含的主要成分苦参碱可通过抑制巨噬细胞、肝巨噬细胞分泌的白细胞介素-1(IL-1)、白细胞介素-6(IL-6)、肿瘤坏死因子-α(TNF-α),阻断转化生长因子-$β_1$(TGF-$β_1$)的作用,从而抑制贮脂细胞增殖和胶原合成,发挥抗肝纤维化的作用。

5. 抗消化性溃疡 山豆根醇提取物部分能抑制胃液分泌,对大鼠幽门结扎性溃疡、应激性溃疡、醋酸性溃疡等有治疗作用,所含黄酮类成分有抑制胃液分泌、抗溃疡作用。

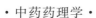
6. 抗心律失常 山豆根总生物碱腹腔注射或肌内注射,或所含苦参碱、氧化苦参碱、槐果碱等具有明显抗心律失常活性,能对抗乌头碱、氯仿、肾上腺素、哇巴因、氯化钙或冠状动脉结扎等诱发的实验动物心律失常。苦参碱可抑制乌头碱诱发的大鼠左心房的自律性,延长乌头碱诱发自动节律的潜伏期,减慢其初始频率,可直接抑制心肌细胞膜 Na^+ 的内流。

7. 升压与降压 山豆根用乙醇提取经酸处理所得的脂溶性酸性部分给麻醉犬静脉注射可升压,升压作用与激动 α 受体有关。山豆根总碱有降压的作用,这可能与其直接扩张血管作用有关。山豆根总碱还能显著增加豚鼠离体心脏冠状动脉血流量,作用强度与心肌收缩力增强无关,为直接的扩张冠状动脉作用。

8. 对中枢神经系统的双向作用 山豆根能抑制小鼠自发活动,拮抗苯丙胺的兴奋作用,加强戊巴比妥钠、硫喷妥钠及水合氯醛对中枢的抑制作用。山豆根不能对抗士的宁、戊四氮引起的惊厥,但能增加士的宁引起的惊厥发作,增加死亡动物数,提示山豆根在抑制高级中枢的同时,可能对低级中枢具有兴奋作用。

9. 抑制免疫 山豆根注射液能抑制小鼠腹腔巨噬细胞的吞噬功能,降低特异性玫瑰花形成细胞数和血清溶血素的水平,使体内淋巴细胞转化率下降。

【现代应用】

1. 急慢性咽喉炎 山豆根口服液治疗急慢性咽喉炎,有效率高达 95%。

2. 扁桃体炎 单用本品作煎剂含漱或配伍生大黄研细末吹撒患处,用于治疗扁桃体炎。

3. 乙型肝炎 以山豆根提物加工制成的注射液,用于治疗慢性乙型肝炎。

4. 流行性乙型脑炎 以山豆根的主要有效成分苦参碱制备的肝炎灵注射液,可作为流行性乙型脑炎的一种辅助治疗药物。

5. 皮肤病 以植物油浸取山豆根,外搽可治疗体癣、面癣、手足癣。以醋或 75% 乙醇浸提山豆根,浸提液外搽可治头皮糠疹、脂溢性皮炎引起的头皮屑。山豆根粉高压消毒后局部用药可用于治疗宫颈糜烂。

6. 肿瘤 对鼻咽癌、肺癌、肝癌、宫颈癌、膀胱癌、滋养叶细胞肿瘤、白血病有治疗效果,对食管癌前病变有一定的阻断作用。山豆根与喜树碱合用治疗膀胱癌有一定疗效。

7. 心律失常 山豆根用于治疗心律失常,有一定的疗效。

【不良反应】

山豆根有毒。《开宝本草》云,毒烈之气,倾损中和。山豆根在 2020 年版《中华人民共和国药典》中药毒性分类中属于有毒中药,规定用量为 3～6 g。山豆根的毒性作用包括肝毒性、神经毒性、消化道毒性、心血管毒性和肾脏毒性。较大剂量口服可致胃肠道、心血管及中枢系统不良反应,如恶心、呕吐、腹泻,血压降低、房颤、头晕、四肢无力,严重者可出现四肢抽搐、昏迷,甚至呼吸停止而死亡。

止嗽散 Zhisou San

【方剂组成】 止嗽散出自《医学心悟》,属辛温解表剂。本方由桔梗(炒)、荆芥、紫菀(蒸)、百部(蒸)、白前(蒸)各 1000 g,甘草(炒)375 g,陈皮(水洗去白)500 g 组成。

【功能主治】 具有宣利肺气,疏风止咳的功能。主治风邪犯肺证,咳嗽咽痒,咳痰不爽,或微有恶风发热,舌苔薄白,脉浮缓。

【与功能主治相对应的主要药理作用】

1. 镇咳、化痰 实验研究证实,止嗽散水煎液、醇提取液都能显著延长氨水引起的小鼠咳嗽潜伏期,减少咳嗽次数,并能明显增加小鼠呼吸道酚红的排泄量,说明止嗽散具有显著的镇咳化痰作用。

2. 平喘 研究发现,止嗽散水煎液、醇提取液可以有效减轻哮喘模型豚鼠的气道炎症,能减少过敏性哮喘豚鼠肺组织炎症细胞的浸润,从而保护肺组织微观结构免受损伤。

【现代应用】

本方常用于各种原因所致肺失宣降而出现的咳嗽、咳痰的治疗。

1. 四季咳嗽 外感风寒、风热所出现的咳嗽,都可用本方加减治疗。

2. 儿童咳嗽变异型哮喘 止嗽散加减配合西药治疗儿童咳嗽变异型哮喘,疗效确切,复发率低,临床应用效果较好。

→ **目标检测**

一、名词解释

1. 化痰止咳平喘药

2. 痰饮

二、名词解释

1. 桔梗的主要成分是什么?其祛痰的作用机制是什么?

2. 半夏为什么既具有催吐作用,又具有镇吐作用?

3. 可以治疗肠燥便秘的止咳平喘药是什么?其治疗肠燥便秘的作用机制是什么?

4. 苦杏仁的不良反应是什么?

(向晓雪)

在线答题

目标检测
答案解析

Note

第十七章 安 神 药

学习目标

知识目标

掌握 安神药的概念、分类及安神药与功能主治相对应的主要药理作用。酸枣仁、远志的主要药理作用、主要成分、现代应用。

熟悉 安神药灵芝的主要药理作用及现代应用。

了解 酸枣仁汤的药理作用及现代应用。

技能目标

能正确地使用安神药防病治病。

课程思政目标

提高学生的科学素质；培养学生良好的职业道德和职业责任感；培养学生的沟通能力和服务意识。

第一节 概 述

凡能安神定志，用于治疗心神不宁的药物，称为安神药。安神药大多味甘，性平，多入心、肝经，具有安神养心、平肝潜阳的功效，可用于心气虚、心血虚、心火亢盛等引起的心神不宁、烦躁易怒、失眠多梦、健忘、惊风、癫痫、癫狂等。安神药根据性味及临床功效，可分为养心安神药和重镇安神药两类。前者多为植物种仁类，其性甘润滋养，如酸枣仁、柏子仁、合欢花等，多用于心肝血虚，心神失养所致的心悸怔忡、失眠多梦等心神不宁的虚证。后者多为矿石类物质，质重性降，如朱砂、龙骨、磁石等，多用于心悸失眠、惊痫发狂、烦躁易怒等阳气躁动、心神不宁的实证。

安神药主治的心神不宁与现代医学中的心律失常、睡眠障碍、癫痫、精神失常等疾病有较大关联，因此，安神药的现代药理研究主要集中在中枢神经系统及心血管系统等方面。

【与功能主治相对应的主要药理作用】

1. 镇静催眠 无论是养心安神药或重镇安神药，均有镇静催眠作用，如酸枣仁、远志、朱砂、磁石、龙骨及酸枣仁汤、甘麦大枣汤等，均可使多种实验动物自主活动减少，并协同巴比妥类药的中枢抑制作用，可以延长阈下剂量下戊巴比妥钠致小鼠的睡眠时间，但本类药物均不具有麻醉作用。

2. 抗惊厥 酸枣仁、远志、朱砂、磁石、琥珀等均有抗惊厥作用，能对抗士的宁或戊四氮所致的惊厥，对大鼠听源性惊厥、小鼠电惊厥等亦有一定程度的对抗作用。

3. 对心血管的作用 酸枣仁、远志对心血管系统尚有一定影响，具有抗心肌缺血作用，能通过降血脂和调节血脂蛋白来抑制动脉粥样硬化的形成和发展。酸枣仁、灵芝、远志有一定的降压和抗心律失常的作用,酸枣仁、灵芝等具有抗心肌缺血的作用。

4.其他作用 远志具有祛痰的作用,酸枣仁、灵芝还具有调节免疫的作用。

综上所述,安神药的功能主治主要与镇静、催眠、抗心律失常等作用有关;重镇安神药的功能主治主要与镇静、催眠、抗惊厥等作用有关。

【常用药物与方剂】 安神药常用药物有酸枣仁、远志、合欢花、夜交藤、磁石、灵芝等。常用复方有酸枣仁汤、朱砂安神丸、天王补心丹等。安神药常用药物与方剂主要药理作用见表17-1。

表 17-1 安神药常用药物与方剂主要药理作用简表

传统功效	养心安神	滋阴养肝	养心安神	养心安神	
药理作用	镇静催眠	抗惊厥	增强免疫功能	心血管作用	祛痰
酸枣仁	＋	＋	＋	＋	
远志	＋	＋		＋	＋
灵芝	＋	＋	＋	＋	
酸枣仁汤	＋	＋			

第二节 常 用 药 物

酸枣仁 Suanzaoren

【来源采制】 本品为鼠李科植物酸枣 *Ziziphus jujuba* Mill. var. *spinosa*（Bunge）Hu ex H. F. Chou 的干燥成熟种子。秋末冬初采收成熟果实,除去果肉和核壳,收集种子,晒干。生用或炒用,用时捣碎。

【性味归经】 味甘、酸,性平。归肝、胆、心经。

【功能主治】 具有养心补肝,宁心安神,敛汗,生津的功能。用于虚烦不眠,惊悸多梦,体虚多汗,津伤口渴。

【主要成分】 主要含有酸枣仁皂苷,其结构与三七皂苷、人参皂苷较为相似,主要包括达玛烷型三萜类化合物和羽扇豆烷型三萜类化合物;还含有黄酮类化合物,包括斯皮诺素、当药素、芹菜素、酸枣黄素等;酸枣仁中主要含有异喹啉生物碱和环肽生物碱;此外,酸枣仁脂肪酸含量较高,还含有甾体化合物及人体必需氨基酸。

【药理作用】

1.镇静、催眠 酸枣仁水煎液、酸枣仁总皂苷、酸枣仁油、酸枣仁总黄酮等可使大鼠慢波睡眠的脑电波幅度明显增大,延长总睡眠时间,减少觉醒时间。酸枣仁总皂苷能明显抑制正常小鼠的活动次数,抑制苯丙胺的中枢兴奋作用,使大鼠的协调运动能力降低。酸枣仁油乳剂灌胃,可使小鼠自主活动减少,与戊巴比妥钠合用,可延长小鼠睡眠时间。酸枣仁总黄酮 10～40 mg/kg 灌胃,也能产生镇静催眠作用,且呈一定的量效关系。酸枣仁中的皂苷成分、黄酮类成分及酸枣仁油是其镇静催眠的物质基础,作用机制与调节神经递质,影响相关细胞因子有关。

2.抗惊厥、抗抑郁 酸枣仁水提取物灌胃,可明显减少戊四氮所致的小鼠阵挛性惊厥,并降低其死亡率,能延长士的宁所致惊厥的潜伏期和死亡时间。酸枣仁可减少前额叶 5-羟色胺等,有抗抑郁作用。

3.抗心肌缺血和心律失常 酸枣仁总皂苷能抗大鼠心肌缺血,保护缺氧心肌细胞,这可能与其清除脂质过氧化物及抗钙超载有关。酸枣仁水提取物能对抗乌头碱、氯化钡、氯仿诱发的实验动物的心律失常,有减慢心率的作用,其机制与迷走神经兴奋及 β_1 受体阻断无关。

4.降压 酸枣仁总皂苷、水溶液对自发性高血压大鼠均有明显的降压作用,这种作用可能是直接扩

157

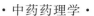

张血管所致。

5. 降血脂、抗动脉硬化　酸枣仁总皂苷腹腔注射,能明显降低正常大鼠血清 TC、TG,显著升高 HDL-C。酸枣仁皂苷 A 可抑制动脉粥样硬化的形成与发展,其机制与其抑制血管平滑肌细胞过度增殖,降血脂,调节血浆脂蛋白作用相关。

6. 增强免疫功能　酸枣仁提取物能明显提高小鼠淋巴细胞转化值和抗体溶血素,明显增强小鼠单核巨噬细胞的吞噬功能,增高小鼠迟发型超敏反应的发生率,并能拮抗环磷酰胺引起的小鼠迟发型超敏反应的抑制作用。酸枣仁多糖能增强小鼠的体液免疫和细胞免疫功能,对放射线引起的白细胞减少有明显的拮抗作用。以水苏糖、酸枣仁提取物为主要原料的口服液能显著增多小鼠抗体生成细胞数及提高 NK 细胞活性,提高 ConA 诱导的小鼠淋巴细胞转化能力。

7. 其他　酸枣仁皂苷能延长缺氧动物的存活时间,对缺血性脑损伤有保护作用;能抗脂质过氧化,改善小鼠学习记忆能力。酸枣仁总皂苷可提高 SOD 的活性,降低自由基损伤,发酵后的酸枣仁抗氧化活性增强。

【现代应用】

1. 神经衰弱、失眠　酸枣仁粉、复方酸枣仁汤、枣仁安神胶囊、酸枣仁散治疗各种病因引起的失眠和神经衰弱取得良好疗效。

2. 围绝经期综合征　酸枣仁汤加减可用于治疗围绝经期综合征。

3. 室性期前收缩　以酸枣仁汤治疗室性期前收缩疗效好。

4. 各种疼痛　酸枣仁治疗头痛、神经痛、胃痛、四肢痛、腰痛有效,对虚证的治疗效果优于实证。

【不良反应】

酸枣仁中含有三萜类物质,用量过大可致口唇麻木、咽喉堵塞感、舌强、流涎、四肢麻木、心律失常。

远志 Yuanzhi

【来源采制】　本品为远志科植物远志 *Polygala tenuifollia* Willd. 或卵叶远志 *Polygala sibirica* L. 的干燥根。春、秋二季采挖,除去须根和泥沙,晒干或抽取木心晒干。

【性味归经】　味苦、辛,性温。归心、肾、肺经。

【功能主治】　具有安神益智,交通心肾,祛痰,消肿的功能。用于心肾不交引起的失眠多梦、健忘惊悸、神志恍惚,咳痰不爽,疮疡肿毒,乳房肿痛。

【主要成分】　远志主要含有皂苷类、苯并色原酮、糖苷类、生物碱等化学成分。远志根中尚含 3,4,5-三甲氧基桂皮酸、远志醇、细叶志定碱、脂肪油、树脂等。

【药理作用】

1. 镇静、抗惊厥　大鼠口服远志提取物后,在血和胆汁中发现了能延长小鼠戊巴比妥钠睡眠时间的活性物质 3,4,5-三甲氧基肉桂酸(TMCA)、甲基-3,4,5-三甲氧基肉桂酸(MTMCA)和对氧甲基肉桂酸(PMCA),提示远志水提取物中含有 TMCA 的前体物质。远志皂苷 E、F、G 等可延长环己烯巴比妥钠所致的小鼠的睡眠时间。远志皂苷可浓度依赖性地减少阿扑吗啡诱导的大鼠攀爬行为及 5-羟色胺诱导的复合胺综合征,同时还可抑制 MK-801 及可卡因导致的大鼠过度活跃,提示其有作为安定剂的可能。交互实验的结果表明,联合应用 TMCA 和远志皂苷能更有效地延长戊巴比妥钠所致的小鼠睡眠时间。另有学者研究报道,小鼠灌服远志根皮、全根和根部木心提取物对五甲烯四氮唑所致惊厥的对抗作用强度,以全根较强、根皮次之、根部木心则无效。

2. 镇咳祛痰　远志具有祛痰作用,但由于实验方法不同,其祛痰效果差异较大。小鼠酚红试验显示,远志的祛痰作用较桔梗强,而用犬呼吸道分泌液测定法,其作用不如桔梗。研究发现,远志的祛痰作用可能是由其所含皂苷对胃黏膜的刺激作用,反射性促进支气管分泌液增加所致。采用氨水诱发咳嗽法和比色法观察生远志以及各炮制品水煎液对小鼠的镇咳和祛痰作用,结果表明:生远志、蜜制远志、姜制远志、炙(甘草制)远志具有显著的镇咳作用;生远志高剂量、蜜远志低剂量、炙远志高剂量组有明显的祛痰作用、降压作用。远志皂苷 2D 和 3C 为远志镇咳作用的主要成分,远志皂苷 3D 是其祛痰作用的主要成分。

3. 抗衰老、增强记忆力　远志皂苷给药后,能够改善痴呆大鼠的学习记忆,使脑内 M 受体密度升高,乙酰胆碱转移酶活性增强,脑内胆碱酯酶活性降低。远志皂苷对老年性痴呆的胆碱能神经系统功能减退有一定的改善作用。

4. 对平滑肌作用　远志对未孕大鼠子宫平滑肌有兴奋作用,对离体兔回肠、脑动脉条、豚鼠气管条平滑肌均有兴奋作用。

5. 中枢降压作用　远志煎剂具有短暂的中枢降压作用,但作用短暂,在 1～2 分钟即可恢复至原水平,重复给药未见快速耐受现象。采用尾袖法测定清醒大鼠和肾性高血压大鼠(RVHR)收缩压方法,研究远志皂苷对血压的影响,结果证明远志皂苷有降压作用,此作用可能与迷走神经兴奋,神经节阻断有关。

6. 其他　此外,远志还有利尿、抗氧化、抗衰老、抗菌等作用。

【现代应用】

1. 神经衰弱、失眠　远志复方制剂可改善睡眠质量、改善记忆。主治心肾不交之心神不宁、失眠、惊悸等症,常与茯神、龙齿、朱砂等镇静安神药同用,如远志丸;还可治健忘。

2. 癫痫　本品复方制剂可用于治痰阻心窍所致之癫痫抽搐、惊风发狂等。用于癫痫昏仆、痉挛抽搐者,可与半夏、天麻、全蝎等化痰、息风药配伍;治疗惊风狂证发作,常与菖蒲、郁金、白矾等祛痰、开窍药同用。

3. 慢性支气管炎　远志及其制剂可使慢性支气管炎患者痰液易于咳出。可用于治痰多黏稠、咳吐不爽或外感风寒、咳嗽痰多者,常与苦杏仁、贝母、瓜蒌、桔梗等同用。

【不良反应】

远志皂苷具有溶血作用,大剂量服用有恶心、呕吐等不良反应。

灵芝 Lingzhi

【来源采制】　本品为多孔菌科真菌赤芝 *Ganoderma. Lucidum*(Leyss. ex Fr.)Karst. 或紫芝 *Ganoderma. sinense* Zhao,Xu et Zhang 的干燥子实体。全年采收,除去杂质,剪除附有朽木、泥沙或培养基质的下端菌柄,阴干或于 40～50 ℃烘干。

【性味归经】　味甘,性平。归心、肺、肝、肾经。

【功能主治】　具有补气安神、止咳平喘的功能。用于心神不宁,失眠心悸,肺虚咳喘,虚劳短气,不思饮食。

【主要成分】　灵芝孢子的化学成分包括蛋白质和氨基酸类、糖肽类、维生素类、胡萝卜素、甾醇类、三萜类、生物碱类、脂肪酸类、内酯和无机离子等。

【药理作用】

1. 镇静、镇痛　灵芝多种制剂均可使小鼠自发性活动减少,有明显的镇静作用,灵芝还可减弱小鼠攀附能力,轻度松弛肌肉,其镇静作用随剂量加大而增强。灵芝液能显著增强巴比妥类药物的中枢抑制作用,可加强氯丙嗪、利血平的镇静作用,拮抗苯丙胺的兴奋作用。灵芝浓缩液小鼠灌胃或腹腔注射后,痛阈值均提高。灵芝中的云芝糖肽(PSP)具有确切的镇痛作用,它不仅对急性皮肤痛和内脏痛有镇痛作用,而且对急慢性炎症性疼痛也有明显的镇痛作用,并呈现明显的量效关系。

2. 改善心脏功能

(1)抗心肌缺血:灵芝有显著的抗心肌缺血的作用。静脉注射发酵灵芝总碱可使冠状动脉血流量增加,对垂体后叶素引起的豚鼠、家兔急性心肌缺血具有明显的保护作用,同时能明显降低冠状动脉阻力和心肌耗氧量,改善缺血心肌的心电图变化,使升高的 T 波显著降低。发酵灵芝总提取物静脉注射可增加猫冠状动脉血流量和脑血流量。

(2)改善心肌代谢:灵芝腹腔注射或灌胃均能显著提高小鼠耐受低压及常压缺氧能力,可提高预先给予异丙肾上腺素的小鼠耐受低压缺氧的能力。灵芝发酵液能增加缺氧动物的动-静脉血氧分压差,使缺氧动物心肌 ATP 和糖原的含量维持在较高水平,说明灵芝有改善缺氧动物心肌代谢的作用。灵芝浸膏对大鼠心肌线粒体也有保护作用。

(3)加强心肌收缩力:灵芝有明显的强心作用,可使心肌收缩力增加,对心率无明显影响。灵芝酊对在体兔心脏、正常和戊巴比妥钠中毒的离体蟾蜍心脏均有明显的强心作用,对后者的作用尤为显著。灵芝发酵浓缩液、灵芝子实体注射液、灵芝热醇提取液均有强心作用。

(4)抗心律失常:灵芝具有良好的拮抗室性心律失常的作用。灵芝注射液静脉注射可使氯化钡引起的室性心律失常完全消失,平均有效作用时间为 2 分 54 秒。当药物作用消失重现室性心律失常时,再给予灵芝注射液仍然可获得同样的效应。

3.抗血管栓塞与动脉粥样硬化

(1)抗血栓和抗血小板聚集:灵芝热水提取物对内毒素引起的大鼠弥散性血管内凝血具有明显影响,能防止血小板减少、纤维蛋白原减少,抑制内毒素引起高脂血症大鼠肝静脉中血栓的形成。体外实验发现灵芝具有抑制血小板聚集及抗凝血酶作用。灵芝子实体、灵芝注射液可抑制 ADP 和胶原诱导的血小板聚集,使血小板最大聚集率明显降低。灵芝浸膏可抑制大鼠体外血栓形成,使血栓长度和湿重减少。

(2)降血脂、抗动脉粥样硬化:给大鼠饲喂灵芝菌丝体可显著降低血清和肝脏中胆固醇和甘油三酯的含量,显示灵芝有降血脂作用。长期给家兔口服灵芝浓缩液或糖浆可使实验性高胆固醇血症家兔主动脉粥样斑块形成缓慢且斑块程度减轻,但对血清脂质变化无影响。

4.促进造血　灵芝能促进骨髓细胞核酸及蛋白质的生物合成,故能促进骨髓细胞的造血功能。灵芝孢子粉、灵芝口服液等多种制剂对动物放射性损伤均有明显的保护作用,可对抗白细胞数的减少,促进体重和血象的恢复,显著提高小鼠的存活率,延长动物的存活时间等。

5.调节免疫功能　灵芝有良好的免疫调节功能。灵芝提取物可以作用于免疫系统各方面,对免疫细胞、免疫因子有明显的调节作用,其调节作用与机体状态、免疫系统功能水平、免疫细胞激活程度及所用药物的剂量和疗程有关。灵芝可增强机体的免疫防御机制,增强免疫功能。但当机体受异种抗原侵袭导致免疫亢进,产生各种变态反应或免疫性病理损害时,灵芝则可抑制亢进的免疫反应,维持自身稳定。

6.抗衰老　灵芝能提高细胞 SOD 的活性,对氧自由基的产生和红细胞脂质过氧化均有抑制作用,并对体内自由基有清除作用。细胞核的变化及核内 DNA 复制合成能力在细胞衰老过程中具有重要地位。灵芝能提高 DNA 多聚酶活性,对肝、骨髓、红细胞的 DNA、RNA、蛋白质的生物合成均有促进作用。灵芝多糖可显著提高老年小鼠脾细胞的 DNA 多聚酶活性,并使之趋于正常,这一重要作用不仅是其使老年性免疫功能缺陷恢复的分子生物学基础,而且是其抗衰老的重要环节。

7.保肝、解毒　灵芝能较好地保护肝脏免受化学物质和病毒的损害。小鼠口服赤芝酊,能减轻四氯化碳所致中毒性肝炎的病理损害。灵芝或紫芝的乙醇提取物对于四氯化碳引起的 AST 升高及肝脏甘油三酯的蓄积均有明显降低作用,并能减轻乙硫氨酸引起的脂肪肝,增强肝脏部分切除小鼠的肝脏再生能力。灵芝对有毒化学物质的对抗主要靠提高肝脏解毒能力来实现。灵芝能提高小鼠肝脏代谢戊巴比妥钠的能力,灵芝或紫芝提取液可使洋地黄毒苷和吲哚美辛引起的实验性中毒小鼠的死亡率明显下降。灵芝对多种肝炎病毒也有抑制作用,其机制主要是提高机体免疫功能。

8.抗应激、抗过敏　灵芝能提高机体对有害刺激的抵抗能力。如用灵芝热水浸出物给小鼠灌胃,在一定剂量范围内能明显延长小鼠负重游泳的时间。灵芝浸膏、灵芝注射液可提高烫伤动物存活率和延长存活时间。赤芝发酵浓缩液不仅能显著抑制卵蛋白及破伤风毒素对豚鼠的致敏作用,也能显著抑制卵蛋白及破伤风类毒素对豚鼠肺组织的致敏作用,抑制过敏介质组胺及慢反应物质(SRS-A)的释放,且作用强度与药物浓度成正比。

9.其他　此外,灵芝还具有镇咳、祛痰、抗肿瘤、抗炎、降血糖等作用。

【现代应用】

1.冠心病、心绞痛及高脂血症　各种灵芝制剂对冠心病及高脂血症具有较好的疗效。对冠心病、心绞痛总有效率为 56.2%~89.6%。

2. 神经衰弱、失眠 灵芝对治疗神经衰弱、失眠有效,一般用药 1~2 周便能明显改善睡眠。伴有失眠的慢性病患者在服用灵芝改善睡眠的同时,还有助于原发病的治疗。

3. 血液病 灵芝胶囊、灵芝菌丝片可用于治疗白细胞减少症、原发性血小板减少性紫癜、再生障碍性贫血、溶血性贫血等。

4. 肝炎 灵芝单用或与抗肝炎病毒药联合应用治疗病毒性肝炎,可降低患者血清中 ALT 水平,使肿大的肝脾功能得到不同程度的改善。

5. 辅助治疗肿瘤 灵芝制剂与化疗或放疗合用时,对多种癌症有较好的辅助治疗效果。具体表现为可提高患者对化疗或放疗的耐受性,减轻化疗或放疗过程中对血液系统的损害,提高患者的生活质量,增强体质。

6. 慢性支气管炎和呼吸道反复感染 灵芝治疗慢性支气管炎的总有效率较高,对喘息型病例的疗效高于单纯型;对慢性支气管炎的咳、喘、痰症状均有效。灵芝有扶正固本的作用,多数患者用药后体质增强。

7. 其他 灵芝制剂对弥漫性或局限性硬皮病、银屑病、斑秃、皮肌炎、多发性肌炎、进行性肌营养不良、视网膜色素变性、克山病、系统性红斑狼疮、小儿特发性血小板减少性紫癜、阳痿等有一定疗效。灵芝用于治疗获得性免疫缺陷综合征(AIDS)即艾滋病初见疗效。

酸枣仁汤 Suanzaoren Tang

【方剂组成】 酸枣仁汤出自张仲景的《金匮要略》。本方由炒酸枣仁 15 g、茯苓 6 g、知母 6 g、川芎 6 g、甘草 3 g 组成。

【功能主治】 具有养血安神,清热除烦的功能。用于虚烦不眠,心悸盗汗,头目眩晕,口干舌燥,舌红少苔,脉弦细而数等。本方功善补血调肝、养心安神,清热除烦,主治肝血不足,虚热内扰所致之虚劳虚烦不眠。

【与功能主治相对应的主要药理作用】

1. 镇静、催眠 酸枣仁汤具有明显中枢抑制作用,并呈现一定的剂量依赖性。酸枣仁汤对血虚、阴虚模型小鼠亦有镇静催眠作用,可减少血虚、阴虚模型小鼠自发活动的次数,还能缩短血虚、阴虚模型小鼠戊巴比妥钠诱导的睡眠潜伏期,延长睡眠时间。酸枣仁汤能使小鼠脑组织内啡肽的含量升高,提示酸枣仁汤的镇静催眠作用与 β-内啡肽及强啡肽的升高有关。酸枣仁汤中的黄酮苷类成分斯皮诺素可能是一种 5-HT$_{1A}$ 受体的拮抗剂,可延长大鼠的总睡眠时间。

2. 降血脂 酸枣仁汤对实验性高脂血症有较好的降血脂作用,在降低 TC、TG、LDL-C,升高 HDL-C 方面与氯贝丁酯相当,而在提高卵磷脂-胆固醇酰基转移酶(LCAT)、SOD 活性,升高载脂蛋白 A$_1$ 水平及降低载脂蛋白 B 水平方面则明显优于氯贝丁酯。

3. 抗焦虑、抗抑郁 酸枣仁汤在 7.5~15 g/kg 剂量范围内,具有一定的抗焦虑效应,但此效应不随给药剂量的增加而增强,以 7.5 g/kg 剂量效果最优。酸枣仁汤对 EPM 大鼠的抗焦虑作用与降低海马中去甲肾上腺素的释放,降低 5-羟色胺(5-HT)功能,抑制海马中 5-HT 的合成及增加脑组织氨基丁酸受体含量有关。酸枣仁汤可以显著改善慢性应激大鼠的兴趣丧失、活动能力下降等精神运动性抑郁症状,明显增加抑郁症大鼠脑内的单胺类神经递质含量。其抗抑郁作用机制与增加脑组织中的 5-HT、NA 含量有关。

4. 改善学习记忆 酸枣仁汤可以促进正常小鼠的记忆,改善由东莨菪碱所致的记忆获得障碍及醋酸造成的记忆再现障碍。

【现代应用】

1. 精神类疾病 酸枣仁汤为治疗肝血不足型失眠的经典方剂,主治肝血不足、血虚内扰引起的失眠、心悸、头晕目眩,现代可用于治疗临床多种精神类疾病,如焦虑症、更年期抑郁症、神经衰弱等。

2. 其他 酸枣仁汤还可治疗高血压、紧张性头痛、早泄、肝炎及盗汗等。

在线答题

目标检测
答案解析

目标检测

一、名词解释

1.安神药

2.失眠

二、简答题

1.简述安神药中重镇安神药与养心安神药的区别。

2.简述酸枣仁汤镇静、催眠的作用及作用机制。

3.简述灵芝对心脏功能的影响。

（向晓雪）

第十八章 平肝息风药

平肝息风药PPT

平肝息风药——天麻

第一节 概 述

凡能平肝潜阳、息风止痉，主要治疗肝阳上亢证或肝风内动证的药物，称为平肝息风药。本类药物皆归肝经，多为介类、虫类等动物药及矿物药，还有部分植物药，具有平肝潜阳、息风止痉、清肝镇静安神等功效，主治肝阳上亢和肝风内动证。根据功效侧重不同，平肝息风药可分为平抑肝阳药和息风止痉药，前者有石决明、珍珠母、代赭石、罗布麻等，后者有天麻、钩藤、地龙、全蝎、蜈蚣等。常用复方有天麻钩藤饮、镇肝息风汤等。肝阳上亢证，因肝肾阴亏，阴不制阳而发生。症见头晕、头痛、目眩、烦躁、易怒、面红、目赤、脉弦滑有力。见于现代临床医学高血压、甲状腺功能亢进症等。肝风内动证又分为热极生风、阳亢动风、血虚生风三类。热极生风证，高热、神昏、抽搐、震颤、惊厥、痉挛，见于现代临床医学流行性乙型脑炎、流行性脑脊髓膜炎、破伤风等急性传染病引起的高热惊厥、小儿高热惊厥、肝性脑病等。阳亢动风证，头昏、头痛，或突然昏仆、肢体麻木、口眼歪斜、半身不遂，见于现代临床医学高血压中风、脑血管意外、耳源性眩晕、癫痫、妊娠中毒等。血虚生风证，肢体麻木、震颤、抽搐，或口眼歪斜、半身不遂，见于现代临床医学脑血管意外及其后遗症、帕金森病、癫痫、面瘫等。

【与功能主治相对应的主要药理作用】

目前对平肝息风药的药理研究主要集中在降压、解热、对中枢神经系统的影响、抗血栓等方面。

1. 镇静、抗惊厥 这是潜肝阳药"平肝潜阳、镇惊安神"等功能的现代科学依据之一。天麻、钩藤、羚羊角、地龙、磁石、钩藤、天麻钩藤饮、镇肝息风汤等，能减少动物的自主活动，增强戊巴比妥钠、硫喷妥钠、水合氯醛等药的中枢抑制作用，对抗戊四氮、咖啡因、士的宁或电刺激所引起的惊厥。天麻、钩藤、全蝎等还有抗癫痫作用。

2. 降压　平肝潜阳药降压的作用是其"平肝潜阳"功能的药理作用基础。天麻、钩藤、羚羊角、地龙、牛黄、罗布麻等均有不同程度的降压作用。这些药物的降压作用机制涉及多个环节,多有中枢抑制作用参与。地龙、钩藤能抑制血管运动中枢,对于第 2 颈椎被切断的猫,降压效果消失。羚羊角、罗布麻兴奋迷走神经,对于切断了迷走神经或用阿托品阻断了 M 受体的动物,降压作用减弱。天麻、钩藤、地龙能扩张外周血管,使血压降低。

3. 解热、镇痛　羚羊角、地龙、牛黄、熊胆等具有解热作用,此为治疗高热所致惊厥的药理作用基础之一。羚羊角、天麻、蜈蚣、全蝎、磁石等具有不同程度的镇痛作用。

4. 抗血栓　天麻、钩藤、地龙等均有不同程度抗血小板聚集、抗血栓形成的作用。高血压、脑卒中及其后遗症患者,大多呈现血小板聚集、血栓形成倾向增高。抗血栓作用可能是这类药物祛风通络,治疗半身不遂的药理学基础之一。

【常用药物与方剂】　平肝息风药常用药物有天麻、钩藤、羚羊角、地龙、全蝎、蜈蚣、僵蚕等。常用复方有天麻钩藤饮、镇肝熄风汤等。平肝息风药常用药物与方剂主要药理作用见表18-1。

表 18-1　平肝息风药常用药物与方剂主要药理作用简表

传统功效	清肝泻火	息风止痉	平肝潜阳	祛风通络	清肝泻火
药理作用	镇静	抗惊厥	降压	抗血栓	解热
天麻	+	+	+	+	+
钩藤	+	+	+	+	
羚羊角	+	+	+		+
地龙	+	+	+	+	+
全蝎	+	+	+	+	
蜈蚣		+	+		
僵蚕	+	+			+
牛黄	+	+	+	+	+
罗布麻	+	+			
熊胆	+	+			+
天麻钩藤饮	+	+	+	+	+
镇肝熄风汤	+	+	+	+	+

第二节　常用药物

天麻 Tianma

【来源采制】　本品为兰科植物天麻 *Gastrodia elata* Bl. 的干燥块茎。立冬后至次年清明前采挖,立即洗净,蒸透,敞开低温干燥。

【性味归经】　味甘,性平。归肝经。

【功能主治】　具有息风止痉,平抑肝阳,祛风通络的功能。用于小儿惊风,癫痫抽搐,破伤风,头痛眩晕,手足不遂,肢体麻木,风湿痹痛。

【主要成分】　含对羟基苯甲醇-β-D 葡萄吡喃糖苷,即天麻素(天麻苷)。并含天麻苷元(对羟基苯甲醇)、对羟基苯甲醛、香草醇(香荚兰醇)、琥珀酸及 β-谷甾醇等。

【药理作用】

1. 降压　天麻、天麻素对猫、犬、大鼠等多种常用实验动物均有显著降压的作用,能降低外周阻力,使血压迅速下降。

2. 镇静　天麻水煎剂、天麻素及其苷元、香草醇等能减少小鼠自发活动,显著延长巴比妥钠或环己巴比妥钠所致小鼠的睡眠时间,能对抗咖啡因引起的中枢兴奋作用。天麻多糖可增强氯丙嗪的中枢抑制作用,并可对抗苯丙胺所致小鼠活动亢进。正常人口服天麻素或天麻苷元,脑电图出现嗜睡波型。天麻的镇静、安神作用可能与其抑制中枢神经末梢对多巴胺(DA)、去甲肾上腺素(NA)的重摄取和储存,降低脑内 DA、NA 含量有关。天麻素可恢复大脑皮质兴奋与抑制过程的平衡,产生镇静、安眠和镇痛等中枢抑制作用。

3. 抗惊厥　天麻注射液、天麻素及其苷元、香草醇等能显著拮抗戊四氮或士的宁所致惊厥,延长惊厥潜伏期,降低死亡率或提高半数惊厥量。天麻醇提取物皮下注射可抑制实验性癫痫发作。

4. 抗眩晕　口服天麻醇提取物能显著对抗旋转诱发的小鼠厌食症,提高小鼠在水迷宫中的空间辨别能力和达到安全区小鼠的百分比,对抗旋转后小鼠自主活动的降低。

5. 保护脑细胞　天麻素对脑神经细胞有保护作用,能降低小鼠在低压缺氧时的死亡率,能明显降低谷氨酸(兴奋性氨基酸)的作用,减少谷氨酸或缺血再灌注损伤引起的乳酸脱氢酶(LDH)的漏出及降低神经细胞死亡率,维持细胞膜的流动性,并降低 LPO 的生成,明显减轻神经元损伤程度。

6. 抗衰老　多种实验表明天麻有提高清除自由基的能力,从而可延缓衰老。口服天麻能明显提高 D-半乳糖致衰老小鼠红细胞 SOD 活力,降低心肌脂褐质。天麻可降低老龄大鼠血清 LPO 含量。患有心脑血管疾病的老年人服用药物 3 个月,血中 SOD 活性增高。天麻素及其苷元能改善记忆,增强大鼠学习记忆。

7. 增强免疫功能　天麻多糖能增加机体非特异性免疫及特异性免疫功能,还能促进病毒诱生干扰素。

8. 抗炎、镇痛　天麻对多种炎症反应有抑制作用,能降低毛细血管通透性,直接对抗 5-HT 和前列腺素 E_2 所致炎症反应。天麻对多种实验性疼痛有抑制作用。野生天麻作用强而持久。

9. 抗血小板聚集　体内外实验均显示,天麻有抗血小板聚集作用,能降低花生四烯酸诱发的急性肺血栓所致的小鼠死亡率。天麻素与天麻苷元也有相同的作用。

【现代应用】

1. 眩晕　治疗眩晕综合征。可增强视神经的分辨能力。临床处方可与半夏、钩藤、白术、生姜等,或用半夏白术天麻汤。

2. 高血压　单用降压效果不明显,但能改善症状。用天麻钩藤饮有一定疗效。临床处方可配伍稀莶草、臭梧桐、地龙、黄芩、葛根等。

3. 神经衰弱症　天麻制剂用于治疗多种神经衰弱症,如通天口服液。临床处方可配伍五味子、酸枣仁、远志、延胡索、柴胡、白芍等。

4. 癫痫、惊厥　治疗癫痫小发作、癫痫大发作、轻型破伤风、流行性脑脊髓膜炎、流行性乙型脑炎等所致惊厥。可与防风、钩藤、地龙、牛黄等同用,或辨证选用天麻钩藤饮、钩藤饮。

5. 血管神经性头痛　治疗偏头痛、三叉神经痛、枕骨大神经痛等,天麻素片有效。临床处方可选用葛根、黄芪、防风等配伍天麻使用。

6. 老年性痴呆　治疗老年性痴呆可用天麻配伍葛根、黄芪、当归等。

钩藤 Gouteng

【来源采制】　本品为茜草科植物钩藤 *Uncaria rhynchophylla*(Miq.) Miq. ex Havil.、大叶钩藤 *Uncaria macrophylla* Wall.、毛钩藤 *Uncaria hirsuta* Havil.、华钩藤 *Uncaria sinensis*(Oliv.) Havil. 或无柄果钩藤 *Uncaria sessilifructus* Roxb. 的干燥带钩茎枝。秋、冬二季采收,去叶,切断,晒干。

【性味归经】　味甘,性凉。归肝、心包经。

【功能主治】　具有息风定惊,清热平肝的功能。用于肝风内动,惊痫抽搐,高热惊厥,感冒夹惊,小儿惊啼,妊娠子痫,头痛眩晕。

【主要成分】 钩藤主要含有钩藤碱、异钩藤碱等吲哚类生物碱,多种钩藤苷元等三萜类成分及金丝桃苷、儿茶素等少量酚性化合物。

【药理作用】

1. 降压 钩藤具有明显的降压作用,但起效温和而缓慢。钩藤煎剂、钩藤总碱、钩藤碱、异钩藤碱,对自发性高血压(SHR)大鼠、肾性高血压大鼠有降压作用,起效时间 10 日以上。钩藤可降压,重复给药无快速耐受现象。钩藤降压的主要有效成分是异钩藤碱和钩藤碱等。其降压机制与以下 3 个因素有关:①抑制血管运动中枢,阻滞交感神经和神经节,抑制神经末梢递质的释放;②直接扩张血管,降低外周阻力,扩张血管与 Ca^{2+} 拮抗作用有关;③抑制心脏,减慢心率,降低心输出量等。此外,钩藤还能逆转左心室肥厚,其机制可能与抑制原癌基因 c-fos 过度表达有关。

2. 抗心律失常 钩藤总碱及钩藤碱均有抗心律失常作用。钩藤碱能降低豚鼠心肌兴奋性,延长功能性不应期,抑制正阶梯现象(正阶梯现象指心肌细胞外钙经钙通道内流),具有明显的负性频率作用,可降低心指数。钩藤碱还能剂量依赖性地延长 P-R、P-P、Q-T 间期,增宽 QRS 波群。钩藤碱对心肌细胞钾通道有抑制作用,不但能抑制瞬间外向 K^+ 电流,还能抑制延迟整流 K^+ 电流,对 L-型钙通道也有明显抑制作用。

3. 镇静、抗惊厥、抗癫痫 钩藤性微寒,具有良好的息风止痉功能,用于惊厥抽搐。灌服给予钩藤水提取物或其所含的吲哚类生物碱能显著抑制小鼠的自主活动。钩藤总碱、钩藤碱、异钩藤碱具有明显的神经阻滞、浸润麻醉和椎管内麻醉作用。1 g/mL 的钩藤醇提取液,以每只 2 mL 的剂量腹腔注射,能抑制毛果芸香碱致癫痫家兔大脑皮质电活动,减少癫痫发作次数,缩短发作持续时间,延长发作间隔时间。同时能降低毛果芸香碱致癫痫大鼠的离体海马脑片 CA_1 区锥体细胞诱发群锋电位的幅度,提示钩藤能明显抑制中枢神经系统的突触传递过程,这与其钙拮抗作用及抑制一氧化氮(NO)的生成相关。

4. 对脑的保护作用 钩藤总碱 40 mg/kg 灌服给药对脑缺血再灌注损伤大鼠具有明显的保护作用,能减小脑梗死范围及改善神经系统的症状,此作用与减少自由基及过量 NO 的生成、增强超氧化物歧化酶(SOD)抗氧化损伤、钙拮抗、舒张脑血管、抗血小板聚集和改善血液流变学有关。

5. 抑制血小板聚集和抗血栓形成 钩藤碱静脉注射能明显抑制花生四烯酸、胶原及 ADP 诱导的大鼠血小板聚集,抑制胶原诱导的血栓素 A_2(TXA_2)的生成,抑制大鼠静脉血栓及脑血栓的形成,并有明显改善红细胞变形能力的作用。钩藤碱还能抑制凝血酶及 ADP 所引起的血小板内 cAMP 浓度下降。

6. 戒毒 钩藤总碱 80 mg/kg、钩藤碱 80 mg/kg 灌服给药,能降低苯丙胺引起的小鼠高活动性,抑制小鼠苯丙胺行为敏化的获得及表达,提示钩藤生物碱对苯丙胺类物质的精神依赖具有干预作用。预先给予钩藤碱能在一定程度上消除苯丙胺及吗啡诱导的条件性位置偏爱效应的形成,而钩藤碱本身未显示有精神依赖性。钩藤碱具有抑制吗啡成瘾大、小鼠戒断时身体头部和四肢颤抖等戒断症状的作用。

【现代应用】

1. 高血压 可用于各型高血压治疗,能使头痛、失眠、心悸、耳鸣、肢体麻木等症状缓解。降压作用平稳而持久,副作用较轻。

2. 抑郁症 钩藤散对更年期或老年性抑郁症,特别是伴有头痛、手足麻木等症状的患者疗效好,可明显缓解焦虑、失眠等症状,一般需要配伍其他抑郁药,在抑郁药减量时并用钩藤制剂,可巩固疗效,不易复发。

【不良反应】

大剂量或长期应用可使实验动物心、肝、肾脏发生病变,并可致死。

地龙 Dilong

【来源采制】 本品为钜蚓科动物参环毛蚓 *Pheretima aspergillum*(E. Perrier)、通俗环毛蚓 *Pheretima vulgaris* Chen、威廉环毛蚓 *Pheretima guillelmi*(Michaelsen)或栉盲环毛蚓 *Pheretima pectinifera* Michaelsen 的干燥体。前一种习称"广地龙",后三种习称"沪地龙"。广地龙春季至秋季捕捉,沪地龙夏季捕捉,及时剖开腹部,除去内脏和泥沙,洗净,晒干或低温干燥。

【性味归经】 味咸,性寒。归肝、脾、膀胱经。

【功能主治】 具有清热定惊,通络,平喘,利尿的功能。用于高热神昏,惊痫抽搐,关节痹痛,肢体麻木,半身不遂,肺热喘咳,水肿尿少。

【主要成分】 主要含有蛋白质,其组成中含 18~20 种氨基酸,18 种脂肪酸。另含有次黄嘌呤、琥珀酸、蚯蚓解热碱、蚯蚓素、蚯蚓毒素以及钙、镁、铁、锌等微量元素。

【药理作用】

1. 镇静、抗惊厥 地龙对小鼠及兔均有镇静作用,对戊四氮及咖啡因引起的惊厥有对抗作用,但不能拮抗士的宁引起的惊厥。故认为其抗惊厥的作用部位在脊髓以上的中枢神经,这可能与其所含具有中枢抑制作用的琥珀酸有关。

2. 解热 地龙具有显著的解热作用。对大肠杆菌内毒素及化学刺激引起的发热家兔、大鼠均有明显退热作用。解热有效成分为蚯蚓解热碱、琥珀酸及某些氨基酸。解热作用主要是通过调节体温中枢,使散热增加。

3. 降压 地龙的多种制剂均可降压。地龙热浸液、乙醇浸出液给麻醉犬静脉注射,或给正常大鼠或肾性高血压大鼠灌服,均显示缓慢而持久的降压作用。地龙的降压作用部位可能在脊髓以上的中枢,地龙还有排钠利尿作用,可降低外周血容量等综合效应。

4. 抗血栓 地龙中含有纤溶酶样物质,具有促纤溶作用,能直接溶解纤维蛋白及血块。此外,地龙还具有激活纤溶酶的作用。从地龙提取液中已分离取得多种纤溶酶和纤溶酶原激活物,如蚓激酶,具有良好的溶解血栓作用。家兔口服从地龙中提取的纤溶酶后从心脏采血,在体外形成的血栓长度明显减小、重量明显减少。其抗血栓机制是抗凝、促纤溶、抑制血小板聚集、增强红细胞膜稳定性等。抗血栓是其"活血通络"功能,治疗半身不遂的药理学基础之一。

5. 抗肿瘤 地龙提取物对多种肿瘤细胞具有不同程度的抑制作用。地龙抗肿瘤成分高温易被破坏。

6. 平喘 地龙醇提取液能对抗组胺和毛果芸香碱引起的支气管收缩,提高豚鼠对组胺反应的耐受力。其作用可能与阻滞组胺受体有关。

7. 增强免疫功能 地龙可明显增强巨噬细胞的免疫活性,促进小鼠脾淋巴细胞转化,提高脾脏自然杀伤 NK 细胞及抗体依赖细胞介导细胞毒的活性。

8. 抗心律失常 地龙对多种实验性心律失常具有对抗作用。

9. 兴奋子宫平滑肌 地龙提取物体内外实验均有兴奋子宫平滑肌的作用。

【现代应用】

1. 高热、惊厥 地龙对流行性感冒、支气管炎、肺炎等呼吸道感染所引起的高热,有退热疗效;能缓解肺炎、流行性脑脊髓膜炎、流行性乙型脑炎所致高热惊厥;亦可用于惊风抽搐、癫痫等疾病。临床可以单用,亦可以配伍葛根、柴胡、栀子、牛黄、熊胆、金银花、黄芩、白芍等使用。

2. 血栓性疾病 地龙治疗脑血管栓塞、心肌梗死、静脉血栓形成、高血黏度综合征、缺血性脑卒中有效。可用补阳还五汤,或者配伍葛根、黄芪、当归、川芎、熟地黄、丹参等使用。

3. 慢性支气管炎及支气管哮喘 地龙粉单服或与其他药合用,有较好疗效。给哮喘患者舌下含地龙液,可立刻起到平喘效果。或者配伍细辛、炙麻黄、苦杏仁、白果、五味子、诃子、罂粟壳、干姜、陈皮、半夏等使用。

【不良反应】

地龙有兴奋子宫平滑肌作用,能引起子宫痉挛性收缩。地龙注射液肌内注射有引起过敏性休克的病例报道。蚯蚓素有溶血作用。

羚羊角 Lingyangjiao

【来源采制】 本品为牛科动物赛加羚羊 *Saiga tatarica* Linnaeus 的角。猎取后锯取其角,晒干。

【性味归经】 味咸,性寒。归肝、心经。

【功能主治】 具有平肝息风,清肝明目,散血解毒的功能。用于肝风内动,惊痫抽搐,妊娠子痫,癫痫发狂,头痛眩晕,目赤翳障,温毒发斑,痈肿疮毒。

【主要成分】 含角蛋白、胆固醇、磷脂类、甾类化合物、磷酸钙及不溶性无机盐等。其中角蛋白含量最高,经水解后测定含有 18 种氨基酸及多肽类物质,其中以天冬氨酸、谷氨酸、亮氨酸、苯丙氨酸含量较高,还含异白氨酸、白氨酸、酪氨酸、丙氨酸。含磷脂类约 0.12%,成分有卵磷脂、脑磷脂、神经鞘磷脂、磷脂酰丝氨酸及磷脂酰肌醇等。并含有多种微量元素。

【药理作用】

1. 降压 羚羊角水提取液或者醇提取液对麻醉犬、猫、大鼠静脉注射,对实验动物有快速明显的降压作用,若切断两侧迷走神经,则降压作用减弱。

2. 镇静、催眠 羚羊角水剂口服或者腹腔注射均能使小鼠自发活动减少,增强中枢抑制药物如戊巴比妥钠、硫喷妥钠、水合氯醛的催眠作用,使小鼠睡眠时间延长。羚羊角外皮醇浸出液能降低小鼠朝向性运动反应,且能缩短巴比妥及乙醚麻醉的诱导期。

3. 抗惊厥 羚羊角水煎剂腹腔注射,可对抗戊四氮、印防己毒、电刺激所致小鼠惊厥。羚羊角水煎剂灌胃给药能降低咖啡因所致小鼠惊厥发生率,加快惊厥小鼠恢复正常,降低死亡发生率。羚羊角口服液有明显的抗电惊厥和抗戊四氮引起的小鼠惊厥作用。小鼠腹腔注射羚羊角醇提取液 10 g/kg 有抗电休克作用。蟾蜍淋巴腔注入羚羊角水煎剂每只 0.1 g 可提高咖啡因致惊厥的恢复率。羚羊角外皮醇浸出液能降低戊四氮、五甲烯四氮唑、士的宁和电休克的敏感性。腹腔注射(40 mg/10 g)可使脑内 5-HT 含量显著增高,明显降低小鼠脑内 DA 水平,表明羚羊角的中枢抑制作用可能与脑内儿茶酚胺减少有关。

4. 解热 羚羊角原粉能显著抑制酵母和内毒素发热模型动物的体温升高,而水提取液作用不明显。羚羊角口服液灌胃大鼠可明显对抗啤酒酵母及 2,4-二硝基苯酚引起的大鼠体温升高。对羚羊角水煎液灌服或羚羊角注射液均可使伤寒、副伤寒甲乙三联菌苗致热家兔的体温降低,给药后 2 小时体温开始下降,6 小时恢复正常。

5. 镇痛 用扭体法进行镇痛实验,羚羊角粉 3 种不同剂量(每千克 1.56 g 生药,每千克 0.78 g 生药,每千克 0.39 g 生药)均可明显减少小鼠扭体次数。热板法实验表明羚羊角超细粉体每千克 0.39 g 生药剂量组在给药后 120 分钟可显著增大动物痛阈值,作用优于粗粉的等剂量组。羚珠散(羚羊角、珍珠)腹腔注射后 15 分钟即出现镇痛作用,给药 30 分钟镇痛作用达到高峰,60 分钟仍非常显著。

6. 兴奋平滑肌 羚羊角水煎液对离体家兔十二指肠有兴奋作用,在 1∶12.5 浓度时张力上升。羚羊角水煎液对离体豚鼠回肠有兴奋作用,1∶100 浓度时张力上升,收缩强度随剂量加大而增强,对己烯雌酚处理的子宫、动情周期子宫及妊娠子宫,呈明显兴奋作用。

【现代应用】

1. 高血压 用羚羊角散治疗高血压患者(肝阳上亢或肝阳化风型),其降压疗效确切,并能改善头晕、头痛等症状。配伍龙胆草、黄芩、钩藤、防风、天麻等。临床处方也可选用羚角钩藤汤等。

2. 急性感染性高热 流行性感冒、扁桃体炎、麻疹、小儿肺炎及其他发热疾病,用羚羊角水解注射液治疗有退热效果。临床处方也可选用羚角钩藤汤,或者配伍地龙、葛根、柴胡、知母、栀子、金银花、黄芩、黄连等。

3. 高热惊厥 用羚角钩藤汤治疗小儿高热神昏、烦躁谵语、惊痫抽搐,可有效缩短退热时间,减少惊厥的复发。也可选用钩藤饮等。

【不良反应】

羚羊角毒性较低。藏羚羊角水提取液小鼠灌胃 LD_{50} 为 28.7 g/kg。羚羊角煎剂或醇提取液大剂量可引起离体蟾蜍心率减慢,振幅减小,最后心跳停止。

天麻钩藤饮 Tianma Gouteng Yin

【方剂组成】 天麻钩藤饮出自胡光慈的《中医内科杂病证治新义》。本方由天麻 9 g、钩藤^{后下}12 g、石决明^{先煎}18 g、栀子 9 g、黄芩 9 g、川牛膝 12 g、杜仲 9 g、益母草 9 g、桑寄生 9 g、夜交藤 9 g、朱茯神 9 g 组成。

【功能主治】 具有平肝息风,清热安神,补益肝肾的功能。主治肝阳上亢、肝风上扰之头痛、眩晕、失眠、舌红苔黄、脉弦者。本方兼具清热活血、补益肝肾的功能。

【药理作用】

1. 降压 天麻钩藤饮降压作用较强,降压机制与扩张血管有关。本方有钙拮抗剂作用,又可升高血浆 NO 水平,可明显松弛血管平滑肌,还能降低肾血管性高血压动物心肌胶原含量,干预心肌纤维化,升高血清中 SOD、GSH-Px 等抗氧化酶系的活性,降低血清 MDA 含量,清除氧自由基,防止血管内皮细胞脂质过氧化,减少高血压对血管内皮的损害。

2. 镇痛、镇静、抗惊厥 天麻钩藤饮能抑制醋酸所致小鼠的疼痛反应,明显减少小鼠自主活动次数,延长戊巴比妥钠致小鼠睡眠时间,对抗小鼠电惊厥,与戊巴比妥钠等中枢抑制药有明显协同作用,具有较强的镇静、抗惊厥作用。

3. 改善血液流变 天麻钩藤饮加减方可明显降低大鼠全血比黏度、血浆比黏度,抑制血小板聚集,改善血液循环,其作用与阿司匹林相似。

【现代应用】

1. 高血压 降压效果持久,对心率和肾血流量无明显影响,并能预防心肌肥大,改善高血压患者左心室舒张功能。

2. 脑缺血或颈椎病所致的头晕、目眩等 本方加减可改善脑血管功能。

3. 其他 面神经麻痹、三叉神经痛、梅尼埃病等。

→ **目标检测**

一、名词解释

1. 平肝息风药

2. 肝阳上亢证

3. 阳亢动风证

二、简答题

1. 简述平肝息风药的主要药理作用。

2. 简述天麻对中枢神经系统的作用以及作用机制。

3. 简述钩藤降压作用的有效成分、特点及作用机制。

在线答题

目标检测
答案解析

(姚淑琼)

第十九章　开　窍　药

开窍药
PPT

开窍药
——麝香

知识目标

掌握　开窍药的概念、分类、功能主治以及与功能主治相对应的主要药理作用；麝香、石菖蒲、冰片、蟾酥、刺五加、安宫牛黄丸的主要药理作用。

熟悉　开窍药常用药物麝香、石菖蒲、冰片、蟾酥、刺五加的主要成分、现代应用及不良反应。

了解　麝香、石菖蒲、冰片、蟾酥、刺五加的来源、采制及性味功能。

技能目标

能正确地使用开窍药防病治病。

课程思政目标

提高学生自主分析问题的能力，培养学生沟通协作的能力。

第一节　概　述

凡以开窍醒神为主要功效，主治闭窍神昏证，能使昏迷患者神志苏醒的药物，称为开窍药。本类药物多归心经，为芳香类动植物药，具有开窍醒神的功效，主要用于治疗神志昏迷、惊风、癫痫、中风等导致的昏厥症状。根据功效侧重不同，开窍药可分为凉开药和温开药，前者主要有冰片、樟脑、牛黄，后者有麝香、苏合香、石菖蒲、蟾酥、安息香等。常用凉开复方有安宫牛黄丸、紫雪丹、至宝丹等，温开复方有冠心苏合丸、麝香保心丸等。

脑卒中属于中医"中风""卒中""痦痱"等范畴。病机多为本虚标实。本虚为肝肾阴亏，或精血不足，或心脾气血虚弱。标实以风、火、痰、瘀为重，或因肝风兼挟痰火，或因气滞血瘀或气虚血瘀，阻蔽心窍则神志昏迷，语言謇涩；阻滞经络，则肢体偏瘫，萎废不用。对于缺血性脑卒中的治疗，需扩张脑血管，改善脑微循环，降低血液黏度，减少血小板聚集，抗凝血。对于出血性脑病的治疗，需止血，脱水降低颅内压，控制血压。两种情况均需降低脑组织新陈代谢，提高脑组织耐缺氧能力，减少脑细胞损伤。中药护脑治疗以益气补血、滋阴补肾、活血化瘀、化痰祛风、清肝泻火诸法，择善而用，能从多种途径减少脑细胞损伤。

【与功能主治相对应的主要药理作用】

目前开窍药的药理研究主要集中在透过血脑屏障、改善脑循环、减少脑缺氧性损伤、清除脑氧自由基等方面。

1. 透过血脑屏障　麝香、冰片给动物灌服后，均能迅速透过血脑屏障，并蓄积在中枢神经系统。冰片还能提高血脑屏障的通透性，并促进其他药物透过血脑屏障。

2. 改善脑循环　麝香、冰片、石菖蒲等均能扩张脑血管,增加脑血供,抗脑缺血缺氧。石菖蒲配冰片可使脑组织内皮素含量明显下降,降钙素基因肽含量明显升高,有舒张脑血管,改善脑供血的作用。

3. 减轻脑缺氧性损伤　麝香对脑缺氧性损伤有保护作用,能减轻冷冻所致大鼠实验性脑水肿的脑细胞超微结构损害。石菖蒲能改善脑代谢,降低脑细胞耗氧量,减轻实验性脑细胞超微结构损害,提高脑细胞活力。

4. 清除脑氧自由基　石菖蒲挥发油和其主要成分 β-细辛醚均能增强大鼠脑皮质神经细胞 Bcl-2 基因的表达,而抑制大鼠神经细胞的凋亡。

5. 促进脑细胞生长　麝香、冰片具有促进神经细胞增殖的作用。麝香能促进神经胶质细胞的分裂和生长,提示麝香具有神经胶质成熟因子样作用。在培养液中加入冰片,可促进神经胶质细胞的生长和分裂。石菖蒲配合冰片能减轻神经细胞缺血、缺氧性损伤,使神经细胞支配面积和神经细胞数量增加。

6. 调节中枢神经系统　护脑中药能调节中枢神经系统兴奋-抑制的平衡。麝香对中枢神经系统有兴奋或抑制的双向调节作用,与机体的功能状态和药物剂量有关。冰片、石菖蒲等有良好的中枢抑制、镇静、抗惊厥作用,能拮抗中枢兴奋药戊四氮、苯丙胺的惊厥和运动兴奋。石菖蒲、冰片能延长苯巴比妥钠睡眠持续时间,能对抗印防己毒素兴奋中枢神经系统,具有镇静抗惊厥作用。

 知识链接

巧用开窍药

行军散已沿用了一千七百多年,由牛黄、珍珠粉、麝香、冰片、雄黄、硼砂(炒)、姜粉、硝石(精制)等中药组成,用于中暑昏晕、腹痛吐泻、热症烦闷等症,每次 0.3~0.5 克,或用少许吹鼻有奇效。

三国时期,蜀国军队与魏国军队的一次战斗中,正值炎夏酷暑季节,天气异常闷热,将士们又长途跋涉,战斗力大大削弱。对此,诸葛亮十分焦急,立即召集各路将领和随营医生研究防治措施,研制出一种小剂量的既可内服又可外用的药,定名为"诸葛亮行军散",又名"行军散"。将士们用行军散吹鼻和内服后,暑病霍然而愈,精神振奋,斗志倍增,对魏军展开了进攻。从此中成药"行军散"流传至今。

【常用药物与方剂】　开窍药常用药物有麝香、石菖蒲、冰片、蟾酥等。常用复方有安宫牛黄丸等。开窍药常用药物与方剂主要药理作用见表 19-1。

表 19-1　开窍药常用药物与方剂主要药理作用简表

传统功能	清热活血化瘀	通窍醒脑	清热活血化瘀	通窍醒脑	活血消肿抗炎
药理作用	调节中枢神经系统功能	改善脑循环	减少脑缺氧性损伤	透过血脑屏障	活血消肿抗炎
麝香	+	+	+	+	
葛根	+	+	+	+	
银杏叶		+	+	+	
冰片	+	+	+	+	+
石菖蒲	+	+	+	+	
天麻	+	+	+	+	+
安宫牛黄丸	+	+	+	+	+
麝香保心丸	+	+	+	+	+

第二节　常用药物

麝香 Shexiang

【来源采制】　本品为鹿科动物林麝 *Moschus berezovskii* Flerov、马麝 *Moschus sifanicus* Przewalski 或原麝 *Moschus moschiferus* Linnaeus 成熟雄体香囊中的干燥分泌物。主产于四川、西藏、云南、陕西、甘肃、内蒙古等地。现已能人工合成,人工麝香与天然麝香药理作用一致,在临床上可等同使用。

【性味归经】　味辛、性温。入心、脾经。

【功能主治】　具有开窍醒神、活血通经、消肿止痛的功能。用于热病神昏,中风痰厥,气郁暴厥,中恶昏迷,经闭,癥瘕,难产死胎,胸痹心痛,心腹暴痛,跌扑伤痛,痹痛麻木,痈肿瘰疬,咽喉肿痛。

【主要成分】　主要含有麝香酮 0.5%～5%,还含有麝香醇、麝香吡啶、雄性激素(雄烷衍生物 5α-雄烷-3,17-二酮等 11 种)、胆甾醇酯、多肽、氨基酸、脂肪、蛋白质,以及其他含氮化合物如尿素等,无机元素如钾、钙、钠、镁、铁、氯、磷等。

【药理作用】

1.抗脑缺氧与损伤　麝香能显著增强中枢神经系统对缺氧的耐受性,延长缺氧下脑电波的存在时间,减轻脑水肿,对脑缺氧性损伤有保护作用。麝香注射液对大鼠大脑中动脉梗死或再灌注引起的神经元损伤也有明显的保护作用,能抑制脑组织损伤,减轻脑水肿,促进神经功能恢复。

2.调节中枢神经系统　麝香对中枢神经系统有兴奋或抑制的双向调节作用,其机制与机体的功能状态和药物剂量有关,小剂量使中枢神经系统兴奋,大剂量使中枢神经系统抑制。麝香酮灌服能被胃肠道迅速吸收,5 分钟即可透过血脑屏障进入中枢神经系统,静脉注射时也能迅速透过血脑屏障。麝香通过兴奋呼吸中枢、循环中枢,可使呼吸、心跳加速,有助于昏迷患者的苏醒。麝香与麝香酮均能减少动物的自主活动,小剂量能缩短戊巴比妥钠所致动物睡眠的时间,而大剂量时则对阈下剂量的异戊巴比妥有协同作用。

3.抗血小板聚集与凝血　麝香甲醇提取物对细菌内毒素诱发的弥散性血管内凝血,有抑制血小板聚集及抗凝血酶的作用。麝香酮能影响血小板收缩蛋白功能,使血浆凝块不能正常收缩。这一作用有利于治疗缺血性脑卒中。

4.强心、扩张冠状动脉　麝香对离体心脏有兴奋作用。麝香能兴奋心肌的肾上腺素能神经,能使离体蟾蜍心脏收缩幅度赠大,收缩力增强,心输出量增加,并能增强异丙肾上腺素对猫心乳头肌的收缩作用。麝香能够扩张冠状动脉血管,增加冠状动脉血流量,降低心肌耗氧量,大剂量使用可减慢心率,有利于缓解心绞痛。

5.兴奋呼吸　麝香和麝香酮均具有兴奋动物呼吸的作用,可使动物呼吸频率增大和呼吸深度增加。人工麝香可用于治疗小儿百日咳及声门痉挛。

6.抗炎　麝香对炎症早期的血管通透性增加,白细胞游走和肉芽形成三个阶段均有抑制作用。天然麝香口服或提取液腹腔注射对角叉菜胶性和右旋糖酐性大鼠足肿胀有显著的抑制作用。麝香抗炎成分为多肽类物质,该成分经胰蛋白酶水解后会失去活性。麝香抗炎的机制可能与兴奋神经-垂体-肾上腺皮质系统有关,切除垂体不影响麝香的抗炎作用,切除肾上腺后抗炎作用消失,说明麝香的抗炎机制与肾上腺有关,与垂体无关。

7.兴奋子宫　麝香对大鼠、家兔及豚鼠离体子宫均有明显兴奋作用。麝香和人工合成麝香酮对离体和在体子宫均有兴奋作用,可使子宫的收缩力增强,频率增大。其中对妊娠子宫的作用较非妊娠子宫敏感,对晚期妊娠子宫的敏感性大于早期妊娠子宫,并有抗早孕和抗着床作用。

8. 抗肿瘤　麝香对人体食管鳞癌、胃腺癌、结肠癌、膀胱癌的组织匀浆培养液中的肿瘤细胞有抑制作用,浓度大则抑制作用强。

【现代应用】

1. 中枢性昏迷　用麝香、人工牛黄等组成的牛麝散治疗肝性脑病。含有麝香的醒脑静脉注射液,或用含麝香的著名传统急救中成药安宫牛黄丸、至宝丹等治疗流行性脑脊髓膜炎、流行性乙型脑炎等多种原因引起的高热神昏、惊厥。

2. 冠心病、心绞痛　将麝香或麝香酮制剂含于舌下 2～5 分钟即可发挥作用,但较硝酸甘油慢。或作为口腔麝香喷雾剂使用。

3. 支气管哮喘、慢性前列腺炎　用麝香内服或者作为敷贴药外用。

4. 视神经萎缩、弱视　用含麝香的注射液眼球后注射,或用麝香冲服,可加强视觉中枢的兴奋性,恢复或改善视神经的传导功能。

5. 血管性头痛　先兆时含服麝香酮含片或发病时加服,病重时加用麝香酮注射液。

6. 咽喉肿痛、外伤　常用含麝香制剂,如六神丸、麝香正骨水、麝香止痛膏等。

【不良反应】

较大剂量的麝香酮可使小鼠四肢伏倒,震颤,闭眼,呼吸抑制而死亡,长期毒性实验能使肝脾肿大,肝功能损伤。

石菖蒲 Shichangpu

【来源采制】　本品为天南星科植物石菖蒲 *Acorus tatarinowii* Schott 的干燥根茎。主要分布于四川、浙江、江苏等地。秋、冬二季采挖,除去须根和泥沙,晒干。

【性味归经】　味辛、苦,性温。归心、胃经。

【功能主治】　具有开窍豁痰、醒神益智、化湿开胃的功能。用于神昏癫痫,健忘失眠,耳鸣耳聋,脘痞不饥,噤口下痢。

【主要成分】　石菖蒲根茎和叶中均含挥发油,其主要成分为 α-细辛醚、β-细辛醚,其次为石竹烯、欧细辛醚、细辛醛等 34 种成分。

【药理作用】

1. 对中枢神经系统的作用　①镇静催眠:石菖蒲可减少小鼠的自发活动,对阈下催眠剂量的戊巴比妥钠产生协同作用,其中挥发油的作用最强。②抗惊厥:石菖蒲对戊四氮、回苏灵所致的小鼠惊厥有明显对抗作用,腹腔注射 α-细辛醚也可对抗戊四氮和电刺激所致的惊厥。③抗抑郁:石菖蒲水提液口服对行为绝望动物模型有明显的抗抑郁作用。④益智:石菖蒲水提取液、总挥发油、α-细辛醚对小鼠的学习记忆能力均有促进作用,表现为对记忆获得、记忆巩固及记忆再现障碍均有不同程度的改善作用。

2. 解痉　石菖蒲水提取液、总挥发油、α-细辛醚可抑制离体胃肠平滑肌的自发性收缩,并对抗药物所致的肠道平滑肌痉挛。

3. 其他　腹腔注射石菖蒲挥发油可减慢大鼠心率,拮抗乌头碱、肾上腺素和氯化钡诱发的心律失常。

【现代应用】

1. 抗癫痫　石菖蒲水煎液对原发性癫痫和症状性癫痫有一定的疗效,并能协同苯妥英钠的作用。

2. 支气管哮喘　石菖蒲挥发油制剂能改善支气管哮喘患者的肺通气功能。α-细辛醚注射液可用于治疗慢性支气管炎及小儿肺炎。

此外,含石菖蒲的复方制剂还可用于治疗老年性痴呆、中风合并痴呆、脑损伤后综合征等。

天然冰片 Tianranbingpian

【来源采制】　本品为樟科植物樟 *Cinnamomum camphora*（L.）Presl 的新鲜枝、叶经提取加工制成。

【性味归经】 味辛、苦,性凉。归心、脾、肺经。

【功能主治】 具有开窍醒神,清热止痛的功能。用于热病神昏、惊厥,中风痰厥,气郁暴厥,中恶昏迷,胸痹心痛,目赤,口疮,咽喉肿痛,耳道流脓。

【主要成分】 天然冰片的主要化学成分为右旋龙脑,艾片主要为左旋龙脑,合成冰片为外消旋体,除龙脑外,尚含有大量的异龙脑。

【药理作用】

1.提高组织通透性 冰片能提高血脑屏障的通透性,促进药物透过血脑屏障。冰片是小分子脂溶性单萜类物质,易透过血脑屏障,可在中枢神经系统中蓄积并滞留较长时间。冰片可明显促进药物透过皮肤黏膜,可促进双氯芬酸、甲硝唑、水杨酸、盐酸川芎嗪、醋酸曲安奈德等的透皮吸收,其作用部位主要在角质层。

2.中枢抑制 龙脑、异龙脑或合成冰片腹腔注射,对戊巴比妥钠所致小鼠中枢抑制具有明显协同作用。

3.抗炎、抑菌、镇痛 冰片有很好的抗炎作用,并对多种细菌和真菌有效。烧伤创面应用含有冰片的药膏,有较好的镇痛效果,可减少渗出和感染。

4.脑保护作用 冰片注射液可降低不完全脑缺血小鼠的脑指数及脑梗死体积,延长双侧颈总动脉及迷走神经结扎、氰化钾致小鼠急性脑缺血后的存活时间。

5.提高机体耐缺氧能力 龙脑、异龙脑 200 mg/kg 腹腔注射,能明显延长缺氧小鼠的存活时间,异龙脑的作用较强。

6.抗心肌缺血 冰片能使急性心肌梗死麻醉犬的冠状窦血流量增加,心率减慢,心肌耗氧量降低,使心肌营养性血流量增加。

【现代应用】

1.咽喉肿痛、口腔溃疡 冰硼散用于患处,可消炎和减轻疼痛,并有促进溃疡愈合的作用。

2.轻度外科感染 冰片、芒硝(1∶10)混匀研末外敷用于未形成脓肿或表皮未破者。

3.冠心病、心绞痛 冠心苏合丸可用于缓解冠心病、心绞痛症状。

4.其他 可用于化脓性中耳炎、宫颈糜烂等。

【不良反应】

局部应用时对感觉神经末梢有轻微刺激性,个别患者可见过敏反应,孕妇禁用。

蟾酥 Chansu

【来源采制】 本品为蟾蜍科动物中华大蟾蜍 *Bufo bufo gargarizans* Cantor 或黑眶蟾蜍 *Bufo melanostictus* Schneider 的干燥分泌物。多于夏、秋二季捕捉蟾蜍,洗净,挤取耳后腺和皮肤腺的白色浆液,加工,干燥。

【性味归经】 味辛,性温;有毒。归心经。

【功能主治】 具有解毒,止痛,开窍醒神的功能。用于痈疽疔疮,咽喉肿痛,中暑神昏,痧胀腹痛吐泻。

【主要成分】 蟾酥中含有大量的蟾蜍毒素类物质。蟾酥中所含的蟾蜍二烯内酯包括蟾蜍它灵、华蟾蜍精、华蟾蜍它灵、蟾蜍灵、远华蟾蜍精等。蟾蜍浆液及蟾酥中的苷元,有些是有药理作用的甾族化合物,还有一些是无药理作用的甾族化合物,如胆甾醇等。

【药理作用】

1.强心 蟾毒配基类化合物和蟾蜍毒素类化合物均有强心作用,但蟾毒配基类化合物作用更为明显,其化学结构与强心作用有一定的关系。实验证明,蟾毒配基及蟾毒的强心作用主要表现在增大心肌收缩力,增加心输出量,降低心率,消除水肿与呼吸困难。在日本主要作为呼吸兴奋剂用于临床,而在我国则作为兴奋呼吸和升压的药物用于临床。它增强心肌收缩力的作用不是反射性的,而是直接作用于心肌细胞的结果,多数认为蟾毒配基能加强心肌收缩力是由于蟾毒配基可抑制心肌细胞膜上的 Na^+-

K^+-ATP 酶,从而使心肌细胞内的 Na^+ 浓度相对增高,Ca^{2+} 则通过 Na^+-Ca^{2+} 交换而进入心肌细胞,使心肌收缩力加大。

2. 对中枢神经系统的兴奋作用 蟾酥在短暂的降压之后可引起血压升高,实验证明,通过兴奋迷走神经可起到短暂降压作用,而直接作用于心肌可起到升压作用。脂蟾毒配基、蟾毒灵及华蟾毒精等都具有显著的呼吸兴奋和升压等中枢兴奋作用,其中脂蟾毒配基在临床上已作为呼吸兴奋剂使用。脂蟾毒配基对患者的呼吸中枢及血管运动中枢有直接的兴奋作用,还有强心、升压的作用,且作用迅速持久,临床上用于中毒、溺水、昏迷引起的呼吸衰竭、休克、呼吸困难及气逆等。

3. 升压 蟾毒色胺静脉注射能升压,局部应用时对血管无收缩作用,说明其升压作用是通过儿茶酚胺的释放来实现的。另有实验表明,蟾酥与山莨菪碱配合使用,血管阻力基本不变,血压仍然升高,同时也可使脉压变大。提示升压作用除血管因素外,还可能与每搏输出量有关。

4. 其他 蟾酥还具有局部麻醉、抗肿瘤、抗炎、镇咳的作用。

【现代应用】

常用于治疗多种恶性肿瘤、心力衰竭、肝炎、带状疱疹、肝腹水、肾病、乳腺增生、子宫肌瘤等疑难杂症。

【不良反应】

过量可致中毒,如胸闷、腹痛、恶心呕吐等消化系统症状。

刺五加 Ciwujia

【来源采制】 本品为五加科植物刺五加 *Acanthopanax senticosus*（Rupr. et Maxim.）Harms 的干燥根和根茎或茎。春、秋二季挖取,洗净,干燥。

【性味归经】 味辛,微苦,性温。归脾、肾、心经。

【功能主治】 具有益气健脾,补肾安神的功能。用于脾肺气虚,体虚乏力,食欲不振,肺肾两虚,久咳虚喘,肾虚腰膝酸痛,心脾不足,失眠多梦。

【主要成分】 从刺五加根中分离出多种刺五加苷成分,有刺五加糖苷 A、B、C、D、E、F、G,刺五加糖苷 J、K、L、M 均为齐墩果酸的三萜皂苷。有胡萝卜苷、紫丁香酚苷、乙基半乳糖苷、丁香树脂醇葡萄糖苷等。此外,还含刺五加多糖、刺五加总黄酮、苦杏仁苷、挥发油和锌、硅、锰等多种微量元素等。

【药理作用】

1. 调节中枢神经系统 刺五加能改善中枢神经系统的兴奋过程,也能加强抑制过程,能提高人的脑力劳动效能,增强对温度的变化适应能力,调节多种病理过程使之趋于正常化。

2. 促进学习记忆 刺五加提取物可扩张脑部血管,改善大脑的血流供应。刺五加醇提取物对小鼠脑内蛋白质、DNA、RNA 的生物合成有促进作用,蛋白质是长期记忆形成的内在基础,记忆的巩固与脑内 RNA 和蛋白质分子密切相关,因此刺五加可防止脑衰老及增强记忆力。

3. 抗衰老 刺五加具有抗氧化作用,能显著提高大鼠机体 SOD 活性,并显著降低血清、心脏中过氧化脂质的含量。刺五加对蛋白质、DNA 和 RNA 的生物合成有促进作用,对防止脑衰老有一定的作用。

4. 增强免疫功能 刺五加有全面增强免疫功能的作用,能增强细胞吞噬功能、增强细胞免疫、增强体液免疫、抗白细胞减少、诱生干扰素、升白细胞。

5. 调节内分泌系统 刺五加能调节肾上腺、甲状腺、性腺功能和血糖代谢,纠正内分泌功能紊乱,具有双向调节肾上腺、甲状腺及性腺功能的作用。

6. 调节物质代谢 刺五加苷能调节蛋白质、糖、脂肪的代谢,促进肝细胞再生,促进核酸与蛋白质的合成。

7. 调节心血管系统 防止动脉粥样硬化,改善心脏缺血,抗心律失常,调节血压,可使肾上腺素引起的兔高血压降至正常。

【现代应用】

1. 衰老 刺五加水煎剂、刺五加流浸膏、刺五加养生素能增强体力与智力。

2.失眠、神经衰弱、抑郁症　刺五加片、复方刺五加糖浆、刺五加注射液。

3.脑梗死　刺五加注射液治疗糖尿病性脑梗死或周围神经病变。

4.白细胞减少症　刺五加片治疗放疗、化疗引起的白细胞减少。

5.慢性支气管炎　刺五加冲剂可治疗慢性支气管炎,减少复发。

6.冠心病、心绞痛、心律失常　用刺五加总黄酮制成的冠心宁胶囊或刺五加片、刺五加注射液等。

刺五加还用于治疗原发性高血压、消化道溃疡、慢性肝炎、雷诺病、低血压、黄褐斑等。

【不良反应】

临床报道刺五加可引起过敏反应,轻度有药疹、瘙痒等,偶见过敏性休克、突发性血压升高伴心力衰竭。

安宫牛黄丸 Angong Niuhuang Wan

【方剂组成】　安宫牛黄丸出自清代吴瑭的《温病条辨》。本方由牛黄 30 g、麝香 7.5 g、朱砂 30 g、黄连 30 g、栀子 30 g、冰片 7.5 g、犀角 30 g(水牛角浓缩粉 200 g)、珍珠 15 g、雄黄 30 g、黄芩 30 g、郁金 30 g 组成。

【功能主治】　具有清热解毒、镇惊开窍的功能。主治热病,邪入心包、高热惊厥、神昏谵语、中风昏迷及脑炎、脑膜炎、中毒性脑病、脑出血、败血症见上述证候者。

【与功能主治相对应的主要药理作用】

1.脑保护作用　安宫牛黄丸对各种原因引起的昏迷均具有较好的复苏作用,这可能与其升高脑神经细胞内钙离子浓度有关。安宫牛黄丸可使亚硝酸钠诱导的小鼠缺氧死亡潜伏期明显延长,表现出一定的抗缺氧作用。

2.镇静、抗惊厥　安宫牛黄丸混悬液灌服可明显减少小鼠自主活动,对戊巴比妥钠或硫喷妥钠引起的中枢神经系统抑制也具有一定的协同作用。安宫牛黄丸能对抗苯丙胺所致的中枢兴奋作用,对抗戊四氮所致的惊厥。

3.解热、抗炎　安宫牛黄丸对多种原因引起的发热反应均有解热作用,能抑制急性炎症反应。

【现代应用】

常用于小儿高热惊厥、流行性乙型脑炎、流行性脑脊髓膜炎、脑血管意外等病的治疗。

【不良反应】

少数患者可致过敏反应。安宫牛黄丸组成中含有朱砂、雄黄等重金属,久用应注意体内蓄积问题。

目标检测

一、名词解释
1.开窍药
2.脑卒中

二、简答题
1.简述开窍药的药理作用。
2.简述麝香对中枢神经系统的作用。
3.简述麝香抗炎作用成分、作用环节及作用机制。

（姚淑琼）

第二十章 补虚药

学习目标

知识目标

掌握 补虚药的概念、分类及与功能主治相对应的主要药理作用。人参、党参、黄芪、甘草、当归、熟地黄、何首乌、枸杞子、淫羊藿、冬虫夏草、麦冬、白芍、白术、鹿茸、生地黄、四君子汤、六味地黄丸等的主要药理作用与现代应用。

熟悉 补虚药的常用中药和方剂。

了解 补虚药常用药物的主要成分、现代应用及不良反应。

技能目标

能正确地使用补虚药防病治病。

课程思政目标

提高学生自主分析问题的能力，培养学生沟通协作的能力。

第一节 概　述

凡能补充人体气血阴阳，改善脏腑功能，增强抗病能力，消除虚弱证候，维持正常生理功能的药物，称为补虚药。补虚药分为补气药、补血药、补阴药和补阳药四个类别。补气药主要具有益气健脾、敛肺止咳平喘的功效；补血药主要具有促进血液化生的功效；补阴药主要具有生津润燥，滋养阴液的功效，多用于热病后期及肺、胃、肝、肾阴虚等；补阳药主要具有补益肾阳的功效，能调节机体内分泌。气虚是指人体的元气耗损，脏腑功能减退，功能失调，抗病能力下降的病理状态；血虚是指血液不足或血液的滋养功能减退的病理状态；阴虚是指机体精、血、津液等物质亏耗的病理状态；阳虚是指机体阳气虚损，功能减退或衰弱的病理状态。补虚药的作用特点是可直接补充体内所缺乏的物质，并且具有调节机体功能，达到治疗的目的。常用制剂为生脉散、四君子汤、四物汤、归脾丸、补中益气汤、六味地黄丸等。

【与功能主治相对应的主要药理作用】

补虚药的药理作用非常广泛，与补充人体物质不足、改善功能、提高抗病能力功效相关的药理作用主要包括：调节免疫功能、调节体内物质代谢、影响中枢神经系统功能、延缓衰老、抗肿瘤等。

1.调节免疫功能 大多数补虚药对特异性免疫、非特异性免疫等有不同程度的增强作用，部分药物具有双向免疫调节作用。

（1）增强特异性免疫功能：人参、当归、黄芪等可增强或调节细胞免疫功能，促进 T 细胞增殖，促进白细胞介素-2(IL-2)的释放。人参、冬虫夏草等可促进体液免疫功能的提升，促进补体生成。

（2）增强非特异性免疫功能：人参、黄芪等药物可增加实验动物免疫器官胸腺、脾脏的重量，升高外周血中白细胞数量,增强巨噬细胞和自然杀伤细胞(NK)的功能。其中,以补气药的作用较为明显。

(3)双向免疫调节作用:如黄芪等药物既能增强免疫功能低下患者的免疫功能,又能抑制免疫功能亢进患者的免疫功能,具有双向免疫调节作用。

2.影响中枢神经系统功能 补虚药对神经系统的作用主要是益智、增强记忆力及保护神经等。其作用的机制主要是调节大脑皮质兴奋和抑制过程,改善神经递质传递功能,改善大脑血氧供应,增加脑内蛋白质合成,促进大脑发育等。

3.调节内分泌

(1)增强下丘脑-垂体-肾上腺皮质轴功能:多数补虚药具有兴奋下丘脑、垂体,促进促肾上腺皮质激素(ACTH)的释放,增强肾上腺皮质的功能。此外,甘草等药物还具有皮质激素样作用。

(2)增强下丘脑-垂体-性腺轴功能:如人参、淫羊藿、鹿茸、冬虫夏草等药物能兴奋性腺轴,使雄性动物睾丸、精液囊、前列腺重量增加,雌性动物子宫内膜增生,子宫肌肥厚;同时,血液或尿中性激素水平增高及代谢产物增多。如鹿茸等少数药物本身也具有性激素样作用。

(3)调节下丘脑-垂体-甲状腺轴的功能:阴虚及阳虚证的患者均可出现 T_3、T_4 水平低于正常人的症状。人参具有增强甲状腺轴功能的作用,通过调节甲状腺轴的功能,可防治甲硫氧嘧啶导致的甲状腺功能减退症和过量 T_4 引起的小鼠甲状腺功能亢进症。

4.调节体内物质代谢 大多数补虚药含有大量营养物质(蛋白质、脂肪、糖、无机盐等),可为机体补充营养,并影响机体物质代谢过程。

(1)促进核酸代谢和蛋白质的合成:人参含有的蛋白合成促进因子能促进人体蛋白质、DNA、RNA的生物合成;黄芪能增强细胞的代谢作用,促进血清和肝脏蛋白质更新;淫羊藿可促进 DNA 合成;麦冬对核酸和蛋白质代谢具有双向调节作用。

(2)调节血糖代谢:麦冬、枸杞子、六味地黄丸等对多种原因引起的小鼠高血糖均有降低作用,并能减少糖尿病并发症。人参糖肽对机体糖代谢具有双向调节作用。一方面对胰岛素所致的低血糖有升高血糖作用,一方面对实验性高血糖动物模型也具有一定的降糖作用。黄芪多糖能对抗肾上腺素引起的小鼠血糖升高和苯乙双胍所致小鼠实验性低血糖。

(3)调节脂质代谢:人参、当归、何首乌、甘草等补虚药均能降低高脂血症患者的胆固醇和甘油三酯含量。人参可促进脂质代谢,增加肝内胆固醇及血中脂蛋白合成。

(4)调节微量元素代谢:一般认为 Zn/Cu 比值降低是虚证的共同表现,补气药、补阳药、补阴药可使 Zn/Cu 比值增大,其作用强度与气虚、阳虚、阴虚患者血清 Zn/Cu 比值减小的趋势相反。

(5)调节环核苷酸水平:补虚药可通过影响 cAMP 和 cGMP 的含量对细胞代谢和功能起着重要的调节作用,如黄芪、党参、甘草等可显著升高小鼠血浆和脾组织中 cAMP 的含量。

5.延缓衰老 许多补虚药都有延缓衰老的作用。补虚药能延长动物或细胞的寿命、改善衰老症状、推迟衰老症状出现时间。人参、黄芪、党参等具有清除自由基的作用,可以提高超氧化物歧化酶(SOD)、过氧化氢酶(CAT)的活性,减少组织中过氧化脂质和脂褐质的含量,具有抗氧化、延缓衰老的作用。补虚药所含有的成分如蛋白质、维生素和微量元素等对细胞也起到了营养作用,可促进大脑发育,延缓大脑衰老。

6.对造血系统的作用 补虚药中的补气药、补血药和补阴药多具有促进或改善骨髓造血功能的作用。如人参、黄芪、当归等可增加红细胞数和血红蛋白含量;如当归、生地黄等可增高血小板计数;女贞子、补骨脂、玄参等可增高白细胞计数,具有显著防治环磷酰胺所致小鼠白细胞减少的作用;何首乌、黄芪、麦冬、熟地黄、补骨脂、锁阳、菟丝子均可使粒系祖细胞的产生率明显增加。

7.对心血管系统的作用 补虚药对心血管系统的影响广泛且较为复杂。人参、黄芪等可增强心肌收缩力(正性肌力)、强心、升压、抗休克;黄芪、淫羊藿、当归等可扩张血管、降压;人参、刺五加、当归、麦冬等通过舒张冠状动脉,可改善心肌供血供氧,抗心肌缺血;甘草、刺五加、麦冬、当归及生脉散等可通过多种机制抗心律失常。

8.对消化系统的影响 多数补气药能调节胃肠运动,促进小肠吸收,缓解消化道平滑肌痉挛,保护胃黏膜。补阴药可调节自主神经功能,促进消化液的分泌,改善消化功能。

9.抗肿瘤 人参、黄芪、甘草等具有不同程度的抗肿瘤作用。参脉注射液能增强肿瘤患者的免疫功能,可用于肿瘤患者的辅助治疗。

知识链接

补虚药对人口老龄化的意义

2021年5月,第七次全国人口普查结果揭晓,数据显示我国60岁及以上人口为26402万人,占18.70%,其中65岁及以上人口为19064万人,占13.50%,老龄化进程明显加快,人口老龄化是今后较长一段时期我国的基本国情。随着年龄增长,机体表现出脏腑虚损、气血不足、阴阳失调等多种特征,从而形成老年人特殊的体质类型。针对老年人特殊体质进行调理是防治老年病的关键,而补虚药在这方面具有得天独厚的优势。补虚药可以提高机体免疫能力,改善机体对内外环境的适应能力,增强机体解毒功能,改善造血系统功能,调节和促进核酸、糖、蛋白质、脂质等物质代谢,对延缓衰老、防治老年病、缓解老龄化社会压力具有十分重要的意义。

【常用药物与方剂】 补虚药常用药物有人参、党参、黄芪、甘草、当归、熟地黄、何首乌、枸杞子、淫羊藿、冬虫夏草、麦冬、白芍、白术、鹿茸、生地黄等。常用复方有四君子汤、六味地黄丸等。常用药物与方剂主要药理作用见表20-1、表20-2、表20-3、表20-4。

表20-1 补虚药中补气药常用药物与方剂主要药理作用简表

类别	传统功效	益气扶正	益气健脾	益气行血	益气活血	益气补血	益气扶正
	药理作用	增强免疫功能	改善消化	改善心脑血管功能	抗凝血	促进造血	抗应激
补气药	人参	+		+	+	+	+
	党参	+	+	+	+	+	+
	黄芪	+		+	+	+	+
	甘草	+	+	+			+
	白术	+	+			+	
	四君子汤	+	+		+	+	

表20-2 补虚药中补血药常用药物主要药理作用简表

类别	传统功效	养血	养血
	药理作用	促进造血功能	补充造血物质
补血药	当归	+	+
	熟地黄	+	+
	何首乌	+	+
	白芍	+	

表20-3 补虚药中补阴药常用药物与方剂主要药理作用简表

类别	传统功效	滋阴生津	滋阴生津	滋阴清热	滋阴养肝
	药理作用	促进蛋白质、核酸合成	降低血糖	抑制下丘脑-垂体-甲状腺轴	保肝
补阴药	枸杞子	+	+		+
	麦冬		+		
	生地黄		+	+	+
	六味地黄丸		+	+	

表 20-4　补虚药中补阳药常用药物主要药理作用简表

类别	传统功效	温肾壮阳	温肾壮阳
	药理作用	兴奋下丘脑-垂体-肾上腺轴	兴奋下丘脑-垂体-性腺轴
补阳药	鹿茸		+
	淫羊藿		+
	冬虫夏草	+	+

第二节　常用药物

人参 Renshen

【来源采制】　本品为五加科植物人参 *Panax ginseng* C. A. Mey. 的干燥根和根茎。多于秋季采挖,洗净经晒干或烘干。栽培的俗称"园参";播种在山林野生状态下自然生长的称"林下山参",习称"籽海",主要产于吉林、辽宁、黑龙江。园参除去支根,晒干或烘干,称"生晒参";不除去支根,晒干或烘干,称"全须生晒参",林下山参多加工成全须生晒参。

【性味归经】　味甘、微苦,性微温。归脾、肺、心、肾经。

【功能主治】　具有大补元气,复脉固脱,补脾益肺,生津养血,安神益智的功能。用于体虚欲脱,肢冷脉微,脾虚食少,肺虚喘咳,津伤口渴,内热消渴,气血亏虚,久病虚羸,惊悸失眠,阳痿宫冷。

【主要成分】　主要有效成分为人参皂苷,按其苷元结构可分为人参皂苷二醇型(A 型)、人参皂苷三醇型(B 型)和齐墩果烷型(C 型)。人参皂苷二醇型包括人参皂苷 Rb_1、人参皂苷 Rc、人参皂苷 Rd 等;人参皂苷三醇型包括人参皂苷 Re、人参皂苷 Rf、人参皂苷 Rg_1 等;齐墩果烷型包括人参皂苷 Ro 等。此外,还含有多糖、多肽类化合物、挥发油、氨基酸等多种成分。

【药理作用】

1. 对机体免疫功能的影响　人参有增强机体免疫功能的作用,有效成分为人参皂苷和人参多糖。

(1)增强非特异性免疫功能:人参皂苷和人参多糖均能增强单核巨噬细胞系统吞噬功能,提高单核巨噬细胞的吞噬功能,并且可使环磷酰胺所致实验动物的白细胞减少恢复正常。人参可使单核巨噬细胞内糖原、腺苷三磷酸、黏多糖、酸性磷酸酶的含量增加。

(2)增强特异性免疫功能:人参皂苷能促进 T、B 细胞由刀豆素 A、脂多糖和植物血凝素诱导的淋巴细胞转移反应(简称淋转反应),增强细胞免疫功能;还可促进血清 IgG、IgA、IgM 的生成,增强体液免疫功能。此外,还可对抗氢化可的松引起的实验动物免疫功能低下。

2. 对中枢神经系统的影响

(1)提高学习记忆能力:人参总皂苷对多种化学物质造成的实验动物记忆获得、记忆巩固和记忆再现障碍均有改善作用,其中以人参皂苷 Rb_1 和人参皂苷 Rg_1 作用较强。人参提高学习记忆能力与以下几个方面因素有关:①促进脑内 DNA、RNA 和蛋白质的合成;②提高中枢 NA 和 DA 的生物合成,促进 ACh 的合成与释放,提高中枢 M 受体的密度;③促进脑神经细胞发育,增加实验动物脑重量及大脑皮质厚度,增强海马区神经元功能;④增加脑的供血,改善脑能量代谢;⑤保护中枢神经细胞,抑制中枢神经细胞的凋亡和坏死。

(2)调节中枢神经兴奋和抑制的过程:人参可以平衡大脑皮质兴奋和抑制过程,提高大脑工作效率。其中人参皂苷 Rb_1 具有中枢抑制作用,人参皂苷 Rg_1 具有中枢兴奋作用。

3. 对内分泌的影响

(1)增强下丘脑-垂体-性腺轴的功能:人参皂苷可促进实验动物垂体释放促性腺激素,加速性成熟过程;增加雄性动物睾丸和附睾的重量;增加雌性未成年动物子宫和卵巢的重量。

(2)增强下丘脑-垂体-肾上腺皮质轴的功能:人参皂苷可兴奋下丘脑-垂体-肾上腺皮质轴并增强其功能。

(3)对其他内分泌腺的影响:人参总皂苷可刺激离体实验动物胰腺释放胰岛素,并能提高血中胰岛素的水平。短期内大量应用,还可促进实验动物腺垂体释放促甲状腺激素,升高血液中甲状腺激素水平,增强甲状腺功能。

4. 对心血管系统的影响

(1)对心脏作用:治疗量人参皂苷有增加心脏排血量、增加冠状动脉血流量、增强心肌收缩力、降低心率的作用,其中以人参三醇型皂苷作用最强。大剂量人参皂苷可减弱心肌收缩力。强心作用机制与强心苷相似,主要是通过促进儿茶酚胺类物质的释放,抑制心肌细胞膜上 Na^+-K^+-ATP 酶活性。

(2)扩张血管、调节血压:人参皂苷 Re、Rg_1、Rb_1 及 Rc 可扩张血管,改善器官血流量。人参对血压具有双向调节作用,既可使高血压患者血压降低,又可使低血压或休克患者血压回升。

(3)抗休克:人参皂苷有增强心肌收缩力、升压、改善微循环状态、抗内毒素等作用,因此,可减轻休克症状。

(4)抗心肌缺血:人参皂苷可减轻缺血心肌损伤,缩小心肌梗死面积,这可能与人参能增加冠状动脉血流量、改善微循环状态有关。

5. 对骨髓造血功能的影响

人参及人参提取物能有效增强骨髓造血功能,增加红细胞数、白细胞数和血红蛋白含量。

6. 对物质代谢的影响

(1)调节血糖:人参对糖代谢具有双向调节作用,对正常小鼠或由四氧嘧啶引起的高血糖小鼠有明显的降低血糖作用;对注射过量胰岛素引起的低血糖又有升糖作用,可预防运动性低血糖的发生。

(2)促进蛋白质及核酸合成:人参皂苷可激活实验动物 RNA 聚合酶活性,加快细胞核 RNA 合成。人参皂苷 Rg_1、Rc 等可促进细胞 DNA 和蛋白质的生物合成。

(3)降血脂:人参皂苷可降低高脂血症动物血清中 TC、TG 含量,升高 HDL 含量,防止动脉粥样硬化的形成。

7. 抗肿瘤　人参皂苷、人参多糖及人参挥发油均有抗肿瘤作用。人参皂苷 Rg_3 通过抑制肿瘤细胞黏附、浸润及新生血管的形成,诱导肿瘤细胞凋亡;人参多糖通过调节机体的免疫功能抗肿瘤;人参挥发油通过抑制肿瘤细胞核酸代谢、糖代谢及能量代谢抗肿瘤。

8. 抗氧化、延缓衰老　人参皂苷具有促进培养细胞增殖和延长培养细胞存活时间、延缓脑神经细胞衰老、延长动物寿命等作用。人参延缓衰老的作用可能与以下几个方面因素有关:①提高超氧化物歧化酶(SOD)和过氧化氢酶(CAT)活性,清除自由基,保护生物膜结构;②降低细胞膜的流动性,延缓衰老;③抑制单胺氧化酶 B 的活性,缩短细胞分裂周期;④增强机体免疫能力。

9. 抗应激　人参可以提高机体对多种有害刺激或损伤的抵抗力,具有明显的抗高温、抗寒冷、抗缺氧、抗疲劳作用。人参对应激状态下的肾上腺皮质功能具有保护作用;对处于急性感染中毒时的机体也具有一定保护作用。

【现代应用】

1. 休克　人参注射液可用于各种休克的治疗。

2. 心血管系统疾病　人参片剂可用于心肌营养不良、冠状动脉硬化、心绞痛、病毒性心肌炎等疾病的治疗。

3. 肿瘤　人参多糖可用于减轻肿瘤放疗和化疗引起的副作用,亦可作为肿瘤治疗的辅助用药。

4. 肝炎　人参多糖可治疗慢性肝炎和各种肝损伤;齐墩果酸片可治疗急性肝炎。

5. 延缓衰老　可用于改善老年患者的记忆功能,减轻老年人疲劳、气短、失眠、多梦等症状。

此外,人参还可用于糖尿病、贫血、高脂血症、慢性阻塞性肺疾病、胃病综合征、消化性溃疡及慢性肾小球肾炎等疾病的治疗,对不同类型的神经衰弱患者均有疗效。

【不良反应】

1. 人参滥用综合征 大量服用人参与用法不当会引起人参滥用综合征,临床表现为心悸、高血压、皮疹、腹泻等,以及神经过敏、烦躁、失眠等中枢神经兴奋症状。

2. 出血 出血是人参急性中毒的特征,常因服用过量导致。

3. 其他 儿童、青少年性早熟等。

党参 Dangshen

【来源采制】 本品为桔梗科植物党参 *Codonopsis pilosula* (Franch.) Nannf.、素花党参 *Codonopsis pilosula* Nannf. var. *modesta* (Nannf.) L. T. Shen 或川党参 *Codonopsis tangshen* Oliv. 的干燥根。秋季采挖,洗净,晒干。主产于山西、甘肃、四川。

【性味归经】 味甘,性平。归脾、肺经。

【功能主治】 具有健脾益肺,养血生津的功能。用于脾肺气虚,食少倦怠,咳嗽虚喘,气血不足,面色萎黄,心悸气短,津伤口渴,内热消渴。

【主要成分】 主要含有党参苷、党参炔苷、党参碱、挥发油、黄酮类、植物甾醇、糖类及多种微量元素等。

【药理作用】

1. 对消化系统的影响

(1)调节胃肠运动功能:党参能改善病理状态的胃肠运动功能紊乱。党参水煎液可加快小肠对炭末的推进作用;党参水煎醇沉液能部分对抗应激引起的胃肠运动增加和胃排空加快。党参制剂能明显抑制实验动物胃肠蠕动,表现为蠕动波幅度降低、频率减慢。

(2)抗溃疡:党参可抑制胃酸分泌,降低胃液酸度;增加对胃黏膜有保护作用的内源性前列腺素 E_2(PGE_2)含量;促进胃黏液的分泌,增强胃黏液-碳酸氢盐屏障。

2. 增强免疫功能 党参提取物可增强体内外实验动物腹腔巨噬细胞的吞噬能力。党参水煎液可促进环磷酰胺所致免疫抑制小鼠的淋巴细胞转化,促进小鼠脾脏 ConA 活化的淋巴细胞 DNA 合成,增强免疫功能。

3. 对心血管系统的影响

(1)强心、抗休克:党参有增强心肌收缩力、增加心输出量以及抗休克的作用。

(2)调节血压:党参对血压有双向调节作用。党参浸膏、醇提取物、水提取物均能扩张外周血管,可降低麻醉动物的血压,且重复给药不产生快速耐受性;党参也可使晚期失血性休克家兔的动脉血压回升。

(3)抗心肌缺血:党参注射液腹腔注射或党参水提醇沉物灌胃给药,对异丙肾上腺素引起的心肌缺血具有一定保护作用。党参注射液静脉注射可对抗垂体后叶素导致的大鼠急性心肌缺血。

4. 增强造血功能 党参煎剂可增加实验动物的红细胞数以及血红蛋白含量。党参多糖能增强脾脏代偿造血功能,对骨髓造血功能无明显增强作用。

5. 降血脂 党参总皂苷能降低高脂血症大鼠血清中 TC、TG、LDL-C 含量,提高 NO 和 HDL-C 含量。

6. 抗血栓 党参可抑制 ADP 诱导的实验动物血小板聚集,抑制体内、体外血栓的形成。党参醚提取液能提高实验动物纤溶酶活性,降低血浆血栓素 TXB_2 水平和血小板聚集率。

7. 抗应激 党参有耐高温、耐缺氧、抗低温、抗辐射作用,可提高机体对有害刺激的抵抗能力,其作用机制主要与兴奋垂体-肾上腺皮质轴的功能有关。

【现代应用】

1. 心绞痛 党参口服液可治疗稳定型心绞痛。

2. 高脂血症 党参和玉竹配伍可用于高脂血症的治疗。

此外,党参能预防高原反应,可改善高原反应引起的头晕、呼吸困难等症状。

黄芪 Huangqi

【来源采制】 本品为豆科植物蒙古黄芪 *Astragalus membranaceus*（Fisch.）Bge. var. *mongholicus*（Bge.）Hsiao 或膜荚黄芪 *Astragalus membranaceus*（Fisch.）Bge. 的干燥根。春、秋二季采挖，除去须根和根头，晒干。蒙古黄芪主产于内蒙古、山西等地；膜荚黄芪主产于东北、内蒙古、山西、河北、四川等地。

【性味归经】 味甘，性微温。归肺、脾经。

【功能主治】 具有补气升阳，固表止汗，利水消肿，生津养血，行滞通痹，托毒排脓，敛疮生肌的功能。用于气虚乏力，食少便溏，中气下陷，久泻脱肛，便血崩漏，表虚自汗，气虚水肿，内热消渴，血虚萎黄，半身不遂，痹痛麻木，痈疽难溃，久溃不敛。

【主要成分】 主要有效成分为黄芪多糖（葡聚糖和杂多糖）、多种黄酮类化合物、皂苷类。此外，还有多种有机酸、甜菜碱、胆碱、氨基酸及多种微量元素等。

【药理作用】

1. 对机体免疫功能的影响

（1）增强特异性免疫功能：黄芪能明显促进正常机体的抗体生成，升高 IgA、IgG 水平，促进血液中淋巴细胞的增殖和转化，增强辅助性 T 细胞的功能。

（2）增强非特异性免疫功能：黄芪能显著增加血液中白细胞总数，促进巨噬细胞、中性粒细胞的吞噬功能，也有诱生干扰素的作用。黄芪水煎液能明显增强 NK 细胞的活性，黄芪多糖能刺激 NK 细胞的增殖，使其细胞体积变大，核质比降低。

2. 对心血管系统的影响

（1）对心脏的作用：黄芪可增强心肌收缩力，改善衰竭心脏的功能。黄芪可稳定缺血心肌细胞膜，保护溶酶体和线粒体，减少缺血心肌细胞内的钙超载，保护心肌。

（2）扩张血管、调节血压：黄芪能明显扩张外周血管，改善微循环，降低动脉压及后负荷，有效防止理化因素导致的血管脆性和通透性增加。黄芪对血压具有一定双向调节作用，通过扩张血管而产生降压作用，有效成分是黄芪皂苷甲等；对于休克的动物模型，具有升压作用。

3. 对骨髓造血功能的影响 黄芪有明显促进骨髓造血的功能，可促进造血干细胞的增殖与分化，促进各类血细胞生成。黄芪注射液可显著增加骨髓粒-单系祖细胞数量，抑制骨髓有核细胞数的减少；黄芪多糖能升高血细胞比容，增加血液中红细胞总量。

4. 改善物质代谢 黄芪可促进核酸、蛋白质的代谢。黄芪多糖能降低肾上腺素引起的高血糖，升高苯乙双胍所致的低血糖；能降低高脂血症动物的血脂，减少肝脏脂质沉积。

5. 抗氧化、延缓衰老 黄芪能有效抑制脂质过氧化反应，显著提高老年大鼠血浆皮质醇含量，降低动物血清中过氧化脂质和肝脏脂褐素含量。

6. 抗病毒性心肌炎 黄芪通过提高 NK 细胞活性、降低 IL-2 水平、促进心肌细胞产生干扰素及诱生干扰素。黄芪对病毒性心肌炎尤其是柯萨奇病毒引起的心肌炎疗效较好。

此外，黄芪还具有保肝、利尿、抗溃疡、抗病原微生物、抗骨质疏松、抗肿瘤等作用。

【现代应用】

1. 呼吸系统疾病 黄芪及其复方制剂可用于治疗多种呼吸系统疾病，如反复呼吸道感染、慢性支气管炎、支气管哮喘等。

2. 心血管疾病 黄芪及其复方制剂可用于冠心病、充血性心力衰竭的治疗。

3. 慢性肝炎 黄芪及其复方制剂可用于迁延性肝炎和慢性乙型肝炎的治疗。

此外，黄芪可用于病毒性心肌炎、肾炎、银屑病的治疗。

甘草 Gancao

【来源采制】 本品为豆科植物甘草 *Glycyrrhiza uralensis* Fisch.、胀果甘草 *Glycyrrhiza inflata* Bat. 或光果甘草 *Glycyrrhiza glabra* L. 的干燥根和根茎。春、秋二季采挖，除去须根，晒干。甘草主产

于内蒙古、甘肃、新疆等地;胀果甘草主产于新疆、甘肃、内蒙古等地;光果甘草主产于新疆。

【性味归经】　味甘,性平。归心、肺、脾、胃经。

【功能主治】　具有补脾益气,清热解毒,祛痰止咳,缓急止痛,调和诸药的功能。用于脾胃虚弱,倦怠乏力,心悸气短,咳嗽痰多,脘腹、四肢挛急疼痛,痈肿疮毒,缓解药物毒性、烈性。

【主要成分】　主要含有三萜皂苷类、生物碱类、黄酮类及多糖类。其中三萜皂苷类成分有甘草甜素(甘草酸)、甘草次酸等;生物碱类为四氢喹啉类化合物;黄酮类成分有甘草素、异甘草苷等。甘草酸在体内水解后生成1分子葡萄糖醛酸和2分子甘草次酸。

【药理作用】

1. 肾上腺皮质激素样作用

(1)盐皮质激素样作用:甘草浸膏、甘草甜素或甘草次酸均具有盐皮质激素样作用,对健康人及多种动物均能促进钠、水潴留,增加排钾量。

(2)糖皮质激素样作用:甘草浸膏、甘草甜素均具有糖皮质激素样作用,并可抑制氢化可的松在体内的代谢灭活,使血药浓度升高。甘草与氢化可的松、泼尼松龙联用在抗炎、抗变态反应方面疗效加强,有协同作用。

甘草的肾上腺皮质激素样作用可能与以下几个方面因素有关:①甘草次酸的结构与肾上腺皮质激素相似,能直接发挥肾上腺皮质激素样作用;②甘草次酸可竞争性抑制肝脏对肾上腺皮质激素的灭活,间接提高肾上腺皮质激素的浓度,延长肾上腺皮质激素的作用时间;③促进肾上腺皮质激素合成。

2. 对免疫系统的影响　甘草可双向调节机体免疫功能。甘草葡聚糖与ConA有协同作用,可促进脾淋巴细胞的激活和增殖。甘草甜素可促进IFN-γ的分泌,诱导IL-1、IL-2的产生,增强自然杀伤细胞的活性,增强非特异性免疫和细胞免疫功能,但对体液免疫功能有一定抑制作用。

3. 对消化系统的影响

(1)抗消化性溃疡:甘草浸膏、甘草甜素、异甘草苷和甘草次酸等均有对抗实验性溃疡的作用。甘草抗消化性溃疡的作用可能与以下几个方面因素有关:①吸附胃酸,降低胃液浓度,抑制胃液、胃酸分泌;②增加胃黏膜细胞的氨基己糖,保护胃黏膜;③刺激骨黏膜上皮细胞合成和释放具有黏膜保护作用的内源性PG;④促进消化道上皮细胞的再生,促进溃疡愈合。

(2)保肝:甘草浸膏、甘草甜素和甘草次酸等对多种实验性肝损伤和肝硬化均有抑制作用,可降低血清ALT水平,抑制肝纤维组织增生,减轻炎症反应。

(3)解痉:甘草浸膏和甘草煎液等可减弱胃肠道平滑肌运动,具有解痉作用。甘草解痉作用的有效成分主要是黄酮类化合物,其中,甘草素的作用最强。

4. 镇咳、祛痰　甘草能促进咽喉和支气管黏膜细胞的分泌,呈现镇咳、祛痰的作用,甘草还可促进支气管纤毛运动,使痰易于咳出,其中,甘草次酸胆碱盐作用最强。

5. 抗炎　甘草次酸、甘草黄酮、甘草酸单铵盐和甘草锌对炎症均有一定抑制作用。

6. 解毒　甘草对药物(如苯、升汞等)、细菌毒素及机体代谢产物等所引起的中毒均有一定的解毒作用。甘草甜素是主要活性成分。甘草解毒的作用可能与以下几个方面因素有关:①通过物理或化学方式吸附,以减少毒物的吸收,如甘草甜素、甘草次酸可沉淀生物碱;②甘草甜素的水解产物葡萄糖醛酸可与含羧基、羟基的毒物结合,减少毒物吸收;③甘草次酸有肾上腺皮质激素样作用,可提高机体对毒物的耐受力;④诱导肝药酶产生,加快毒物的代谢。

7. 抗病原微生物　甘草甜素、甘草多糖等对HIV、水痘病毒、腺病毒、带状疱疹病毒均有抑制作用。甘草次酸、甘草次酸钠等对金黄色葡萄球菌、结核分枝杆菌、大肠杆菌、阿米巴原虫等均有抑制作用。

此外,甘草次酸、甘草甜素具有降血脂、抗动脉粥样硬化作用以及一定的抗肿瘤作用。炙甘草提取液、甘草总黄酮具有抗心律失常作用。

【现代应用】

1. 肾上腺皮质功能减退症　甘草流浸膏或甘草粉可改善患者症状,增强患者体力、升压、增加血钠及减少皮肤色素沉着。

2.呼吸系统疾病 甘草流浸膏和甘草片可用于急、慢性支气管炎,支气管哮喘等呼吸系统疾病的治疗。

3.消化性溃疡 甘草流浸膏可治疗胃及十二指肠溃疡。

4.皮肤病 甘草酸铵霜剂可用于麻疹、过敏性皮炎、湿疹等疾病的治疗。

此外,甘草还可用于食物中毒、高脂血症、疱疹性角膜炎以及急、慢性肝炎等的治疗。

【不良反应】

长期使用可出现醛固酮增多症,症状为血容量增加、水肿、血压升高、头痛、眩晕、心悸、血钾降低等,停药后症状可以消失,也可给予螺内酯治疗。

当归 Danggui

【来源采制】 本品为伞形科植物当归 *Angelica sinensis*(Oliv.)Diels 的干燥根。秋末采挖,除去须根和泥沙,待水分稍蒸发后,捆成小把,上棚,用烟火慢慢熏干。主产于甘肃岷县、武都、漳县、成县、文县等地,湖北、云南、四川等地也产。

【性味归经】 味甘、辛,性温。归肝、心、脾经。

【功能主治】 具有补血活血,调经止痛,润肠通便的功能。用于血虚萎黄,眩晕心悸,月经不调,经闭痛经,虚寒腹痛,风湿痹痛,跌扑损伤,痈疽疮疡,肠燥便秘。酒当归活血通经。用于经闭痛经,风湿痹痛,跌扑损伤。

【主要成分】 主要含有水溶性成分及挥发油,水溶性成分包括当归多糖、琥珀酸、阿魏酸等,挥发油包括藁本内酯、正丁烯内酯、月桂烯、当归酮等。

【药理作用】

1.对血液系统的影响

(1)促进骨髓造血功能:当归多糖可促进骨髓造血功能,使红细胞数量、白细胞数量及血红蛋白含量增加。当归促进骨髓造血功能的作用还与其所含叶酸、维生素 B_{12} 及铁离子等物质有关。

(2)抑制血小板聚集:阿魏酸可抑制血小板聚集,抗血栓形成。作用机制如下:抑制 TXA_2 合成酶,使 TXA_2 合成减少;抑制磷酸二酯酶,使血小板 cAMP 水平升高,抑制血小板聚集;抑制血小板释放 5-HT。

(3)降血脂、抗动脉粥样硬化:阿魏酸对血清胆固醇有明显抑制作用,TG 和磷脂水平无明显变化。阿魏酸降血脂机制与抑制甲羟戊酸-5-焦磷酸脱羟酶的活性,减少肝脏合成胆固醇有关。当归及阿魏酸还有抗氧化、清除自由基、抑制脂质沉积于血管壁、保护血管内膜,产生抗动脉粥样硬化的作用。

2.对心血管系统的影响

(1)抗心肌缺血:当归水提取物和阿魏酸可增加心肌血流量,对心肌缺血有缓解作用。

(2)扩张血管、降压:当归能扩张外周血管,使血管阻力降低,此作用与当归兴奋胆碱受体和组胺受体有关。

(3)抗心律失常:当归对实验性心律失常及心肌缺血再灌注所诱发的心律失常有明显的防治作用。

3.对子宫平滑肌的影响 当归对子宫平滑肌具有兴奋和抑制双重调节作用。阿魏酸及挥发油具有抑制子宫平滑肌收缩的作用,水溶性及醇溶性的非挥发性物质有兴奋子宫平滑肌的作用。当归对子宫平滑肌具有抑制作用,可缓解痛经等症状;当归可通过兴奋子宫平滑肌而治疗崩漏等伴有子宫收缩不全的病理状态。

4.增强免疫功能

(1)增强非特异性免疫功能:当归多糖能增强单核巨噬细胞的吞噬能力。注射当归多糖能使脾、胸腺的重量增加,拮抗外周血中白细胞数量的减少,对抗皮质激素导致的小鼠免疫抑制。

(2)增强特异性免疫功能:当归可促进淋巴细胞的淋转反应和 T 细胞增殖。当归有诱生干扰素的作用,当归注射液能促进 IL-2 的产生。

此外,当归还有保肝、抗辐射、抗损伤、抗炎、镇痛、松弛支气管平滑肌等作用。

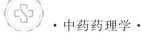

【现代应用】

1. 心脑血管疾病 治疗冠心病引起的室性期前收缩等心律失常。当归注射液可用于急性缺血性脑卒中的治疗。

2. 妇科疾病 当归对月经不调、痛经、子宫脱垂、慢性盆腔炎等均有一定疗效。

3. 贫血 当归与其他中药配伍使用，对多种原因引起的红细胞、白细胞数量减少及血红蛋白含量降低有较好疗效。

4. 血栓闭塞性脉管炎 当归注射液可改善血栓闭塞性脉管炎症状。

此外，当归可用于治疗迁延性或慢性肝炎、肝硬化、肩周炎、腰腿痛、突发性耳聋、支气管哮喘和小儿病毒性肺炎等。

【不良反应】

阿魏酸钠注射液可引起过敏性皮疹、心绞痛。复方当归注射液可引起过敏性皮疹、过敏性休克。

熟地黄 Shudihuang

【来源采制】 本品为玄参科植物地黄 *Rehmannia glutinosa* Libosch. 干燥块根生地黄经炮制而成的加工品。主产于河南武陟、温县、博爱等地。

【性味归经】 味甘，性微温。归肝、肾经。

【功能主治】 具有补血滋阴，益精填髓的功能。用于血虚萎黄，心悸怔忡，月经不调，崩漏下血，肝肾阴虚，腰膝酸软，骨蒸潮热，盗汗遗精，内热消渴，眩晕，耳鸣，须发早白。

【主要成分】 熟地黄化学成分与生地黄基本相同，主要含有梓醇、地黄素、桃叶珊瑚苷、地黄苷 A、地黄苷 B、地黄苷 C、地黄苷 D 以及益母草苷等，此外尚有多种糖类氨基酸及微量元素，与生地黄比较，熟地黄中单糖含量高，而梓醇含量少，此与炮制过程有关。

【药理作用】

1. 增强免疫功能 熟地黄能增强细胞免疫功能。熟地黄提取液能对抗可的松引起的小鼠血液中 T 细胞减少，在体内外实验中能明显提高正常小鼠 T 细胞增殖反应的能力，促进 IL-2 的分泌。

2. 降血糖 熟地黄能降低四氧嘧啶诱发的糖尿病大鼠血糖水平，增加肝糖原含量；对肾上腺素和葡萄糖引起的胰高血糖，也有一定对抗作用。

3. 促凝血、增强造血功能 熟地黄能使凝血酶时间缩短，有促进凝血的作用。熟地黄多糖可促进正常小鼠骨髓造血干细胞、粒-单系祖细胞和早期、晚期红系祖细胞的增殖分化。

4. 抗脑损伤 熟地黄可提高谷氨酸单钠毁损下丘脑弓状核大鼠的学习记忆能力；提高 D-半乳糖衰老模型大鼠的学习记忆能力，提高抗氧化酶活性，减少 MDA、LPO 含量，延缓脑细胞衰老的进程；增强 $AlCl_3$ 拟痴呆模型小鼠的学习记忆，降低脑组织胆碱酯酶活性及 Al^{3+} 含量。

此外，熟地黄十二指肠给药，能降低胃液和总酸渗出量，降低幽门结扎性胃溃疡的发生率。

【现代应用】

1. 贫血 以熟地黄为主的复方用于治疗贫血及贫血导致的低蛋白血症、眩晕、失眠、月经不调等。

2. 其他 以熟地黄为主的复方常用于治疗免疫力低下、糖尿病、阳痿、遗精等。

何首乌 Heshouwu

【来源采制】 本品为蓼科植物何首乌 *Polygonum multiflorum* Thunb. 的干燥块根。主产于河南、湖北、广东、广西、贵州、四川、江苏等地。秋、冬二季叶枯萎时采挖，削去两端，洗净，个大的切成块儿，干燥。

【性味归经】 味苦、甘、涩，性微温。归肝、心、肾经。

【功能主治】 具有解毒，消痈，截疟，润肠通便的功能。用于疮痈，瘰疬，风疹瘙痒，久疟体虚，肠燥便秘。

【主要成分】 主要含有磷脂类(如卵磷脂)、蒽醌衍生物(大黄酚、大黄素、大黄酸、大黄素甲醚及大黄酚蒽酮等）。此外,还含有葡萄糖苷类(主要为二苯乙烯苷)、没食子酸、β-谷甾醇、胡萝卜素及微量元素等。

【药理作用】

1. 抗氧化、延缓衰老 何首乌可延长果蝇二倍体细胞的生长周期,延长果蝇的寿命。水煎液可增加脑和肝脏中的蛋白质含量,增强 SOD 的活性,降低 MDA 的含量,降低 MAO 的活性,提高机体 DNA 的修复能力。

2. 增强免疫功能 何首乌能明显增加小鼠胸腺和脾脏重量,提高脾巨噬细胞的吞噬功能,增强 B 细胞和 T 细胞的免疫功能。

3. 降血脂、抗动脉粥样硬化 何首乌可明显降低高脂血症血清中 TC、TG 的含量,减少高脂血症动脉粥样硬化斑块的形成。降血脂的有效成分包括蒽醌类、卵磷脂和二苯乙烯苷等,其降血脂作用机制如下:蒽醌类具有泻下作用,能促进肠蠕动,抑制脂质的吸收,加速胆汁酸从肠道排出;卵磷脂通过影响肝内 7α-羟化酶和 3-羟基-3-甲基戊二酰辅酶 A(HMG-CoA)还原酶活性,抑制内源性胆固醇合成,促进胆固醇转变成胆汁酸。

4. 促进骨髓造血功能 何首乌提取液小鼠腹腔注射,可使粒-单系祖细胞、骨髓造血干细胞及外周网织红细胞比例显著增大。

5. 对消化系统的影响

(1)泻下:何首乌含有蒽醌类成分,能促进肠蠕动,润肠通便。生用作用较炮制品作用强。炮制品,游离蒽醌增加,补益作用增强而泻下作用减弱。

(2)保肝:何首乌中的二苯乙烯苷能拮抗过氧化玉米油所致实验动物的脂肪肝及肝功能损害,使血清中 AST、ALT、游离脂肪酸及肝脏 LPO 水平下降。何首乌中的卵磷脂有利于保护肝脏。

6. 对内分泌系统的影响 何首乌能增加肾上腺的重量,兴奋肾上腺皮质功能,具有皮质激素样作用,提高抗应激能力。

此外,何首乌还具有抗菌、抗病毒、抗心肌缺血等作用。

【现代应用】

1. 高脂血症 制何首乌煎剂或首乌片可降低胆固醇、甘油三酯及 β-脂蛋白含量,治疗高脂血症。

2. 精神与神经性疾病 何首乌注射液或首乌片可用于神经衰弱的治疗。还可用于夜游症、嗜睡症、神经性头痛等疾病的治疗。

3. 白发、脂溢性脱发 制何首乌配伍当归、熟地黄,可治疗白发、脂溢性脱发等。

此外,何首乌可用于老年性皮肤瘙痒、女性白斑病变及皮肤赘疣的治疗。

【不良反应】

1. 消化道反应 生品何首乌的主要不良反应为消化道反应,可出现腹痛、腹泻、恶心和呕吐。

2. 其他 长期大量服用何首乌可引起过敏反应、肝损害、肢体麻木、皮疹、眼部色素沉着、精神症状、上消化道出血等不良反应,尤其是肝损害,应引起重视。

枸杞子 Gouqizi

【来源采制】 本品为茄科植物宁夏枸杞 *Lycium barbarum* L. 的干燥成熟果实。主产于宁夏、甘肃、青海、新疆等地。夏、秋二季果实呈红色时采收,热风烘干,除去果梗,或晾至皮皱后,晒干,除去果梗。

【性味归经】 味甘,性平。归肝、肾经。

【功能主治】 具有滋补肝肾,益精明目的功能。用于虚劳精亏,腰膝酸痛,眩晕耳鸣,阳痿遗精,内热消渴,血虚萎黄,目昏不明。

【主要成分】 主要含有枸杞多糖、氨基酸、甜菜碱、维生素、胡萝卜素及多种微量元素等。

【药理作用】

1. 增强免疫功能 枸杞子对机体免疫功能有增强作用,有效成分为枸杞多糖。

（1）增强非特异性免疫功能：枸杞子能增强正常及免疫低下动物巨噬细胞的吞噬功能、提高血清溶菌酶的作用及 NK 细胞的杀伤力。

（2）增强特异性免疫功能：枸杞多糖可促进 B 细胞、T 细胞增殖及抗体的生成。枸杞子可促进 ConA 活化的脾淋巴细胞 DNA 和蛋白质的合成，促进外周血中淋巴细胞 IL-2 受体的表达，拮抗环磷酰胺所致的 T 细胞和 NK 细胞的抑制作用。枸杞子能促进 B 细胞的增殖，提高小鼠 B 细胞的活性，提高小鼠血清 IgG、IgM 的含量。

2. 抗氧化、延缓衰老　枸杞子可明显延长动物寿命，有效成分为枸杞多糖。枸杞子延缓衰老的作用可能与以下几个方面因素有关：提高 SOD 和 GSH-Px 活性，清除体内自由基，保护生物膜结构；减少心、脑、肝组织脂褐质的含量；提高 DNA 修复能力，对抗遗传物质损伤，维持细胞正常发育；增强机体免疫能力；抑制细胞凋亡。

3. 保肝　枸杞多糖和甜菜碱均能降低实验性肝病动物的血清转氨酶，减少肝细胞脂肪变性和炎症坏死，促进肝细胞的再生，恢复肝细胞功能。

4. 降血糖　枸杞子提取物及枸杞多糖可降低血糖，提高糖耐量，预防糖尿病视网膜病变。枸杞子可保护糖尿病大鼠视网膜组织氧化损伤，使糖尿病大鼠视网膜组织中维生素 C 含量、超氧化物歧化酶（SOD）及脂质过氧化物（LPO）的含量接近正常。

此外，枸杞多糖还可以增强造血功能，具有一定的抗肿瘤、抗生殖系统损伤、抗应激等作用。

【现代应用】

1. 慢性肝病　甜菜碱可治疗肝硬化、慢性肝炎、代谢性或中毒性肝病。

2. 皮肤病　枸杞子提取物可治疗银屑病、神经性皮炎、湿疹及带状疱疹等皮肤病。

此外，枸杞子可用于治疗高脂血症、糖尿病视网膜病变、男性不育症、老年性痴呆，也可作为治疗肿瘤的辅助用药。

淫羊藿 Yinyanghuo

【来源采制】　本品为小檗科植物淫羊藿 *Epimedium brevicornu* Maxim.、箭叶淫羊藿 *Epimedium sagittatum*（Sieb. et Zucc.）Maxim.、柔毛淫羊藿 *Epimedium pubescens* Maxim. 或朝鲜淫羊藿 *Epimedium koreanum* Nakai 的干燥叶。淫羊藿主产于陕西、山西、河南、广西等地，箭叶淫羊藿主产于湖北、四川、浙江等地，柔毛淫羊藿主产于四川、湖北、陕西，朝鲜淫羊藿主产于辽宁、吉林、黑龙江等地。夏、秋二季茎叶茂盛时采收，晒干或阴干。

【性味归经】　味辛、甘，性温。归肝、肾经。

【功能主治】　具有补肾阳，强筋骨，祛风湿的功能。用于肾阳虚衰，阳痿遗精，筋骨痿软，风湿痹痛，麻木拘挛。

【主要成分】　主要含有黄酮类化合物（如淫羊藿苷、异槲皮素、金丝桃苷）、淫羊藿多糖、β-去氢甲基淫羊藿素、木兰素等成分，其中淫羊藿苷、淫羊藿多糖是主要有效成分。

【药理作用】

1. 增强下丘脑-垂体-性腺轴功能

（1）雄激素样作用：淫羊藿流浸膏可使小鼠前列腺和精囊的重量增加，明显促进睾丸组织的增生与分泌。淫羊藿可提高活性氧所致膜功能损伤的精子活性、精子顶体完整率和尾部膨胀率，改善精子超微结构。淫羊藿含多种人体必需的微量元素，这些微量元素与男性生殖功能有极为密切的关系。

（2）雌激素样作用：淫羊藿提取液可升高雌性动物垂体对促性腺激素释放激素的反应性，提高卵巢对黄体生成素的反应性。淫羊藿煎剂能使雌性大鼠垂体、子宫和卵巢的重量增加。

2. 调节机体免疫功能

（1）增强非特异性免疫功能：淫羊藿多糖和总黄酮能明显增强单核巨噬细胞系统的功能，对抗环磷酰胺所致的小鼠外周血白细胞数量减少。淫羊藿多糖还可增加小鼠脾脏和胸腺的重量。

（2）调节特异性免疫功能：淫羊藿总黄酮可提高血清溶血素抗体水平，显著促进 PHA 诱导的淋转反应,增强细胞免疫功能。淫羊藿多糖可提高脾脏抗体生成率和血清抗体含量,增强体液免疫功能。淫羊藿多糖对 B 细胞有刺激增殖的作用,同时也有诱生 γ-IFN 的作用。淫羊藿对特异性免疫功能调节的强弱与其成分及机体的功能状态有关。

3. 促进骨生长 淫羊藿对骨质疏松有良好的防治作用。淫羊藿可抑制肾上腺皮质激素引起的骨质疏松,促进骨形成,增加成骨细胞的数量和活性,使骨小梁面积及骨密度增加。淫羊藿防治骨质疏松的作用可能与以下方面因素有关:①促进成骨细胞增殖,增加骨形成;②抑制破骨细胞活性,减少骨吸收;③作用于骨基质细胞,促进胶原合成和基质的矿化。

4. 对物质代谢的影响 淫羊藿可促进阳虚模型动物 DNA 和蛋白质合成,使动物体重增加,耐寒能力提高,死亡率降低。

5. 对心血管系统的作用

(1)抗心肌缺血:淫羊藿注射剂、淫羊藿苷等可使实验动物的冠状动脉血流量增加,冠状动脉阻力降低,心肌耗氧量降低,抗心肌缺血。

(2)强心、降压:淫羊藿煎剂能加强心肌收缩力。注射淫羊藿黄酮苷,可使血压降低,其降压机制与其扩张外周血管,降低血管阻力有关。

(3)抗心律失常:淫羊藿提取物可部分拮抗毒毛花苷 K 及肾上腺素所致的心律失常。

(4)抑制血小板聚集、抗血栓形成:淫羊藿可抑制血小板的聚集,促进其解聚。淫羊藿总黄酮可降低全血黏度及红细胞聚集,抑制血栓形成。

此外,淫羊藿还具有延缓衰老、抗菌、降血糖、降血脂、抗过敏等作用。

【现代应用】

1. 性功能减退 淫羊藿对性功能有一定的改善作用,可治疗阳痿。

2. 骨质疏松 以淫羊藿为主的复方可用于治疗骨质疏松。

3. 高血压 淫羊藿浸膏片可用于治疗高血压。

此外,淫羊藿还可用于冠心病、慢性支气管炎、慢性肝炎、白细胞减少症、病毒性心肌炎和脊髓灰质炎急性期的治疗。

冬虫夏草 Dongchongxiacao

【来源采制】 本品为麦角菌科真菌冬虫夏草菌 *Cordyceps sinensis*(BerK.)Sacc. 寄生在蝙蝠蛾科昆虫幼虫上的子座和幼虫尸体的干燥复合体。夏初子座出土、孢子未发散时挖取,晒至六七成干,除去似纤维状的附着物及杂质,晒干或低温干燥。主产于四川、西藏、青海等地。

【性味归经】 味甘,性平。归肺、肾经。

【功能主治】 具有补肾益肺,止血化痰的功能。用于肾虚精亏,阳痿遗精,腰膝酸痛,久咳虚喘,劳嗽咯血。

【主要成分】 主要含有粗蛋白、脂肪、粗纤维素、碳水化合物及多种氨基酸等。还含有虫草酸、冬虫夏草素、虫草多糖等。

【药理作用】

1. 对内分泌系统的作用

(1)性激素样作用:冬虫夏草或人工培养的蚕蛹虫草可提升雄性大鼠血浆睾酮含量,增加精囊腺、包皮腺及前列腺的重量。冬虫夏草还可增加去势幼年雄性大鼠的精囊腺和前列腺重量,增加家兔睾丸重量及精子数,冬虫夏草还能调节雌性大鼠体内雌性激素水平,改善子宫内膜功能,增加受孕率。

(2)增强肾上腺皮质功能:冬虫夏草可增加小鼠肾上腺重量,提高血浆醛固酮、皮质醇水平。小鼠皮下注射虫草多糖可使血浆皮质酮增多,还可对抗可的松对血浆皮质酮的反馈性抑制作用。

2. 对免疫系统的作用

(1)增强非特异性免疫功能:冬虫夏草水煎液、虫草菌浸液可明显增加小鼠脾重量,对抗环磷酰胺、强的松龙所致的小鼠脾重量减轻。虫草多糖能使鼠腹腔巨噬细胞的吞噬能力明显增加,可对抗可的松引起的吞噬功能下降。

（2）调节特异性免疫功能：冬虫夏草对 T 细胞受抑制的实验动物有保护或提升 T 细胞的作用。虫草多糖可促进 ConA 或 LPS 诱导的小鼠脾淋巴细胞转化，促进 ConA 诱导的 IL-2 生成。冬虫夏草可使 PHA 刺激的家兔淋巴细胞转化率升高。冬虫夏草的醇提取物小鼠腹腔注射可增强脾 NK 细胞的活性，拮抗环磷酰胺对 NK 细胞活性的抑制作用。冬虫夏草水煎液可对抗环磷酰胺的免疫抑制作用，显著提高小鼠抗体形成细胞数和血清溶血素 IgM 水平。

（3）抑制器官移植排斥反应：虫草菌粉能延长小鼠同种异体皮肤移植的皮片存活时间，并能延长皮片开始排斥到结痂的时间；虫草菌丝口服液还可明显延长异体心脏移植大鼠的存活时间，其作用类似于环孢素 A。

3. 延缓衰老　冬虫夏草具有抗氧自由基损伤作用，可降低心肌及肝匀浆中脂质过氧化物的含量，抑制邻苯三酚自氧化产生超氧化阴离子，提高小鼠肝组织 SOD 水平。冬虫夏草菌丝体对大鼠脑内单胺氧化酶-B（MAO-B）的活性具有明显的抑制作用。

4. 保护肾功能　冬虫夏草对肾炎、肾功能衰竭、药物和缺血造成的肾损伤均有一定的作用。冬虫夏草能降低肾大部分切除所致慢性肾功能不全大鼠的死亡率，降低血清尿素氮和肌酐水平，增加脾淋巴细胞转化率，促进 IL-2 的产生，延缓肾功能不全的进展。冬虫夏草能促进庆大霉素和环孢素引起的急性肾损伤大鼠肾小管的修复。其作用机制包括：促进肾小管内皮细胞生长因子的合成释放，加速肾小管组织修复；稳定肾小管上皮细胞溶酶体膜，防止溶酶体破裂；降低 LDH 活性，保护细胞膜 Na^+-K^+-ATP 酶活性。

5. 对心血管及呼吸系统的作用　冬虫夏草可降低心率、降低心肌耗氧量、增加冠状动脉血流量和心输出量，可改善心律失常、抗心肌缺血、抗血小板聚集、扩张血管、降压。虫草水提取液具有增加肾上腺素分泌、扩张动物支气管、平喘、祛痰等作用。此外，冬虫夏草和虫草菌水提取液小鼠腹腔注射，可使气管酚红排泌量明显增加，并能对抗乙酰胆碱引起的哮喘。

6. 增强骨髓造血功能　冬虫夏草可明显促进小鼠骨髓粒-单系祖细胞增殖、血小板生成。冬虫夏草结晶制剂可促进造血干细胞、骨髓红系祖细胞、成纤维祖细胞和粒-单系祖细胞的增殖，并能对抗三尖杉对造血功能的损害。

7. 降血糖　冬虫夏草通过改善糖代谢过程而发挥降血糖作用。虫草多糖、人工虫草碱提取物对正常小鼠、链脲佐菌素及四氧嘧啶诱发的糖尿病小鼠均有明显的降血糖作用。

此外，冬虫夏草对小鼠淋巴瘤、Lewis 肺癌的原发灶和自发性肺转移均有显著的抑制作用。冬虫夏草与抗肿瘤药环磷酰胺、长春新碱、6-巯基嘌呤等联合应用，不仅可以提高其抗癌活性，还能减少不良反应。

【现代应用】

1. 慢性支气管炎、哮喘　对老年人常患的老年性慢性支气管炎、呼吸道感染、久咳、哮喘等疗效明显。

2. 其他　还可用于性功能低下、心律失常、肝衰竭、肿瘤等疾病的辅助治疗。

麦冬 Maidong

【来源采制】　本品为百合科植物麦冬 *Ophiopogon japonicus*（L. f）Ker-Gawl. 的干燥块根。主产于浙江慈溪、余姚、杭州者称"杭麦冬"；主产于四川三台者称"川麦冬"。夏季采挖，洗净，反复暴晒、堆置，至七八成干，除去须根，干燥。

【性味归经】　味甘、微苦，性微寒。归心、肺、胃经。

【功能主治】　具有养阴生津，润肺清心的功能。用于肺燥干咳，阴虚痨嗽，喉痹咽痛，津伤口渴，内热消渴，心烦失眠，肠燥便秘。

【主要成分】　主要含有多种甾体皂苷、豆甾醇、β-谷甾醇、黄酮类化合物，还含有麦冬多糖、氨基酸、维生素等。

【药理作用】

1. 对心血管系统的作用

（1）改善心功能：麦冬注射液能显著提高心肌收缩力，对失血性休克大鼠有抗休克与改善左心室功能的作用，可改善循环，逆转失血造成的心功能抑制，使血压回升。

（2）抗心肌缺血：麦冬提取物、麦冬注射液和总氨基酸均具有明显的抗心肌缺血作用。麦冬注射液可对抗垂体后叶素引起的 T 波增高。麦冬提取物可明显改善冠状动脉结扎造成的犬急性心肌缺血。

（3）抗心律失常：麦冬对多种实验性心律失常均有一定的防治作用。麦冬注射液能使氯化钡引起的大鼠双向性心动过速或心室扑动转变为正常窦性心律，作用持续时间短，反复用药仍然有效。麦冬能阻断心肌细胞的离子通道，减少 Na^+、Ca^{2+} 内流，降低细胞自律性，使单向传导阻滞转变为双向传导阻滞，从而消除折返激动。

2. 增强机体免疫功能 麦冬多糖腹腔注射可明显增加小鼠胸腺、脾的重量，激活小鼠网状内皮系统的吞噬功能，提高血清溶血素抗体水平。

3. 延缓衰老 麦冬水煎液灌服 D-半乳糖引起的衰老大鼠模型，可降低肝组织中 MDA 的含量，明显提高大鼠脑组织中 SOD、肝组织 GSH-Px 活性，从而提高抗氧自由基损伤的能力，发挥抗衰老的作用。

4. 降血糖 麦冬对肾上腺素、四氧嘧啶所致的小鼠血糖升高有明显的抑制作用，减轻胰岛 B 细胞损伤。麦冬多糖的降糖作用与减轻胰岛素抵抗、改善外周组织对胰岛素的敏感性以及阻止葡萄糖在肠道内的吸收等作用有关。

5. 抗过敏、平喘 麦冬多糖能抑制乙酰胆碱-组胺混合液引起的豚鼠支气管收缩，延长卵白蛋白所致豚鼠哮喘的潜伏期，明显抑制小鼠被动皮肤过敏反应（PCA 反应）。

6. 镇静 麦冬煎液及其提取物具有明显的镇静作用。麦冬煎液对阈下剂量戊巴比妥钠有协同催眠作用，不仅可增强氯丙嗪的镇静作用，还可拮抗咖啡因对小鼠的中枢兴奋作用。

7. 保护胃肠道 麦冬可改善胃黏膜的血液循环，抑制炎性反应，促进组织细胞增生，对萎缩性胃炎有一定的治疗作用。麦冬多糖可减少攻击因子对胃黏膜的损伤，对乙醇引起的胃黏膜损伤有保护作用，其作用机制与抑制胃酸和胃蛋白酶活性有关。

此外，麦冬多糖还能刺激网状内皮系统，提高宿主对癌细胞的特异性免疫应答，显著对抗辐射引起的白细胞下降。

【现代应用】

临床上可用于治疗干燥综合征、糖尿病、冠心病、心律失常、急性心肌梗死及呼吸系统疾病等。

白芍 Baishao

【来源采制】 本品为毛茛科植物芍药 *Paeonia lactiflora* Pall. 的干燥根。主产于浙江、安徽、四川、贵州、山东等地。夏、秋二季采挖，洗净，除去头尾和细根，置沸水中煮后除去外皮或去皮后再煮，晒干。

【性味归经】 味苦、酸，性微寒。归肝、脾经。

【功能主治】 具有养血调经，敛阴止汗，柔肝止痛，平抑肝阳的功能。用于治疗血虚萎黄，月经不调，自汗，盗汗，胁痛，腹痛，四肢挛痛，头痛眩晕等。

【主要成分】 主要含有芍药苷、羟基芍药苷、芍药内酯苷、苯甲酰芍药苷、芍药花苷及牡丹酚。此外，还含有挥发油及三萜类化合物等。

【药理作用】

1. 保肝 白芍及醇提取物对化学性肝损伤有明显保护作用，能降低 ALT，减轻肝细胞变性坏死程度。白芍总苷对免疫性肝损伤具有保护作用，能降低免疫性肝损伤小鼠血清 AST、ALT 活性及肝内 MDA 含量。

2. 镇静、镇痛、抗惊厥 白芍注射液能抑制实验动物的自发活动。白芍总苷能增强吗啡的镇痛效果，其镇痛作用与阿片受体无关。白芍可对抗戊四氮、士的宁引起的惊厥。

3. 解痉 白芍水煎醇沉液及芍药苷可以抑制实验动物离体小肠自发收缩活动。芍药和芍药苷可抑制大鼠子宫平滑肌的自发性收缩、氯化钡引起的肠管收缩及催产素引起的收缩。

4. 抗炎 白芍提取物及白芍总苷能对抗急性渗出性炎症及增生性炎症。

5. 抗血栓、抗心肌缺血和脑缺血 白芍提取物及白芍总苷通过抑制血小板聚集,抑制血栓形成。白芍水提取物对动物实验性心肌缺血有保护作用,能增加心肌血流量,延长动物存活时间。白芍总苷对大鼠局灶性缺血和全脑缺血再灌注均有保护作用。

6. 调节免疫功能 白芍在体内和体外均能提高巨噬细胞的吞噬功能,白芍水煎液可促进脾细胞抗体的生成。白芍总苷具有抑制自身免疫反应的作用,可促进辅助性 T 细胞亚群 Th1/Th2 的平衡,对佐剂性关节炎脾 B 细胞的异常增殖有抑制作用,对免疫性细胞因子的分泌具有调节作用。

7. 抗应激 白芍对大鼠幽门结扎引起的胃溃疡及应激性胃溃疡均有保护作用,且能提高机体高温、缺氧时的抵抗能力,使动物存活时间明显延长。

此外,白芍总苷有抗菌、抗病毒、泻下作用。

【现代应用】

1. 乙型肝炎 白芍总苷可治疗乙型肝炎,同时可改善患者的食欲不佳、乏力等症状。

2. 风湿性关节炎 白芍总苷可缓解风湿性关节炎患者的病情。

此外,白芍复方制剂还可治疗颈椎骨质增生、偏头痛等。

白术 Baizhu

【来源采制】 本品为菊科植物白术 *Atractylodes macrocephala* Koidz. 的干燥根茎。主产于浙江、安徽、湖南、湖北等地。冬季下部叶枯黄、上部叶变脆时采挖,除去泥沙,烘干或晒干,再除去须根。

【性味归经】 味苦、甘,性温。归脾、胃经。

【功能主治】 具有健脾益气,燥湿利水,止汗,安胎的功能。用于脾虚食少,腹胀泄泻,痰饮眩悸,水肿,自汗,胎动不安。

【主要成分】 白术主要含有挥发油,挥发油中的主要成分为苍术酮、白术内酯 A 和白术内酯 B;还含有苍术醚、杜松脑、苍术内酯 I～IV、羟基苍术内酯、倍半萜烯酮、β-桉醇、茅苍术醇、多糖、甾醇、棕榈酸、果糖、菊糖、多种氨基酸等。

【药理作用】

1. 对消化系统的影响

(1)调节胃肠运动:白术具有调节胃肠运动的功能,可使肠管活动恢复至接近正常的水平,其作用的发挥与肠管所处的功能状态有关。

(2)抗溃疡:白术可降低胃液酸度,减少胃酸及胃蛋白酶的排出量。对盐酸-乙醇所致大鼠胃黏膜损伤有明显的抑制作用,对幽门结扎大鼠胃液分泌量也有抑制作用。

(3)保肝:白术水煎液灌胃可防治小鼠四氯化碳所致的肝损伤,可抑制肝糖原减少以及肝细胞变性坏死,促进肝细胞增长,使升高的 ALT 下降。

2. 增强机体的免疫功能 白术可显著增强白细胞吞噬金黄色葡萄球菌的能力。白术多糖可促进正常小鼠淋巴细胞转化,延长淋巴细胞寿命,并可明显提高 IL-2 分泌水平。

3. 增强造血功能 白术煎剂皮下注射能促进小鼠骨髓红系造血祖细胞的生长。

4. 利尿作用 白术可抑制电解质的重吸收,增加 Na^+、K^+ 等离子的排出。白术水煎液或流浸膏实验动物灌胃或静脉注射,具有明显而持久的利尿作用,可促进电解质尤其是 Na^+ 的排出。

5. 抑制子宫收缩 白术安胎功效与其抑制子宫收缩有关。白术可显著抑制催产素、益母草等引起的子宫兴奋性收缩。

6. 抗氧化、延缓衰老 白术有抗氧化作用,可有效抑制脂质过氧化作用,降低组织脂质过氧化物含量,减轻有害物质对组织细胞结构和功能的破坏,从而具有一定的延缓衰老的作用。

7. 降血糖 白术煎剂或浸膏家兔灌胃,可使血糖稍降低。白术煎剂大鼠灌胃可加速大鼠体内葡萄糖的同化作用,从而降低血糖。

8.抗凝血 白术对血小板聚集有明显的抑制作用,白术煎剂灌胃能显著延长大鼠凝血酶原的时间。

9.抗肿瘤 体外实验表明,白术挥发油中的中性油对食管癌细胞有明显抑制作用。白术挥发油腹腔注射对艾氏腹水癌有显著抑制作用。

【现代应用】

1.消化系统疾病 白术可用于胃肠溃疡、肠易激综合征、功能性腹泻以及多种原因引起的胃肠功能障碍的治疗。

2.便秘 单用时加大剂量并多用生品,或与枳实等配伍治疗便秘。

此外,白术还可以用于高血压、失眠、血管性痴呆的治疗,以及癌症的辅助治疗。

鹿茸 Lurong

【来源采制】 本品为鹿科动物梅花鹿 *Cervus nippon* Temminck 或马鹿 *Cervus elaphus* Linnaeus 的雄鹿未骨化密生茸毛的幼角。前者习称"花鹿茸",后者习称"马鹿茸"。花鹿茸主产于吉林,黑龙江、辽宁、河北、四川等地亦产;马鹿茸主产于黑龙江、吉林、内蒙古、青海、新疆、四川等地。夏、秋二季锯取鹿茸,经加工后,阴干或烘干。

【性味归经】 味甘、咸,性温。归肾、肝经。

【功能主治】 具有壮肾阳,益精血,强筋骨,调冲任,托疮毒的功能。用于肾阳不足,精血亏虚,阳痿滑精,宫冷不孕,羸瘦,神疲,畏寒,眩晕,耳鸣,耳聋,腰脊冷痛,筋骨痿软,崩漏带下,阴疽不敛。

【主要成分】 主要含有多种氨基酸,其中甘氨酸、脯氨酸、谷氨酸含量较高,还含有肽类、多胺类、脂肪酸类、胆甾醇类、神经酰胺、溶血磷脂酰胆碱、尿嘧啶、次黄嘌呤、雄激素、雌二醇、多种生长因子及多种微量元素等。

【药理作用】

1.性激素样作用 鹿茸精可促进未成年雄性大鼠精囊、前列腺、包皮腺的生长,也能促进去势大鼠精囊、前列腺、包皮腺的生长。鹿茸可兴奋垂体性腺轴,促进雄性激素和生长激素的分泌。鹿茸含有的雌二醇可促进雌性幼鼠生殖系统组织发育,增加子宫、卵巢的重量,可使去卵巢大鼠子宫、阴道代偿性增生。

2.促进核酸和蛋白质合成 鹿茸能提高机体的工作能力,改善睡眠和食欲,能加速未成年小鼠的生长发育,使老年小鼠肝、肾的蛋白质、RNA 合成增加,其作用机制可能与激活 RNA 聚合酶有关。

3.促进骨生长 鹿茸多肽能促进骨细胞、软骨细胞增殖,加速骨痂内骨胶原积累、钙盐沉积,促进骨折的愈合。

4.增强造血功能 鹿茸精、鹿茸多糖能促进骨髓造血,使红细胞数量、网织红细胞数量及血红蛋白含量增多。

5.增强机体免疫功能 鹿茸能增强正常和免疫抑制状态小鼠的免疫功能,增强巨噬细胞的吞噬功能,提高血浆 IgG 水平,对绵羊红细胞免疫的小鼠血清 IgG 水平也有升高作用。

6.抗应激作用 鹿茸可促进肾上腺皮质功能,具有对抗疲劳、缺氧、高温、低温、损伤等多种应激的作用。

此外,鹿茸还能延缓衰老、提升学习记忆能力及抗胃溃疡等作用。

【现代应用】

1.性功能减退、不孕症 可单用鹿茸研粉顿服,或以鹿茸精注射液穴位注射或配合其他药物治疗。

2.贫血、血细胞减少 20％鹿茸血酒口服,或与当归、黄芪等配伍使用。

3.其他 腰痛、神经衰弱、功能性子宫出血、骨质疏松等,常与其他中药配伍使用。

【不良反应】

肌内注射鹿茸精引起过敏反应的发生率较高。

<h1 style="text-align:center">生地黄 Shengdihuang</h1>

【来源采制】 本品为玄参科植物地黄 *Rehmannia glutinosa* Libosch. 的新鲜或干燥块根。主产于河南武陟、温县、博爱等地。秋季采挖,除去芦头、须根及泥沙,鲜用;或将地黄缓缓烘焙至约八成干。前者习称"鲜地黄",后者习称"生地黄"。

【性味归经】 味甘,性寒。归心、肝、肾经。

【功能主治】 具有清热凉血,养阴生津的功能。用于热入营血,温毒发斑,吐血衄血,热病伤阴,舌绛烦渴,津伤便秘,阴虚发热,骨蒸劳热,内热消渴。

【主要成分】 主要含有梓醇,桃叶珊瑚苷,地黄苷 A、B、C、D,益母草苷,胡萝卜苷,阿魏酸,β-谷甾醇,豆甾醇,菜油甾醇,十七烷酸,8-表番木鳖酸,甘露醇,多种氨基酸和糖。

【药理作用】

1. 降血糖 地黄煎剂、浸剂或醇浸膏灌胃或注射能降低正常实验动物血糖和由氯化铵、肾上腺素引起的高血糖。地黄寡糖、地黄苷 D 对鼠自发性糖尿病或四氧嘧啶所致糖尿病有降血糖的作用,能使血清胰岛素及肝糖原含量升高。地黄寡糖能改善老年大鼠的免疫功能低下,并能逆转受损的糖代谢变化,使升高的血浆胰岛素水平下降,下降的血浆皮质酮水平上升,升高的肝糖原向正常转化。地黄煎剂能显著降低链脲霉素导致的糖尿病肾病模型大鼠反应性尿素氮、葡萄糖、5-羟甲基糠醛增高。含生地黄的复方制剂可以治疗糖尿病肢体末端溃疡。

2. 增强免疫功能 生地黄能促进网状内皮系统的吞噬功能,其醇提取物能促进溶血素的形成,其水提取物能使外周 T 细胞数量显著增加,增强体液免疫及细胞免疫。生地黄对 ConA 诱导的淋巴细胞 DNA 合成和蛋白质合成有明显的增强作用,也可增加 IL-2 的产生,多糖类物质为其有效成分。地黄低聚糖可增强正常小鼠的溶血空斑形成细胞(PFC)反应,也可提高环磷酰胺造成免疫低下小鼠及荷瘤小鼠的 PFC 反应,促进荷瘤小鼠脾的淋巴细胞增殖反应和 ConA 诱导的增殖反应。地黄苷 A、地黄苷 D 可以使阴虚模型小鼠血浆 cAMP 含量明显降低、体重明显增加。地黄苷 A 还能明显提高小鼠血清溶血素水平,增强小鼠迟发性过敏反应。

3. 改善甲亢阴虚 阴虚患者常有 β 受体-cAMP 系统功能亢进,M 受体-cGMP 系统功能抑制的现象。生地黄水煎液能明显改进甲亢阴虚患者的交感肾上腺素能神经兴奋症状,使血浆 cAMP 含量趋于正常。生地黄水煎液对大剂量 T_4 导致的甲亢阴虚动物有明显的影响,能调节细胞膜 β 受体的最大结合容量,使脑内 β 受体的结合位点数减少,M 受体的结合位点数增加。

4. 影响肾上腺皮质 单味生地黄水浸剂灌胃,可显著拮抗地塞米松对小鼠脑垂体-肾上腺皮质系统的抑制作用,调节 cAMP 系统的反应性,使血浆皮质酮含量升高。生地黄可拮抗外源性可的松造成的肾上腺皮质抑制或萎缩。生地黄可能有皮质激素样免疫抑制作用,但无外源性皮质激素使肾上腺皮质抑制或萎缩的作用。

5. 促进造血 生地黄可以刺激骨髓粒系祖细胞增殖,增加红细胞数量、血红蛋白含量及增强血小板作用,还可以促进血虚动物白细胞、红细胞数量及血红蛋白含量的恢复,增加骨髓 DNA 含量,加快骨髓造血干细胞、早期红系祖细胞的增殖、分化。地黄苷 D、地黄寡糖和多糖均具有促进造血的作用。

6. 抗胃溃疡 生地黄水煎液经十二指肠给药,对幽门结扎造成的大鼠胃溃疡模型,均可明显减少胃液量、总酸度及总酸排出量,减少胃溃疡的发生率。生地水煎液或提取物可预防无水乙醇所致的胃黏膜损伤,经辣椒碱预处理后,其胃黏膜保护作用明显减弱甚至消失。

7. 降压 生地黄水煎浸膏剂或醇浸液静脉注射,对麻醉犬有降压作用,重复给药可快速产生耐受现象。其降压机制可能与升高 cAMP 有关。

此外,地黄水煎液经口给药可降低蛋白尿,改善肾功能。生地黄煎剂给小鼠灌药,具有止血作用。地黄叶提取物、地黄乙醇提取物具有抗氧化活性成分。地黄对中枢神经系统具有明显抑制作用,地黄中梓醇、环烯醚萜苷,对短暂脑梗死起神经保护作用。

Note

【现代应用】

1. 免疫性疾病 用于治疗风湿性关节炎、类风湿性关节炎、支气管哮喘、荨麻疹、红斑狼疮、慢性肾炎、脊柱炎等。

2. 糖尿病 生地黄、熟地黄配伍玄参等组成复方制剂用于治疗 2 型糖尿病,也可用于糖尿病神经病变的治疗。

3. 传染性肝炎 地黄和甘草合用对传染性肝炎有一定的治疗作用,可促进肝功能恢复。

4. 其他 血小板减少性紫癜、高血压、白喉、席汉综合征等。

四君子汤 Sijunzi Tang

【方剂组成】 本方出自《太平惠民和剂局方》。本方由人参 9 g、白术 9 g、茯苓 9 g、甘草 6 g 组成。

【功能主治】 具有补气,益气健脾的功能。主治脾胃气虚证,面色萎黄,语声低微,气短乏力,食少便溏,舌淡苔白,脉虚数。

【与功能主治相对应的主要药理作用】

1. 对消化系统的影响

(1)改善胃肠功能:四君子汤能抑制正常大鼠的胃肠蠕动功能;明显抑制对甲基硫酸新斯的明或利血平所致的胃肠蠕动亢进;但对肌内注射阿托品大鼠的胃肠蠕动抑制作用不明显。四君子汤水煎剂可抑制家兔离体十二指肠平滑肌自发活动,拮抗离体小肠强直性收缩。四君子汤不同溶剂提取物作用强度不同,其中,以乙醇提取物的作用最强。

(2)促进消化和吸收:四君子汤能保护胃黏膜细胞,调整胃肠腺体分泌,促进胃肠道对营养物质吸收。四君子汤能促进脾虚动物上皮细胞微绒毛生长,改善消化吸收功能,调节机体的代谢。四君子汤可提高利血平造成脾虚模型动物的血浆和小肠胃动素含量,促进胃肠蠕动,同时又可降低大肠中增高的 PGE_2 水平,抑制大肠运动亢进,促进食物在肠道的消化吸收。四君子汤还可促进脾虚小鼠的胃肠蠕动,促进胃排空,纠正胃肠功能紊乱。

(3)抗胃肠黏膜损伤:四君子汤可明显改善脾虚大鼠胃黏膜细胞形态损伤,增强胃肠黏膜的屏障作用。四君子汤通过促进脾虚动物上皮细胞微绒毛生长,改善黏膜细胞增殖能力;提高空肠细胞膜 Na^+-K^+-ATP 酶的活性;增加脾虚动物胃肠细胞表面黏液糖蛋白量;增强胃黏膜血流量,扩张脾虚动物肠系膜微动脉,改善微循环;降低脾虚动物胃肠黏膜自由基损伤程度,保护胃肠黏膜。

2. 提高免疫功能 四君子汤可促进营养不良小鼠胸腺组织中 DNA、RNA 的合成,促进萎缩胸腺恢复。四君子汤能促进地塞米松引起的小鼠外周血 T 细胞数量下降或环磷酰胺致 T 细胞转化率降低的恢复,对抗氢化可的松抑制体外淋巴细胞的增殖。四君子汤可促进受辐射损伤大鼠脾 T 细胞的增殖,也可促进受环磷酰胺抑制的 NK 细胞活性的恢复。

3. 增强造血功能 四君子汤可提高贫血大鼠红细胞数量和血红蛋白含量,并增加血清中微量元素的含量;能明显提升环磷酰胺导致的血小板减少动物的血小板数,并能缩短出血时间,保护肝脏;增强造血功能。

4. 促进代谢 四君子汤可提高小鼠肝糖原含量;对限制饲料小鼠的肝脏重量、肝脏系数及肝脏 RNA 含量下降有改善作用;对过劳、饮食失节大鼠的能量供应不足、线粒体及氧化酶减少和无氧酵解酶活性异常升高有明显纠正作用,还可提高利血平所致脾虚小鼠的能量代谢率。

5. 抗氧化 四君子汤能提高红细胞膜的流动性,减少血 LPO 和肝脏中脂褐素的含量。对吸入臭氧诱发的小鼠自由基反应,四君子汤有促进自由基清除,增强 SOD 活性的作用,并能降低食醋致脾虚小鼠血清 LPO 含量。

此外,四君子汤可增强垂体-肾上腺皮质系统功能。四君子汤还有抗肿瘤、抗诱变效应,能改善学习记忆等。

【现代应用】

1. 消化系统疾病 四君子汤可用于慢性胃炎、胃及十二指肠溃疡、复发性口腔溃疡、胃黏膜脱垂、慢性肝炎等疾病的治疗。

2.其他 四君子汤可用于治疗营养不良导致的贫血,肿瘤放化疗后白细胞减少症等;也可用于治疗心律失常、脂肪瘤、银屑病、痤疮、子宫肌瘤等。

六味地黄丸 Liuwei Dihuang Wan

【方剂组成】 本方出自《小儿药证直诀》。本方由熟地黄、山茱萸(制)、牡丹皮、山药、茯苓、泽泻组成。

【功能主治】 具有滋阴补肾的功能。用于肾阴亏损,头晕耳鸣,腰膝酸软,骨蒸潮热,盗汗遗精,消渴。

【与功能主治相对应的主要药理作用】

1.增强机体免疫系统的功能 可拮抗地塞米松所致的小鼠巨噬细胞吞噬功能下降,并具有诱生干扰素的作用;也可对抗环磷酰胺引起的小鼠脾脏、胸腺重量的减少,使淋巴细胞转化功能恢复正常。

2.提高学习记忆能力 提高学习记忆能力的机制与调节脑内单胺类神经递质活性、调节与学习记忆功能相关的基因表达、改善海马能量代谢等作用有关。

3.降低血糖 降低实验性高血糖含量,改善糖耐量,增加肝糖原含量。降低血糖的机制可能与减轻胰岛 B 细胞损伤,保护胰岛正常的生理结构和功能;降低肝葡萄糖-6-磷酸酶的活性,增加肝糖原含量有关。

4.改善性腺功能障碍 对性器官的生长发育有一定的促进作用。作用于下丘脑-垂体-性腺轴,调节性激素的分泌,增加精子数量,提高精子活力,增强性功能;恢复卵巢功能,提高雌激素水平。

此外,本方还具有延缓衰老、抗心律失常、降血脂、抗应激、抗肿瘤等作用。

【现代应用】

可用于治疗糖尿病、肾炎、慢性前列腺炎、原发性高血压、慢性肾性高血压、更年期综合征、食管上皮细胞增生症、慢性血小板减少性紫癜、功能性子宫出血、肺结核、脂肪肝等。

→ 目标检测

一、名词解释

1.补虚药

2.人参滥用综合征

二、简答题

1.简述补虚药的类别及每个类别的功效。

2.人参的现代应用有哪些?

3.试述鹿茸的药理作用和现代应用。

4.试述何首乌的不良反应。

5.试述六味地黄丸的药理作用和现代应用。

(郑 浩)

在线答题

目标检测
答案解析

Note

第二十一章 收 涩 药

收涩药
PPT

收涩药

第一节 概 述

凡以收敛固涩为主要功效的药物，称为收涩药，又称固涩药。收涩药大多味酸涩，性温或平。主入肺、脾、肾、大肠经。具有固表止汗、敛肺止咳、涩肠止泻、固精缩尿、收敛止血、止带等作用。主要用于气血精津滑脱散失之证。如自汗、盗汗、久咳虚喘、久泻脱肛、遗精、滑精、遗尿、尿频、崩带不止等病证。收涩药可分为固表止汗药、敛肺涩肠药、固精缩尿止带药三类。气、血、精、津是营养人体的重要物质。气是维持人体生命活动的重要物质，血、精、津均是由气所化生的。气、血、精、津一方面不断被消耗，另一方面不断得到补充，始终相对平衡，以维持人体正常功能。气、血、精、津一旦消耗过度，正气虚亏，则易导致滑脱不禁，甚至可以危及生命。古人认为收涩药味酸涩，有固脱和收敛耗散的作用，用于治疗滑脱病证。收涩药的应用属于中医治则中的一种，称"固涩法"，应用收涩药只是治病之标，能及时敛其耗散，防止滑脱不禁而导致正气虚衰。但滑脱证候的根本原因是正气虚弱，因此临床应用本类药物须与相应的补益药配伍。

【与功能主治相对应的主要药理作用】

1. 收敛作用 该类药中植物类药物多含鞣质、有机酸，如五倍子、诃子、石榴皮中的鞣质含量分别高达 84.3%、35.5%、50.2%，矿物类药物如明矾、赤石脂中含无机盐。这些成分均有收敛作用，与创面、黏膜、溃疡面等部位接触后，可凝固表层蛋白质，形成较为致密的保护层，减轻创面刺激。鞣质还可使血液中的蛋白质凝固，堵塞小血管，有助于局部止血。鞣质与腺细胞结合，可减少分泌和渗出，有助于创面愈合。鞣质可凝固汗腺、消化腺、生殖器官等分泌细胞中的蛋白质，使细胞功能改变，减少分泌，使黏膜干燥。

Note

2. 止泻作用　本类药物中的诃子、乌梅、罂粟壳、金樱子、五倍子、赤石脂、禹余粮等均具有止泻作用。现代化学研究表明,酸味药主要含有机酸和鞣质,涩味药主要含鞣质。鞣质又称单宁或鞣酸,可与蛋白质结合成不溶于水的沉淀。研究表明,当鞣质与烧伤表面、胃肠黏膜、胃溃疡面等部位接触后,能使表层蛋白质沉淀和凝固,从而形成一种保护层,以减小对黏膜、创面的刺激,并能促进创面愈合,因而具有止泻作用。如五倍子、石榴皮、乌梅、诃子等含有大量鞣质,鞣质的收敛作用使肠黏膜的蛋白质沉淀凝固而在肠黏膜表面形成保护层,对肠内有害物质的刺激不敏感而出现止泻作用,还可促进溃疡愈合从而制止腹泻。罂粟壳可增加括约肌张力,减少消化液分泌,使便意迟钝,从而有止泻作用。赤石脂、禹余粮在肠道内能吸附肠毒素、细菌及其代谢产物,减轻其对肠黏膜的刺激而止泻。乌梅、五倍子、石榴皮等对多种肠道致病菌有抑制作用,对肠道感染疾病能消除病因,缓解症状而止泻。

3. 止咳作用　收涩药中的五倍子、五味子、罂粟壳、诃子等都有敛肺、止咳功效,临床用于肺虚久咳。研究表明,五味子及其乙醚提取物无论灌胃给药还是腹腔注射,均可明显减弱由氨水刺激而引起的咳嗽。小鼠酚红试验表明,五味子有祛痰作用。

4. 抗菌作用　乌梅、五倍子、诃子、山茱萸、石榴皮、金樱子等收涩药均有抗菌作用。诃子水煎液(100%)除对各种痢疾杆菌有抗菌作用外,对铜绿假单胞菌、白喉杆菌、金黄色葡萄球菌、大肠杆菌、肺炎球菌、溶血性链球菌、变形杆菌、鼠伤寒杆菌也有抗菌作用。诃子用盐酸提取的乙醇提取物还具有抗真菌作用。乌梅制剂在体外不仅对多种杆菌有抑制作用,而且对真菌也有抑制作用。

收涩药所含的化学成分较多,药理作用也较广泛,除收敛作用外,还有抗菌,抗炎,降压,保护肝细胞,降转氨酶、兴奋或抑制子宫平滑肌,镇咳祛痰,截疟,抑杀阴道滴虫、血吸虫及肠道寄生虫等作用。

 知识链接

　　溃疡性结肠炎(ulcerative colitis,UC),1973 年世界卫生组织(WHO)医学科学国际组织委员会正式将其命名为慢性非特异性溃疡性结肠炎,是一种原因不明的慢性结肠炎,病变主要限于结肠的黏膜,表现为炎症或溃疡,多累及直肠和远端结肠,但可向近端扩展,甚至遍及整个结肠。其临床特点为有持续性或反复性黏液血便、腹痛并伴有不同程度的全身症状,但不应忽视少数只有便秘或无血便的患者。既往史及体检中要注意关节、眼、口腔、肝、脾等肠道外表现。虽然切除全部病变的结、直肠可完全治愈此病,但付出的代价将是有可能从此终身腹部回肠造口。

【常用药物与方剂】　常用药物有五味子、山茱萸、乌梅、石榴皮、肉豆蔻、诃子、金樱子、罂粟壳、五倍子、海螵蛸、赤石脂等。收涩药常用药物与方剂主要药理作用见表 21-1。

表 21-1　收涩药常用药物与方剂主要药理作用简表

传统功效药理作用	收敛	止泻	抗菌	止血	止汗
五味子	+		+		
山茱萸	+		+		
乌梅	+		+		
石榴皮	+		+	+	
肉豆蔻	+		+	+	
诃子	+	+	+		
金樱子	+	+	+		+
罂粟壳	+	+	+		
五倍子	+		+	+	

续表

传统功效药理作用	收敛	止泻	抗菌	止血	止汗
海螵蛸	+		+	+	
赤石脂	+	+	+	+	
禹余粮	+	+	+		

第二节 常用药物

五味子 Wuweizi

【来源采制】 本品为木兰科植物五味子 *Schisandra chinensis*（Turcz.）Baill 的干燥成熟果实。习称"北五味子"。主要分布于黑龙江、辽宁、吉林、河北等地。秋季果实成熟时采摘,晒干或蒸后晒干,除去果梗和杂质。

【性味归经】 味酸、甘,性温。归肺、心、肾经。

【功能主治】 具有收敛固涩,益气生津,补肾宁心的功能。用于久咳虚喘,梦遗滑精,遗尿尿频,久泻不止,自汗盗汗,津伤口渴,内热消渴,心悸失眠。

【主要成分】 主要含木脂素、挥发油和多糖。木脂素中主要有效成分为五味子素、五味子甲素(即去氧五味子素)、五味子乙素(γ-五味子素)、五味子丙素、五味子醇甲、五味子醇乙、五味子酯甲、五味子酯乙及戈米辛 A 等。此外,还含有机酸、维生素、脂肪油和糅质等。

【药理作用】

1.保肝 五味子及其醇提取物对化学毒物(四氯化碳、硫代乙酰胺等)或 D-半乳糖胺、对乙酰氨基酚所致大、小鼠肝损伤有明显的保护作用,能降低 ALT 活性,减少肝细胞坏死,防止脂肪样变,抗肝纤维化。其中以五味子乙素、五味子丙素、五味子醇乙、五味子酯乙的降酶作用较强。根据五味子丙素的基本结构合成的联苯双酯临床用来治疗肝炎,具有明显的降酶、改善肝功能作用。保肝作用机制包括:①五味子的多种成分能明显诱导动物肝微粒体细胞色素 P 活性,促进肝药酶的合成和增强其活性,从而增强肝脏解毒功能。②促进肝细胞内蛋白质与糖原的合成代谢,加速线粒体和肝细胞的修复、再生。③提高机体对氧自由基损伤的抵抗能力。五味子酚具有很强的抗氧化活性,可抑制 Fe-半胱氨酸及还原型辅酶Ⅱ引起的肝脏微粒体脂质过氧化,减少肝细胞丙二醛的生成。④五味子酚、五味子乙素等可抑制由于脂质过氧化损伤导致的肝细胞膜破裂及线粒体肿胀,稳定生物膜,维持其正常功能。⑤促进肾上腺皮质功能,减轻肝细胞的炎症反应。

2.调节免疫功能 五味子由于不同制剂、不同成分而对免疫功能具有双向调节作用。①五味子油乳剂能促进细胞免疫,促进淋巴母细胞生成,增强脾免疫功能;五味子粗多糖可提高机体非特异性免疫,升高外周血白细胞。②五味子醇对免疫功能有抑制作用,能抑制小鼠抗体分泌细胞及特异性玫瑰花环形成细胞,能对抗以细胞免疫为主的免疫排斥反应,延长小鼠同种异体移植心脏的存活时间。

3.调节中枢神经系统 五味子对中枢神经系统具有调节作用。①五味子素对神经系统各级中枢都有兴奋作用,可使脊髓反射加强,反射潜伏期缩短,该作用直接作用于神经组织,而与皮肤感受器和肌肉无关。②五味子醇提取物(五味子醇甲、挥发油等)具有明显镇静作用,能明显延长小鼠巴比妥钠睡眠时间,促进动物进入睡眠,减少自主活动,并能协同氯丙嗪抑制动物自主活动,对抗苯丙胺的中枢兴奋作用。③五味子醇提取物能降低或对抗烟碱、咖啡因等所致的强直性惊厥,并能增强利血平抗惊厥作用。④调节条件反射的兴奋与抑制过程,调节大脑皮质功能,从而使注意力集中,提高学习工作效率,增强耐力,具有抗疲劳作用。

4.减慢心率、保护心肌 五味子水提取物能抑制在体兔及蛙心的收缩,减慢心率,降低心肌耗氧量。其作用机制为五味子β受体的阻滞作用,通过阻断心肌细胞β受体,减弱心肌收缩力,减慢心率。五味子还可提高心肌细胞内 RNA 及代谢酶活性,调节心肌细胞的能量代谢,改善心肌营养和功能,保护心肌。

5.降压、舒张血管 五味子素、五味子丙素、去氧五味子素等能增加豚鼠离体心脏及麻醉犬的冠状动脉血流量,并能抑制由 $PGF_{2\alpha}$、$CaCl_2$、NE 等引起的离体肠系膜动脉血管收缩,舒张血管平滑肌。五味子水、稀醇和醇浸出液静脉注射,对犬、猫、兔有降压作用。

6.抗衰老 五味子酚、五味子乙素有抗氧化作用,能清除活性氧自由基,抑制过氧化脂质的形成。五味子提取液能显著升高血液及大脑皮质的 SOD 活性,对于兔脑缺氧-复氧性损伤模型,能有效减弱脂质过氧化损伤。老龄大鼠连续灌胃五味子水提取液 2 个月,可明显抑制脑和肝内单胺氧化酶-B(MAO-B)活性,显著增强 SOD 活性,降低丙二醛的含量,还能增加脑和肝的蛋白质含量,显著降低血清胆固醇含量。五味子水提取液还能促进老龄化兔生殖细胞的增殖和增强排卵功能,显示具有一定的延缓衰老的作用。

7.兴奋呼吸、祛痰、镇咳 五味子素及煎剂对正常兔、麻醉兔和犬均有明显的呼吸兴奋作用,可使呼吸加深、加快,并能对抗吗啡的呼吸抑制作用。五味子乙醇提取物能减少小鼠气管腺体中的中性黏多糖和酸性黏多糖,增强小鼠支气管上皮细胞功能等以起到镇咳、祛痰作用。这与五味子具有收敛耗散肺气,止嗽平喘的功能一致。

8.抗溃疡 五味子素、五味子甲素有抑制大鼠应急性溃疡的作用,可抑制胃液分泌,减少溃疡指数和发生率。

9.抗菌 五味子对金黄色葡萄球菌、肺炎球菌、伤寒杆菌和铜绿假单胞菌等有明显抗菌作用。

10.兴奋子宫 五味子也有兴奋子宫平滑肌、加强节律收缩的作用,可提高产妇分娩能力。

【现代应用】

1.肝炎 五味子制剂及联苯双酯对各种急性肝炎、慢性肝炎均有显著疗效,降低血清转氨酶的近期疗效较好,但停药过早有反跳现象。

2.神经症 五味子汤、五味子酊剂用于治疗失眠。

3.腹泻 用山药五味子粉冲服,疗效显著。

4.哮喘 五味子配伍地龙、鱼腥草、麻黄等煎服可治疗哮喘。

5.内耳眩晕 五味子配伍山药、枣仁、天麻、半夏、茯苓、紫苏叶等,或加入半夏白术天麻汤使用。

6.自汗、盗汗 五味子配伍五倍子、酸枣仁、麻黄根等,或用参麦饮。

【不良反应】

临床应用五味子糖浆有过敏反应的报道,患者可出现瘙痒、皮肤潮红、面部和全身出现荨麻疹,亦可出现神经系统症状,如头疼、头晕、感觉迟钝等,应引起注意。

山茱萸 Shanzhuyu

【来源采制】 本品为山茱萸科植物山茱萸 *Cornus officinalis* Sieb. et Zucc. 的干燥成熟果肉。主要分布于浙江、陕西和河南等地。秋末冬初果皮变红时采收果实,用文火烘或置沸水中略烫后,及时除去果核,干燥。

【性味归经】 味酸、涩,性微温。归肝、肾经。

【功能主治】 具有补益肝肾、收涩固脱的功能。用于眩晕耳鸣,腰膝酸痛,阳痿遗精,遗尿尿频,崩漏带下,大汗虚脱,内热消渴。

【主要成分】 主要含有苷类、有机酸和挥发油。苷类中的主要有效成分为山茱萸苷、莫诺苷、马钱素(即番木鳖苷)、獐牙菜苷、山茱萸新苷等。有机酸中含熊果酸、没食子酸、苹果酸、酒石酸、齐墩果酸等。此外,还含有糅质、多糖及维生素等。

【药理作用】

1. 对血糖的作用 山茱萸有抗糖尿病的作用,山茱萸醇提取物对四氧嘧啶和肾上腺素性糖尿病大鼠有明显的降血糖作用。对链脲佐菌素(STZ)所形成的糖尿病大鼠亦有类似作用。但对正常大鼠血糖无明显影响,提示山茱萸对胰岛素依赖性糖尿病患者有一定的治疗作用。实验表明:山茱萸粉剂、乙醚提取物及进一步分离的乌苏酸均能明显地降低血糖、尿糖、饮水量和排尿量,说明乌苏酸是山茱萸抗糖尿病的活性成分。有报告指出,山茱萸有胰岛素样作用。山茱萸鞣酸能抑制脂质过氧化,阻止脂肪分解,亦能抑制肾上腺素和肾上腺皮质激素,促进脂肪分解。

2. 抗菌作用 体外实验表明,山茱萸果实煎剂能抑制金黄色葡萄球菌生长,但对大肠杆菌则无效。山茱萸果实煎剂对志贺痢疾杆菌有抑制作用,亦有人从山茱萸鲜果肉中得到一种黑红色液体,实验表明其对伤寒杆菌、痢疾杆菌有抑制作用。山茱萸水浸剂在试管内对堇色毛癣菌、同心性毛癣菌、许兰黄癣菌、铁锈色小芽孢癣菌、腹股沟表皮癣菌、红色表皮癣菌、星形奴卡菌等皮肤真菌均有不同程度的抑制作用。

3. 对失血性休克、心功能及血流动力学的作用 有报告指出,山茱萸注射液静脉注射,有迅速升压的作用,对临床失血性休克的抢救有肯定意义。失血性休克家兔颈部浅静脉滴注或耳静脉注入山茱萸注射液,能使血压迅速回升。山茱萸注射液用于失血性休克大鼠及家兔,在足量补液的情况下,其生存时间均被延长,当补回全部失血量时作用尤其明显,大鼠血压下降时间大为延长。猫静脉滴注山茱萸注射液,能增强其心肌收缩力,扩张外周血管,明显提升心脏泵血能力,使血压升高,这为山茱萸抗休克提供了更多的实验依据。

4. 抑制血小板聚集的作用 山茱萸注射液体外给药,能明显抑制阈浓度二磷酸腺苷(ADP)钠盐、胶原或花生四烯酸诱导的兔血小板聚集,抑制作用随其用量加大而增强,剂量与效应相关;静脉给药亦表明其能抑制ADP诱导的兔血小板聚集,说明整体实验与离体实试验结果一致。此外,山茱萸注射液还能抑制鼠颈总动脉-颈外静脉旁路循环的血栓生成。抑制血小板聚集、抗血栓形成,对缓解DIC形成有一定意义,有利于治疗休克。这亦是山茱萸治疗休克的机制之一。

此外,山茱萸在体外有杀死腹水癌细胞的作用。

【现代应用】

1. 用于肝肾不足,头晕目眩,耳鸣,腰酸等症 山茱萸补肝益肾,凡肝肾不足所致的眩晕、腰酸等症,常与熟地黄、枸杞子、菟丝子、杜仲等配伍应用。

2. 用于遗精,遗尿,小便频数及虚汗不止等症 山茱萸酸涩收敛,能益肾固精。对肾阳不足引起的遗精、尿频均可应用;对于虚汗不止,本品有敛汗作用,可与龙骨等同用。

此外,本品还能固经止血,可用于妇女体虚、月经过多等症状,可与熟地黄、当归、白芍等配伍应用。

目标检测

一、名词解释

1. 收涩药

2. 固涩法

二、简答题

1. 收涩药的收敛固涩作用与该类药物的哪些药理作用有关?

2. 五味子的主要药理作用有哪些?

3. 试述山茱萸的现代应用。

(杨　策)

在线答题

目标检测
答案解析

第二十二章 驱 虫 药

学习目标

知识目标

掌握 驱虫药的概念、分类;驱虫药与功能主治相对应的主要药理作用;掌握使君子、苦楝皮、川楝子、槟榔、南瓜子的主要药理作用。

熟悉 驱虫药常用药物及复方的主要药理作用。

了解 驱虫药常用药物的主要成分、现代应用及不良反应。

能力目标

能正确地使用驱虫药防病治病。

课程思政目标

提高学生自主分析问题的能力,培养学生沟通协作的能力。

第一节 概 述

凡以驱除或抑杀人体寄生虫为主要作用的药物,称为驱虫药。该类药物味苦,部分药有毒,主归脾、胃、大肠经。临床主要用于治疗肠道寄生虫病,如蛔虫病、蛲虫病、绦虫病、钩虫病、姜片虫病等,对肠外寄生虫如阴道滴虫、血吸虫、阿米巴原虫、疟原虫等也有驱杀作用。肠内寄生虫常可致腹痛、腹泻、厌食或善饥多食,久则可见面黄肌瘦、水肿等症状,应及时服用驱虫药治疗。不同驱虫药对不同寄生虫的作用有差异,如驱蛔虫常用使君子、苦楝皮、川楝子;驱绦虫常用槟榔、南瓜子、雷丸、鹤草芽等。本类药多具毒性,在毒杀、驱除寄生虫的同时也会损伤机体,故应注意用量、用法,孕妇、体虚者慎用。对某些具有毒性的驱虫药,不能过量,以免中毒。

【与功能主治相对应的主要药理作用】

不同驱虫药驱虫过程各不相同,可以分为以下几种类型。

1. 麻痹虫体 使君子所含有效成分使君子酸钾可使蛔虫头麻痹;槟榔所含槟榔碱可麻痹绦虫神经系统,使虫体瘫痪而将全虫驱出;南瓜子氨酸对绦虫的关节、未成熟节段和成熟节段均有麻痹作用,常见整条绦虫排出。

2. 兴奋虫体 苦楝皮有效成分川楝素可兴奋蛔虫头部神经环,导致肌肉痉挛性收缩,使之不能附着于肠壁而随粪便排出。

3. 杀死虫体 部分驱虫药高浓度时可直接杀死虫体,高浓度苦楝皮、槟榔片煎剂可杀死钩虫;鹤草芽中的鹤草酚可迅速穿透绦虫体壁,使虫体痉挛致死。

4. 抑制虫体细胞代谢 鹤草芽可抑制虫体的糖原分解,对虫体细胞的无氧代谢和有氧代谢均有显著而持久的抑制作用,可切断维持生命的能量供给而杀虫。

综上所述,应用驱虫药,首先需要明确诊断,然后根据肠道寄生虫种类选用相应的药物治疗。虫积腹痛剧烈时,宜暂缓驱虫,待疼痛缓解后再行驱虫较为安全。服用驱虫药一般宜配泻下药,促使麻痹虫体迅速排出,以免虫体在被驱出身体之前复苏。同时还需根据患者体质强弱、症情缓急、兼症不同等予以适当配伍。若有积滞者,可配伍消导药同用,脾胃虚弱者,可配合健脾药同用。

【常用药物与方剂】 驱虫药常用药物有使君子、苦楝皮、川楝子、槟榔、南瓜子、雷丸、鹤草芽等。驱虫药常用药物主要药理作用见表 22-1。

表 22-1 驱虫药常用药物主要药理作用简表

类别	蛔虫	钩虫	绦虫	蛲虫	鞭虫	姜片虫	滴虫	血吸虫	疟原虫	血丝虫
使君子	+		+	+			+			
苦楝皮	+		+	+			+	+		
川楝子	+						+			
槟榔	+	+	+			+		+		
南瓜子			+					+		
雷丸	+	+	+				+			+
鹤草芽		+		+			+	+	+	
鹤虱			+	+						
榧子	+	+	+			+				

知识链接

2011—2020 年,金湖县血吸虫防治站对金湖县农村儿童肠道寄生虫病流行情况进行调查分析,并为制订防控策略提供参考依据。调查期间,选取金湖县 10 个乡镇的 9124 名儿童作为研究对象,采集其新鲜粪便样本进行肠道寄生虫病相关检查,结果发现儿童肠道寄生虫总检出率为 0.30%,其中 4～6 岁儿童检出率(0.18%)最高。肠道蠕虫检出率为 0.25%,高于原虫检出率(0.05%)($P<0.05$)。儿童受教育程度为小学及以上、家长学历为高中及以上、无害化厕所覆盖率≥50%,集体驱虫、使用自来水的意识依然薄弱,仍需加强卫生管理、健康教育工作,以进一步提升儿童肠道寄生虫病控制效果,促进农村儿童健康成长。

第二节 常 用 药 物

使君子 Shijunzi

【来源采制】 本品为使君子科植物使君子 *Quisqualis indica* L. 的干燥成熟果实。秋季果皮变紫黑色时采收,除去杂质,干燥。

【性味归经】 味甘,性温。归脾、胃经。

【功能主治】 具有杀虫消积的功能。用于蛔虫病,蛲虫病,虫积腹痛,小儿疳积。

【主要成分】 种子含使君子酸钾,为主要驱蛔虫成分。尚含蔗糖、葡萄糖、果糖、戊聚糖、苹果酸、柠檬酸、琥珀酸和少量生物碱(葫芦巴碱)、吡啶及其同类物。

【药理作用】

1.抗寄生虫作用　实验证明使君子酸钾对整体猪蛔虫有较强的抑制作用,但不能使之死亡。使君子酸钾的驱蛔虫能力与新鲜使君子仁相近。使君子油与蓖麻油混合剂对人与动物均有明显的驱蛔虫效果,且无显著副作用。体外实验中,使君子对蚯蚓亦有较强的驱除作用。使君子粉对自然感染鼠蛲虫的小白鼠有一定程度的驱蛲虫作用;与百部粉剂合用,效力较单用要好,且对幼虫亦稍有作用。

2.抑真菌作用　黄芩使君子水浸剂(1∶3)在试管内对堇色毛癣菌、同心性毛癣菌、许兰黄癣菌、奥杜盎小芽孢癣菌、铁锈色小芽孢癣菌、腹股沟表皮癣菌、星形奴卡菌等皮肤真菌,均有不同程度的抑制作用。

【现代应用】

1.治疗蛔虫病　使君子用于驱蛔虫,临床虽进行较多观察,但结果不尽一致。据数十例至数百例的报告显示,服药后的排虫率为30%～86%,大便复查虫卵阴转率一般为30%～40%,但亦有低至15.4%的。

2.治疗蛲虫病　将使君子仁炒熟,于饭前半小时嚼食。

3.治疗肠道滴虫病　将使君子炒黄,成人嚼服,儿童研末服。

【不良反应】

使君子毒性不大,粗制品(26.6 g/kg)给犬口服,除产生呕吐、呃逆外,并无其他中毒症状。小鼠皮下注射先呈抑制,继而痉挛,最后因窒息而死,最小致死量为20 g/kg。水浸膏皮下注射小鼠,数分钟后则起抑制作用,使呼吸缓慢不整,1～2小时全身发生轻度惊厥,随即呼吸停止。最小致死量约为20 g/kg。使君子油50～100 mg/10 g给小鼠或家兔口服,未见中毒现象。

苦楝皮　Kulianpi

【来源采制】　本品为楝科植物川楝 *Melia toosendan* Sieb. et Zucc. 或楝 *Melia azedarach* L. 的干燥树皮和根皮。春、秋二季剥取,晒干,或除去粗皮,晒干。

【性味归经】　味苦,性寒,有毒。归胃、脾、肝经。

【功能主治】　具有杀虫,疗癣的功能。用于蛔虫病,蛲虫病,虫积腹痛;外治疥癣瘙痒。

【主要成分】　含有川楝素、苦楝酮、苦楝内酯、苦楝萜酮内酯、山柰酚、苦楝子三醇及鞣质。另外,含β-谷甾醇、正三十烷及水溶性成分。

【药理作用】　苦楝皮具有驱虫作用,可抑制呼吸中枢,可影响神经肌肉传递功能,对肉毒中毒具有治疗作用,可影响心肌电生理和机械特性。苦楝皮对实验性曼氏血吸虫病有一定疗效。

【现代应用】　驱虫,用量4.5～9 g,煎服或入丸散;外用适量,煎水洗或研末调敷患处。用于治疗蛔虫病和蛲虫病、虫积腹痛;外治疥癣瘙痒。

【不良反应】

苦楝皮有一定的毒性,服药中毒后可有头痛、头晕、恶心、呕吐、腹痛等症状。严重中毒,可出现内脏出血、中毒性肝炎、精神失常、呼吸中枢麻痹,甚至休克、昏迷、死亡。

川楝子　Chuanlianzi

【来源采制】　本品为楝科植物川楝 *Melia toosendan* Sieb. et Zucc. 的干燥成熟果实。冬季果实成熟时采收,除去杂质,干燥。

【性味归经】　味苦,性寒,有小毒。归肝、小肠、膀胱经。

【功能主治】　具有疏肝泄热,行气止痛,杀虫的功能。用于肝郁化火,胸胁、脘腹胀痛,疝气疼痛,虫积腹痛。

【主要成分】　川楝子含川楝素、生物碱、山柰醇、树脂、鞣质等。

【药理作用】

1.驱虫作用　川楝子有驱蛔虫作用,有效成分为川楝素,它的乙醇提取物作用强。低浓度川楝素对整条猪蛔虫及其节段有明显的兴奋作用,表现为自发活动增强,间歇地出现异常的剧烈收缩,运动规律被破坏,可持续10～24小时,此作用被认为是川楝素直接作用于蛔虫肌肉。川楝素还能使虫体三磷酸腺苷的分解代谢加快,造成能量的供不应求进而导致收缩性痉挛而疲劳,最后使虫体不能附着于肠壁而被驱出体外,因此临床上服用川楝素排虫需 24～48 小时,排出的虫体多数尚能活动。

2.对呼吸中枢的抑制作用 注射大剂量川楝素能引起呼吸衰竭,主要是由于它对中枢的抑制作用。川楝素对清醒家兔大脑皮质自发电活动未见明显的影响。

3.抗肉毒中毒作用 对致死量肉毒中毒的小鼠,中毒后 6 小时内给予川楝素治疗,其存活率可达 80% 以上;对 C 型肉毒中毒亦有保护作用;川楝素与抗毒血清合用,可明显降低抗毒血清的用量。

4.其他药理作用 川楝子有促进胆汁排泄的作用,能兴奋肠管平滑肌,对金黄色葡萄球菌、多种致病性真菌有抑制作用。尚有报道称川楝子有抗炎、抗癌作用。

【现代应用】 主要用于虫积腹痛。川楝子既能驱杀肠道寄生虫,又能降泄气机而行气止痛,可用于治疗蛔虫等引起的虫积腹痛,常与槟榔、使君子等同用。

【不良反应】

川楝素给小鼠腹腔灌胃的半数致死量为 244 mg/kg。川楝子中毒,一般表现为呕吐,腹胀,腹痛,腹泻,呼吸困难,鼻衄及肝、肾、肠等处出血,狂躁抽搐,四肢麻木,亦可出现中毒性肝炎或排尿困难,严重时可出现心房颤动、频发期前收缩、房室传导阻滞等,甚至昏迷休克及死亡。中毒救治:催吐、洗胃、导泻。洗胃可用高锰酸钾溶液,亦可服活性炭、藕粉或蛋清。

槟榔 *Binglang*

【来源采制】 本品为棕榈科植物槟榔 *Areca catechu* L. 的干燥成熟种子。春末至秋初采收成熟果实,用水煮后,干燥,除去果皮,取出种子,干燥。

【性味归经】 味苦、辛,性温。归胃、大肠经。

【功能主治】 具有杀虫,消积,行气,利水,截疟的功能。用于绦虫病,蛔虫病,姜片虫病,虫积腹痛,积滞泻痢,里急后重,水肿脚气,疟疾。

【主要成分】 主要含有槟榔碱、槟榔次碱、去甲基槟榔碱、月桂酸、肉豆蔻酸、棕榈酸、亚油酸等。尚含鞣质及槟榔红色素。

【药理作用】

1.驱虫作用 槟榔碱是有效的驱虫成分。对猪肉绦虫有较强的瘫痪作用,可使全虫各部瘫痪,对牛肉绦虫则仅能使其头部和未成熟节片完全瘫痪,而对中段和后段的孕卵节片则影响不大。体外实验显示其对鼠蛲虫也有麻痹作用。槟榔碱可使蛔虫中毒但对钩虫无影响。槟榔与雄黄、肉桂、阿魏混合煎剂给小鼠灌服,对血吸虫的感染有一定的预防效果。

2.抗真菌、病毒作用 槟榔水浸液在试管内对堇色毛癣菌等皮肤真菌有不同程度的抑制作用。煎剂和水浸剂对甲型流感病毒某些株有一定的抑制作用,抗病毒作用可能与其中所含的鞣质有关。

3.对胆碱受体的作用 槟榔碱的作用与毛果芸香碱相似,可兴奋 M 受体,引起腺体分泌增加,特别是唾液分泌增加,滴眼时可使瞳孔缩小,另外可增加肠蠕动、收缩支气管、减慢心率,并可引起血管扩张,血压下降,兔应用后引起冠状动脉收缩。肠蠕动增加,被麻痹的绦虫易被排出。同时也能兴奋骨骼肌、神经节及颈动脉体等。猫静脉注射小剂量槟榔碱可引起大脑皮质惊醒反应,阿托品可减少或阻断这一作用。

4.其他药理作用 小鼠皮下注射槟榔碱可抑制其一般活动,可改善因氯丙嗪引起的活动减少及记忆力减退。由槟榔所得的聚酚化合物对艾氏腹水癌有显著的抑制作用。

【现代应用】 主要用于治疗绦虫病、蛔虫病、姜片虫病,虫积腹痛,积滞泻痢,里急后重,水肿脚气,疟疾。

【不良反应】

槟榔对小鼠胚胎有一定毒性,可延缓胎鼠的发育,特别是未经加工的槟榔的影响更甚。槟榔本身有致癌性,过量槟榔碱可引起流涎、呕吐、利尿、昏睡及惊厥,甚至胸闷、出汗、头昏致休克、不可吞食,如因内服引起不良反应者可用高锰酸钾溶液洗胃,并注射阿托品。

南瓜子 Nanguazi

【来源采制】 本品为葫芦科南瓜属植物南瓜 *Cucurbita moschata* Duch. 的种子。夏、秋二季采摘成熟果实,取出种子,洗净晒干。

【性味归经】 味甘,性平。归胃、大肠经。

【功能主治】 具有驱虫的功能。用于绦虫病、血吸虫病。

【主要成分】 南瓜子富含脂肪,其中不饱和脂肪酸含量丰富,亚油酸和泛酸含量尤其高。另外还含有南瓜子氨酸、蛋白质、维生素 B_1、维生素 C 等。

【药理作用】

1. 驱虫作用 蚯蚓实验法证明南瓜子乙醇提取物有驱虫作用。猫用南瓜子浓缩制剂灌胃,对绦虫、弓蛔虫等有明显驱虫作用。南瓜子体外对牛肉绦虫或猪肉绦虫的中段及后段都有麻痹作用,使之变薄变宽,节片中部凹陷(中段节片尤其明显),而对其头及未成熟节片则无此作用,并与氢溴酸槟榔碱有协同作用。

2. 抗日本血吸虫作用 南瓜子有遏制日本血吸虫在动物体内向肝脏移行的作用。在小鼠感染血吸虫尾蚴的同时,灌服南瓜子 28 天,有预防作用,但对成虫无杀灭作用。

【现代应用】

1. 治疗血吸虫病 临床试用南瓜子仁治疗血吸虫病,具有一定疗效。治疗后大便复查,部分患者转为阴性。

2. 治疗绦虫病 南瓜子配合槟榔应用。槟榔对猪肉绦虫,治愈率为 90% 以上。此外,槟榔与阿托品联合治疗牛肉绦虫可提高疗效;槟榔与南瓜子、石榴皮联合治疗猪肉绦虫、短小绦虫亦有较好效果。

3. 治疗绦虫病 南瓜子煎服或炒熟吃。儿童一般每次 1～2 两,于清晨空腹时服用。

【不良反应】

南瓜子味甘、性平、无毒,但过多食用南瓜子会导致头昏。另外,胃热患者要少吃,否则会感到脘腹胀闷。

化虫丸 Huachong Wan

【方剂组成】 本方出自《太平惠民和剂局方》,由胡粉(即铅粉)炒 1500 g,鹤虱(去土)1500 g,槟榔 1500 g,苦楝根(去浮皮)1500 g,白矾(枯)375 g 组成。

【功能主治】 用于虫积腹痛,驱杀肠中诸虫(蛔虫、绦虫、蛲虫等寄生虫)。

【与功能主治相对应的主要药理作用】

驱虫作用 现代药理研究表明,鹤虱有杀死猪蛔虫及犬绦虫的作用;槟榔中所含的槟榔碱可使猪绦虫瘫痪,对蛲虫、蛔虫、姜片虫也有麻痹作用;苦楝根所含的苦楝素有很好的驱蛔虫作用,对蛲虫也有麻痹作用,互相配伍使用,具有杀虫排虫的功效。

【现代应用】

临床可治疗虫积腹痛。肠道寄生虫感染发作时,腹中疼痛,往来上下,其痛甚剧,呕吐清水,或吐蛔虫。除用于驱杀蛔虫外,还可用于驱杀蛲虫、绦虫、姜片虫等多个虫体。

目标检测

一、名词解释

驱虫药

二、简答题

1. 简述驱虫药的分类。

2. 常用的驱虫药有哪些?

3. 使君子的主要驱虫成分是什么? 其主要药理作用有哪些?

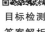
在线答题

目标检测
答案解析

(杨 策)

第二十三章　外　用　药

外用药
PPT

外用药

第一节　概　　述

凡用于体表皮肤、黏膜、疮面等部位,具有杀虫止痒、解毒消肿、排脓生肌、收敛止血、止血止痛、保护润肤等作用的药物,称为外用药。外治方药有膏、丹、水、酒、散、药线(药丁)等剂型,可对患部直接用药。用法包括膏贴、涂、敷、掺、熏、洗、浸、浴、滴眼、灌耳、滴鼻、吹喉及药丁插入瘘管等。外用药由于性能不同而有不同的用途。有杀虫止痒者,如硫黄、明矾、轻粉、冰片、樟脑、蛇床子、炉甘石等,用于疥癣、湿疹、痒疹等皮肤病。有消肿散结者,如黄连、黄柏、大黄、丁香、蟾酥、麝香等,用于疮疡初起,红肿热痛。有化腐排脓者,如轻粉、升丹、朱砂、硼砂、雄黄、冰片等,用于疮疡已溃,脓腐较多。有生肌收口者,如朱砂、珍珠、琥珀、血竭、冰片、炉甘石等,用于疮疡已溃,脓汁将尽,疮口未收。有收敛护肤者,如明矾、石灰、虎杖、地榆、牡蛎、炉甘石、赤石脂、五倍子、海螵蛸、滑石、蜂蜜、麻油等,用于收敛,止血,润滑,护肤。

【与功能主治相对应的主要药理作用】

1. 抗病原微生物　大部分外用药能对抗多种病原微生物。对金黄色葡萄球菌、铜绿假单胞菌、结核分枝杆菌、痢疾杆菌、变形杆菌、炭疽杆菌及链球菌、肺炎球菌、脑膜炎奈瑟菌等革兰氏阳性菌和革兰氏阴性菌均有效。对多种皮肤真菌有较强的抑制作用。抑菌机制各不相同,五倍子通过酸及鞣质凝固蛋白质而杀菌;砒石主要成分为三氧化二砷,砷有细胞原浆毒作用,均可直接杀灭活体细胞;汞可与体内多种酶或蛋白质中的羟基、羧基结合,影响细胞代谢,抑制细胞的生长和功能;土荆皮可使真菌细胞线粒体消失,细胞结构变性而被破坏。

2. 杀虫　黄连、苦参、蛇床子、雄黄、大蒜、白矾等有抗滴虫作用;轻粉、雄黄、硫黄可杀疥虫;百部可杀体虱。

Note

3. 收敛、止血　儿茶、五倍子、明矾、炉甘石等与创面、黏膜接触时,可使表层细胞蛋白质凝固,形成保护膜,减少出血和渗出,促进创伤愈合。鞣质及矿石类粉末,是收敛、吸附作用的物质基础。

4. 保护或润滑皮肤　滑石粉、炉甘石为不易溶解、不易被吸收的粉末,能吸附炎症部位的水分,形成保护膜,减轻炎症刺激;一些温和的动植物油,可软化和润滑皮肤,如花生油、蛇油、貂油等。

5. 促进骨折愈合及生肌　外用药对组织的修复和再生具有调节作用,对组织损伤、骨折等效果明显;外用药尚可促进胶原组织的软化、吸收,对过度增生的瘢痕有修复作用。

6. 局部麻醉作用　马钱子、乌头、半夏、天南星、蟾酥及细辛等能麻痹神经末梢,外用可局部止痛。

7. 局部刺激作用　薄荷脑、樟脑、桉叶油、冰片等可刺激皮肤温度感受器,产生局部清凉感,有利于缓解肌肉、关节的炎性疼痛。部分外用药对皮肤黏膜有较强的刺激(如轻粉、斑蝥、巴豆等),可致用药部位充血、红肿,甚至溃烂。

　知识链接

在历代本草里,雄黄被认为是大毒之品,是含砷的药物,古人应该不会想到现代医生竟然"化腐朽为神奇",把它们搬到现代医学的舞台,成为战胜"急性早幼粒性白血病"(APL)的利器。《急性早幼粒细胞白血病中国诊疗指南(2011年版)》指出,三氧化二砷(ATO)和口服砷剂复方黄黛片均已获得SFDA治疗APL认证,但目前循证医学证据多来自ATO。有专家指出,对于APL,采用三氧化二砷为主的序贯治疗,绝大部分患者可以完全治愈。据报道,ATRA(维A酸)/ATO的联合使用,可以使APL患者的4年无病生存率超过90%。按照无病生存超过5年是治愈的标准,APL有望成为可以被治愈的第一种白血病。

【常用药物与方剂】　外用药大多为有毒中药,常用药物有白矾、雄黄、蛇床子、马钱子、硫黄、土荆皮、大风子、砒石、升药、铅丹等。常用复方有九一散、马钱子散、冰硼散等。外用药常用药物与方剂主要药理作用及适应证见表23-1。

表23-1　外用药常用药物与方剂主要药理作用及适应证

药名	主要成分	毒性	药理作用	适应证
硫黄	硫	有毒	软化表皮、杀疥虫、缓泻、镇咳祛痰	疥疮、痤疮、皮炎、湿疹、酒渣鼻、带状疱疹、脓疱疮、牛皮癣
雄黄	三硫化四砷 As_2S_3	有毒	抗菌、抑制皮肤真菌、抗血吸虫、抗疟原虫、抗肿瘤	面瘫、各种炎症、尿路感染、宫颈糜烂、带状疱疹、腮腺炎、湿疹、疥疮、皮炎、虫积
白矾	含水硫酸铝钾 $KAl(SO_4)_2 \cdot 12H_2O$	—	抗菌、抑制真菌、利胆、降血脂、收敛、抗阴道滴虫	肠炎、痢疾、脱肛、烧烫伤、宫颈糜烂、痔疮、口腔溃疡、中耳炎、疥癣、腮腺炎、阴道炎、疟疾
土荆皮	土荆皮酸、土荆皮苷	有毒	抗致病性真菌、止血、抗肿瘤、抗早孕	手足癣、湿疹、神经性皮炎、念珠菌性阴道炎
大蒜	大蒜辣素、大蒜新素	—	降压、扩冠、降血脂、抗肿瘤、增强免疫功能、抗胃溃疡、护肝	神经性皮炎、皮肤化脓性感染、湿疹、冻疮、深部霉菌感染、斑秃、银屑病、滴虫性阴道炎
蜂房	蜂蜡、树脂、露蜂房油	—	强心、扩血管、抗炎、镇痛、抑菌、利尿	鼻炎、骨髓炎、疔疮、皮肤病、宫颈糜烂、龋齿痛

续表

药名	主要成分	毒性	药理作用	适应证
大风子	大风子油酸、次大风子油酸	有毒	抗菌	手癣、疥疮、神经性皮炎、酒渣鼻
炉甘石	碳酸锌 $ZnCO_3$ 煅炉甘石 ZnO	—	防腐、抑菌、收敛、保护创面、止痒	慢性溃疡、皮肤湿疹、乳头皲裂,外滴治结膜炎、角膜炎、泪囊炎
硼砂	四硼酸钠 $Na_2B_4O_7 \cdot 10H_2O$	—	抗菌、抗感染、皮肤收敛和保护作用	软组织损伤、烧伤、口腔溃疡、皮炎、足癣、妇科炎症
砒石	三氧化二砷 As_2O_3	大毒	局部腐蚀、抗菌、抗原虫	宫颈癌、皮肤癌、结核病、疖肿、疟疾、斑秃
升药	氧化汞 HgO	大毒	消毒、促进组织再生、伤口愈合	骨髓炎、白癜风、酒渣鼻、慢性疮疡
铅丹	四氧化三铅 Pb_3O_4	有毒	杀菌、杀寄生虫、抑制黏液分泌	湿疹、鸡眼、油风、下肢慢性溃疡、鹅口疮
蛇床子	甲氧基欧芹酚、蛇床明素、蛇床子素、异虎耳草素等	小毒	抗皮肤真菌、抗流感病毒、抗滴虫、抗蛔虫	外阴瘙痒、滴虫性阴道炎、疥癣、湿疹、宫颈糜烂、外阴白色病变、局部瘙痒症、阳痿、螨性皮炎、手足癣
密陀僧	氧化铅 PbO	有毒	收敛局部黏膜血管、保护溃疡面、减少黏膜分泌、抗菌	溃疡、湿疹、肠炎、痢疾、酒渣鼻、狐臭、汗斑
滑石	含水硅酸镁 $Mg_3(Si_4O_{10})(OH)_2$	—	保护皮肤、黏膜,抗炎、止泻	急慢性软组织损伤、痔疮、脓疱疮、皮炎、湿疹
轻粉	氯化亚汞 Hg_2Cl_2	有毒	抗真菌、通便、利尿、抗皮肤溃疡	慢性骨髓炎、手足皲裂、烧烫伤、肛裂、肛痔、阴道炎、神经性皮炎、急慢性中耳炎、酒渣鼻等
九一散	石膏、红粉	—	提脓、拔毒、去腐、生肌	疮疡痈疽溃后、流腐未尽或已渐生新肉的疮口
马钱子散	马钱子、地龙	—	祛风湿、通经络	臂痛腰痛、周身疼痛及肢体萎缩
冰硼散	冰片、硼砂、朱砂、玄明粉	—	清热解毒、消肿止痛	咽喉疼痛、牙龈肿痛、口舌生疮

第二节 常 用 药 物

马钱子 Maqianzi

【来源采制】 本品为马钱科植物马钱 *Strychnos nux-vomica* L. 的干燥成熟种子。冬季采收成熟果实,取出种子,晒干。

【性味归经】 味苦,性温,有大毒。归肝、脾经。

【功能主治】 具有通络止痛、散结消肿的功能。用于治疗跌打损伤,骨折肿痛,风湿顽痹,麻木瘫痪,痈疽疮毒,咽喉肿痛等。

【主要成分】 主要为番木鳖碱(士的宁)、马钱子碱;微量番木鳖次碱、伪番木鳖碱、伪马钱子碱等。

【药理作用】

1.镇痛作用 多种实验表明,生马钱子及马钱子炮制品、马钱子碱均有明显的镇痛作用。马钱子碱及其氮氧化物可抑制大鼠的 PGE、5-HT 等致痛物质的释放,对感觉神经末梢有麻痹作用。

2.抗炎作用 马钱子总碱及马钱子碱均有较强的抗炎作用,可抑制 PGE 的释放,降低血中炎质介质的含量,促进炎性渗出物的吸收,改变局部组织营养状况。

3.抗菌作用 马钱子对体外链球菌、肺炎球菌等有抑制作用,还可抗皮肤真菌。

4.对中枢神经系统的作用 士的宁对中枢神经系统有选择性兴奋作用。首先兴奋脊髓的反射功能,提高反射强度,缩短反射时间。过量则使脊髓反射亢进,引起强直性痉挛,可因呼吸肌痉挛而窒息死亡。大剂量的士的宁对血管运动中枢、呼吸中枢、咳嗽中枢均有兴奋作用,使血压升高,呼吸加深加快。马钱子碱小剂量对中枢神经系统也有兴奋作用,大剂量则出现明显的镇静作用,使动物的活动减少。

5.对心血管系统的作用 低浓度马钱子碱可阻断心肌细胞膜上的 K^+ 通道,高浓度抑制 Na^+、Ca^{2+} 通道。异马钱子碱可激动心肌细胞膜上的 Ca^{2+} 通道,使通道开放时间延长。异马钱子碱及其氮氧化物还可对抗黄嘌呤-黄嘌呤氧化酶对心肌细胞肌丝和线粒体的损害,对心肌细胞有保护作用。

6.对血液系统的影响 马钱子碱及其氮氧化物可抑制血小板聚集和抗血栓形成。马钱子还可促进人淋巴细胞的有丝分裂。

7.抑制肿瘤 马钱子所含生物碱对人宫颈癌细胞有细胞毒性,异马钱子碱氮氧化物可抑制人喉癌细胞生长,破坏肿瘤细胞的形态结构。

8.对免疫功能的影响 马钱子碱可对抗环磷酰胺引起的免疫功能抑制,诱导 T 细胞增殖。对正常动物免疫功能无明显影响。

【现代应用】

1.神经系统疾病 面瘫、三叉神经痛、坐骨神经痛、重症肌无力。

2.风湿性疾病 关节炎、类风湿性关节炎。

3.吉兰-巴雷综合征 提高肌力。

4. 手足癣

【不良反应】

马钱子所含生物碱士的宁有很强的中枢神经系统毒性作用,致死量为 0.1~0.2 g。士的宁及马钱子碱经砂炒后,在高温下转化为氮氧化物或相应的异构体,如异士的宁、异马钱子碱,其毒性大大降低。

马钱子散 Maqianzi San

【方剂组成】 马钱子适量(含士的宁 8.0 g);地龙(焙黄)93.5 g。

【功能主治】 具有祛风湿,通经络的功能。用于风湿闭阻所致的痹病,症见关节疼痛、臂痛腰痛、肢体肌肉萎缩。

【与功能主治相对应的主要药理作用】

1.对外周神经系统的作用 可促进感觉、运动、神经功能恢复正常,总有效率为 92%。马钱子为剧毒之品,用量因人而异,小剂量开始服用,渐加量,达到腰背有紧麻感或肢体有轻微抽动时,即为最佳剂量,可按此剂量维持治疗。

2.促进骨折愈合 安全有效剂量范围内内服马钱子散,能加快骨折修复细胞的分化、增殖,诱导骨折局部骨性蛋白(BMP)合成,使 BMP 峰值提前,加速兔创伤性骨折的愈合,提高骨折愈合质量。

【现代应用】

1.肩周炎 马钱子散可有效缓解肩周炎症状。

2.风湿性关节炎 马钱子散对治疗风湿性关节炎具有良好效果,可改善疼痛、关节肿胀等症状。

目标检测

一、名词解释

外用药

二、简答题

1. 外用药与功能主治相对应的主要药理作用有哪些？

2. 马钱子的主要成分是什么？其主要药理作用和临床应用有哪些？

3. 马钱子的不良反应有哪些？

4. 常用的外用药有哪些？

在线答题

目标检测
答案解析

（杨　策）

附　录

常用英文缩略词表

英文缩略词	英文	中文
5-HT	5-hydroxytryptamine	5-羟色胺
AA	arachidonic acid	花生四烯酸
ACE	angiotensin converting enzyme	血管紧张素转化酶
ACTH	adrenocorticotropic hormone	促肾上腺皮质激素
ADP	adenosine diphosphate	二磷酸腺苷
ALT	alanine aminotransferase	谷丙转氨酶
ANAE	α-naphthyl acetate esterase	α-醋酸萘酯酶
ANP	atrial natriuretic peptide	心房钠尿肽
APD	action potential duration	动作电位时程
AR	aldose reductase	醛糖还原酶
AST	aspartate aminotransferase	门冬氨酸氨基转氨酶
AT-Ⅲ	antithrombin-Ⅲ	抗凝血酶-Ⅲ
BUN	blood urea nitrogen	血尿素氮
CA	catecholamine	儿茶酚胺
CAT	catalase	过氧化氢酶
CCK	cholecystokinin	胆囊收缩素
CCO	cytochrome oxidase	细胞色素氧化酶
cGMP	cyclic guanosine monophosphate	环磷酸鸟苷
CI	cardiac index	心脏指数
CK	creatine kinase	肌酸激酶
CO	cardiac output	心输出量

Note

ConA	concanavalin A	刀豆素 A
CPK	creatine phosphokinase	肌酸磷酸激酶
Cre	creatinine	肌酐
CRH	corticotropin releasing hormone	促肾上腺皮质激素释放激素
CSF	colony stimulating factor	集落刺激因子
DIC	disseminated intravascular coagulation	弥散性血管内凝血
DNCB	dinitrochlorobenzene	二硝基氯苯
DNFB	dinitrofluorobenzene	二硝基氟苯
DTH	delayed type hypersensitivity	迟发型超敏反应
DβH	dopamine β hydroxylase	多巴胺 β 羟化酶
E_2	estradiol	雌二醇
EDRF	endothelium-derived relaxing factor	内皮源性舒张因子
ERP	effective refractory period	有效不应期
ETX	endotoxin	内毒素
FDP	fibrin degradation product	纤维蛋白降解产物
FFA	free fatty acid	游离脂肪酸
FSH	follicle stimulating hormone	卵泡刺激素
GABA	γ-aminobutyric acid	γ- 氨基丁酸
GAS	gastrin	胃泌素
GSH	Glutathione	谷胱甘肽
GSH-Px	glutathione peroxidase	谷胱甘肽过氧化物酶
HA	histamine	组胺
HBeAg	hepatitis B e antigen	乙型肝炎病毒 e 抗原
HBsAg	hepatitis B surface antigen	乙型肝炎病毒表面抗原
HBV	hepatitis B virus	乙型肝炎病毒
HDL-C	high density lipoprotein cholesterol	高密度脂蛋白胆固醇
HIV-1	human immunodeficiency virus type 1	人类免疫缺陷病毒 1 型
IC	immune complex	免疫复合物
IFN	interferon	干扰素
IgE	immunoglobulin E	免疫球蛋白 E
IgG	immunoglobulin G	免疫球蛋白 G
IL	interleukin	白细胞介素
LA	lactic acid	乳酸

LDH	lactate dehydrogenase	乳酸脱氢酶
LH	luteinizing hormone	黄体生成素
LPF	lipofuscin	脂褐素
LPO	lipid peroxide	脂质过氧化物
LPS	lipopolysaccharide	脂多糖
LT	leukotriene	白细胞三烯
LVEDP	left ventricular end diastolic pressure	左心室舒张末压
LVP	left ventricle pressure	左心室内压
LVW	left ventricular work	左心室做功
MAO-B	monoamine oxidase-B	单胺氧化酶-B
MAP	monophasic action potential	单相动作电位
MDA	malondialdehyde	丙二醛
MOT	motilin	胃动素
MPO	myeloperoxidase	髓过氧化物酶
Mø	macrophage	巨噬细胞
NE	Norepinephrine	去甲肾上腺素
NADPH	reduced nicotinamide adenine dinucleotide phosphate	还原型辅酶Ⅱ
NAP	neutrophil alkaline phosphatase	中性粒细胞碱性磷酸酶
NK cell	natural killer cell	自然杀伤细胞
NO	nitric oxide	一氧化氮
NOS	nitric oxide synthase	一氧化氮合酶
OFR	oxygen free radical	氧自由基
OPN	osteopontin	骨桥蛋白
P	progestogen	孕激素
PG	prostaglandin	前列腺素
PHA	phytohemagglutinin	植物血凝素
PLA	phospholipase A	磷脂酶A
PMN	polymorphonuclear neutrophils	多形核中性粒细胞
PRL	prolactin	泌乳素
RCA	reversed cutaneous anaphylaxis	反向皮肤过敏反应
ROCC	receptor operated calcium channel	受体依赖性钙通道
RSV	respiratory syncytial virus	呼吸道合孢病毒
RT-PCR	reverse transcriptase-PCR	逆转录聚合酶链反应

Note

SDH	succinate dehydrogenase	琥珀酸脱氢酶
SOD	superoxide dismutase	超氧化物歧化酶
STZ	streptozocin	链脲佐菌素
T_3	triiodothyronine	三碘甲腺原氨酸
T_4	tetraiodothyronine	四碘甲腺原氨酸
TC	total cholesterol	总胆固醇
TG	triglyceride	甘油三酯
TNF	tumor necrosis factor	肿瘤坏死因子
Ts	testosterone	睾酮
TSH	thyroid stimulating hormone	促甲状腺激素
TXA_2	thromboxane A_2	血栓素 A_2
TXB_2	thromboxane B_2	血栓素 B_2
UN	urea nitrogen	尿素氮
VA	ventricular arrhythmia	室性心律失常
VLDL	very low density lipoprotein	极低密度脂蛋白
VT	ventricular tachycardia	室性心动过速

Note

主要 参考文献

ZHUYAOCANKAOWENXIAN

[1] 国家药典委员会.中华人民共和国药典(2020年版)[M].北京:中国医药科技出版社,2020.

[2] 徐晓玉.中药药理学[M].北京:中国中医药出版社,2010.

[3] 邓中甲.方剂学[M].北京:中国中医药出版社,2010.

[4] 高学敏.中药学[M].北京:中国中医药出版社,2007.

[5] 洪缨,张恩户.药理实验教程[M].北京:中国中医药出版社,2005.

[6] 侯家玉,方泰惠.中药药理学[M].北京:中国中医药出版社,2007.

[7] 彭成.中药药理学[M].9版.北京:中国中医药出版社,2012.

[8] 方泰惠,吴清和.中药药理学[M].北京:科学出版社,2005.

[9] 徐晓玉.中药药理与应用[M].3版.北京:人民卫生出版社,2014.

[10] 吴清和.中药药理学[M].北京:高等教育出版社,2007.

[11] 陈仁寿.新编临床中药学[M].北京:科学出版社,2011.

[12] 梅全喜.简明实用中药药理手册[M].北京:人民卫生出版社,2010.

[13] 俞丽霞,阮叶萍.中药药理学[M].杭州:浙江大学出版社,2013.

[14] 沈映君.中药药理学[M].2版.北京:人民卫生出版社,2011.

[15] 宋光熠.中药药理学[M].北京:人民卫生出版社,2009.

[16] 杜贵友,方文贤.有毒中药现代研究与合理应用[M].北京:人民卫生出版社,2006.

[17] 国家中医药管理局《中华本草》编委会.中华本草[M].上海:上海科学技术出版社,1998.

[18] 孙文燕,张硕峰.图表解中医备考丛书:中药药理学[M].北京:中国医药科技出版社,2013.

[19] 孙建宁.中药药理学[M].北京:中国中医药出版社,2017.

[20] 南京中医药大学.中药大辞典[M].2版.上海:上海科学技术出版社,2006.

[21] 徐晓玉.中药药理与应用[M].2版.北京:人民卫生出版社,2010.

[22] 张廷模.临床中药学[M].北京:中国中医药出版社,2004.

[23] 冯彬彬.中药药理与应用[M].北京:中国中医药出版社,2015.

[24] 冯彬彬.中药药理与应用[M].4版.北京:人民卫生出版社,2018.